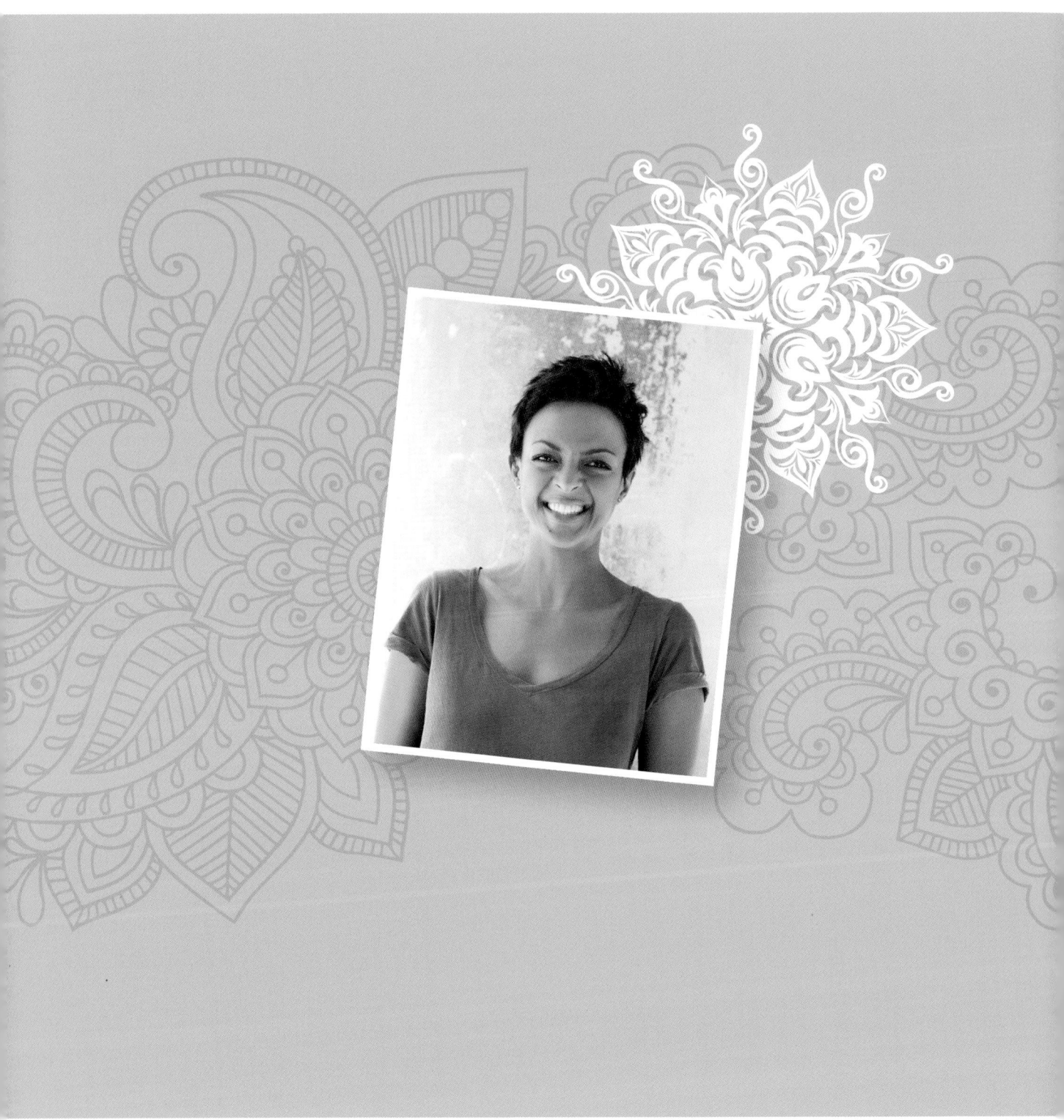

Dennenesch Zoudé

Heute bin ich gut zu mir

südwest

Mit Ayurveda und Achtsamkeit zu mehr Gesundheit und Gelassenheit

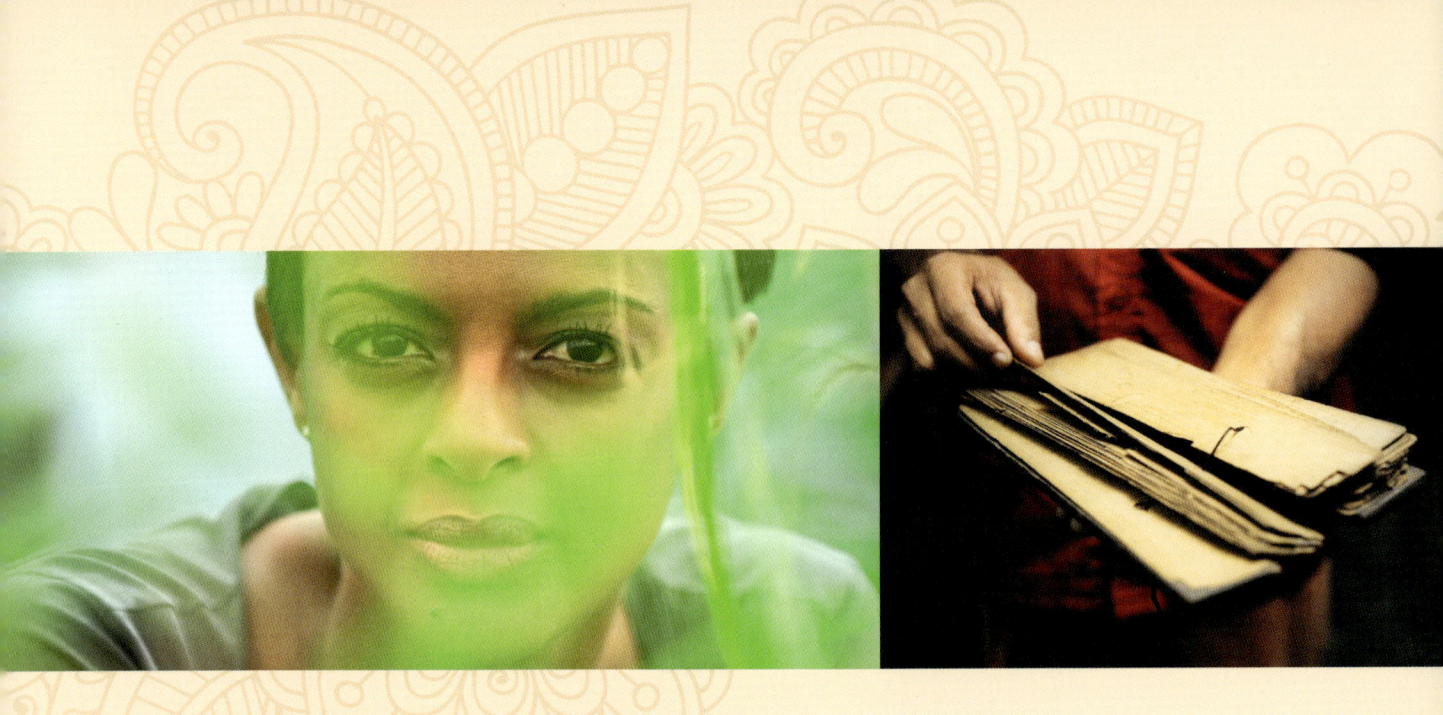

Mein
erstes Mal

Vor über zehn Jahren habe
ich meine erste Ayurveda-Kur
gemacht. Das war augenöffnend
und hat mein Gesundheitsverständnis radikal verändert. Seitdem achte ich wesentlich mehr
auf mich, lebe bewusster und
nehme mir mehr Zeit für mich
und meine Bedürfnisse.

Was
bedeutet
Ayurveda?

Ayurveda ist ganzheitlich,
alltagstauglich und über Jahrtausende erprobt. Im Zentrum
steht der Gedanke von Gleichgewicht und Harmonie von Körper,
Geist und Seele, von einem Leben
im richtigen Rhythmus mit den
Tages- und Jahreszeiten.
Je nach persönlicher Konstitution bietet Ayurveda individuelle
Wege zu mehr Gesundheit und
Wohlbefinden.

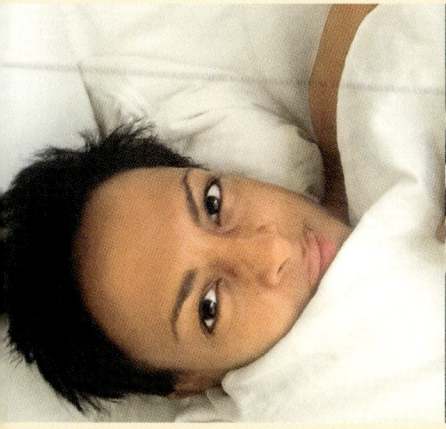 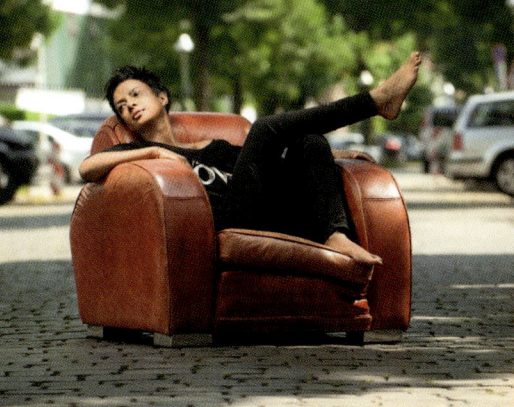 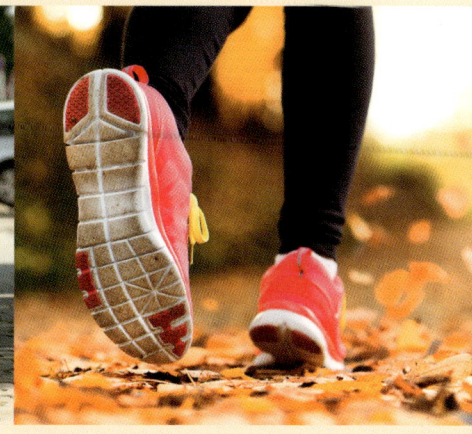

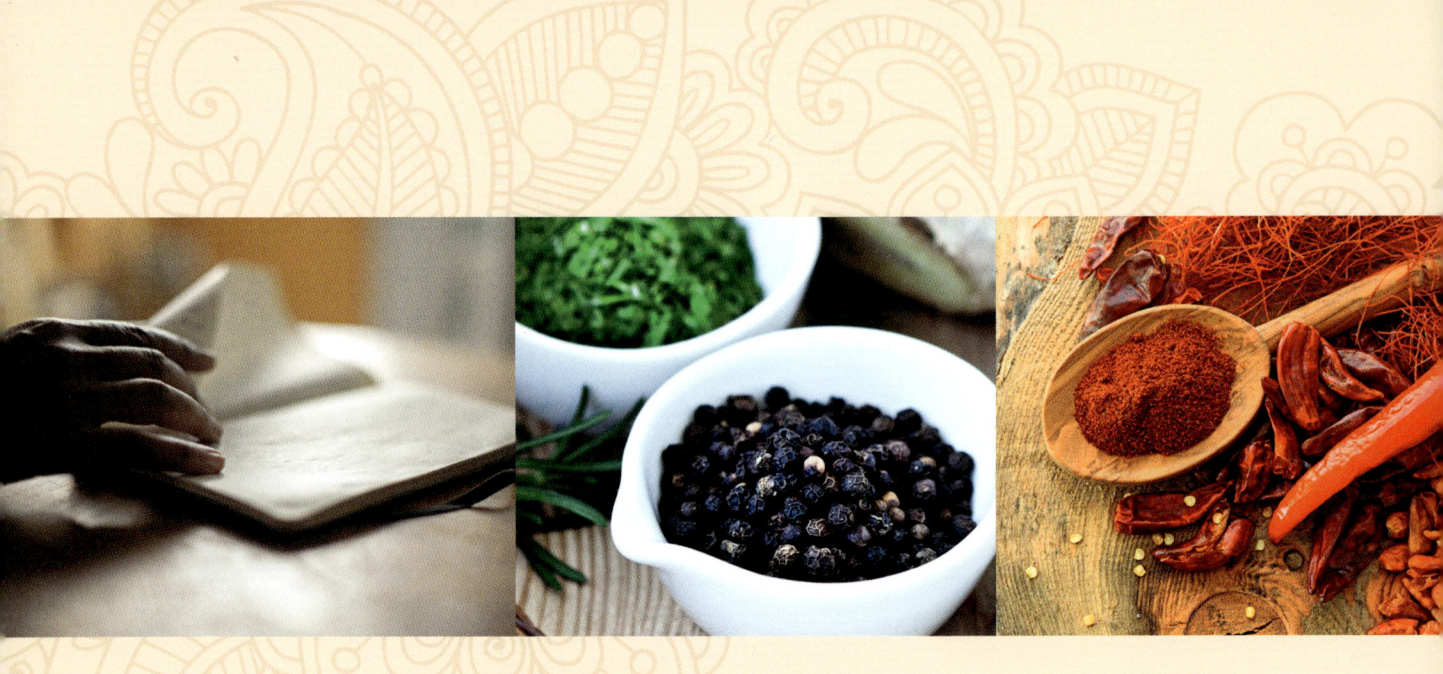

Erst kürzlich habe ich es wieder getan: Ich bin auf Ayurveda-Kur gefahren. Die äußeren Umstände sprachen nicht gerade dafür, denn eigentlich hatte ich keine Zeit. Aber wieder einmal konnte ich erfahren und staunen, wie mich schon eine Woche mit Ayurveda-Anwendungen vom Kopf auf die Füße gestellt hat.

Aus ayurvedischer Sicht ist ein Mensch gesund, solange seine Doshas in einem individuellen Zustand der Balance sind. Eine wesentliche Rolle übernimmt hierbei die Ernährung. Je nachdem, welches Dosha vorherrschend ist, sollten Sie Ihre Ernährung daraufhin abstimmen. Ausgleich ist das Ziel.

„Kochen ist sehr sinnlich, sehr persönlich und hat eine direkte Verbindung zu unserer Gesundheit. Es gibt bis heute kein anderes natürliches Heilmittel, das mehr zu unserer Gesundheit beiträgt", sagt Ayurveda-Koch Nicky Sitaram Sabnis und stellt hier einfache Rezepte vor, die stets ausgleichend auf die Doshas wirken.

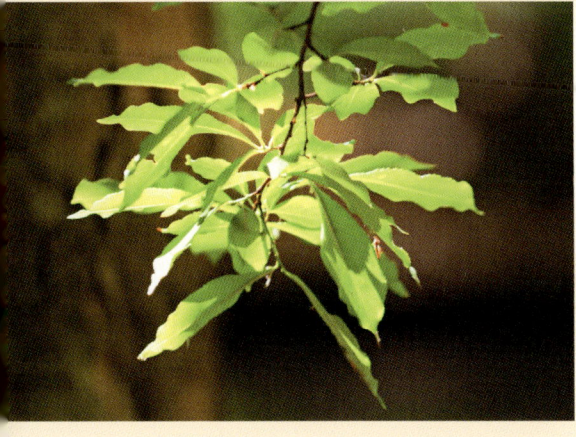
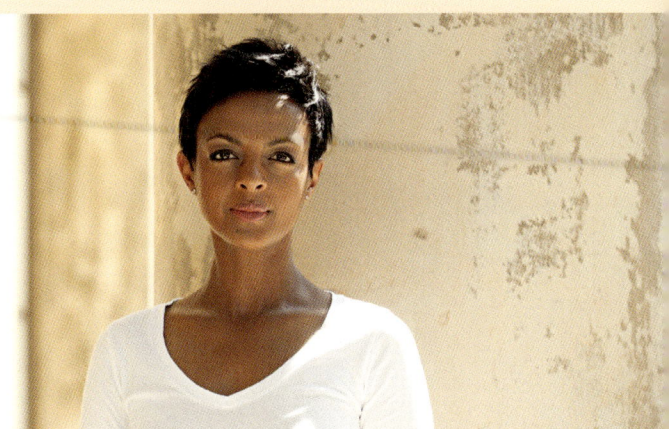

Schönheit muss nichts mit Ober-
flächlichkeit zu tun haben, sondern ist im besten Fall der Spiegel
des eigenen Wohlbefindens. Und
je entspannter und besser wir im
Gleichgewicht sind, desto schöner
werden wir. Zusätzlich gibt es viele
wohltuende Ayurveda- Anwendungen für Haut und Haar, die uns
strahlen lassen.

Hier schreibe ich über Themen,
die mir bei meiner Beschäftigung
mit Ayurveda immer wieder
begegnet sind, und gebe Ihnen
meine Erfahrungen weiter, die
ich auf Ayurveda-Kuren gemacht
habe. Mein erster Tipp: Wagen Sie
es, lassen Sie sich einmal gänzlich
auf Ayurveda ein, und Sie werden
sich neu entdecken!

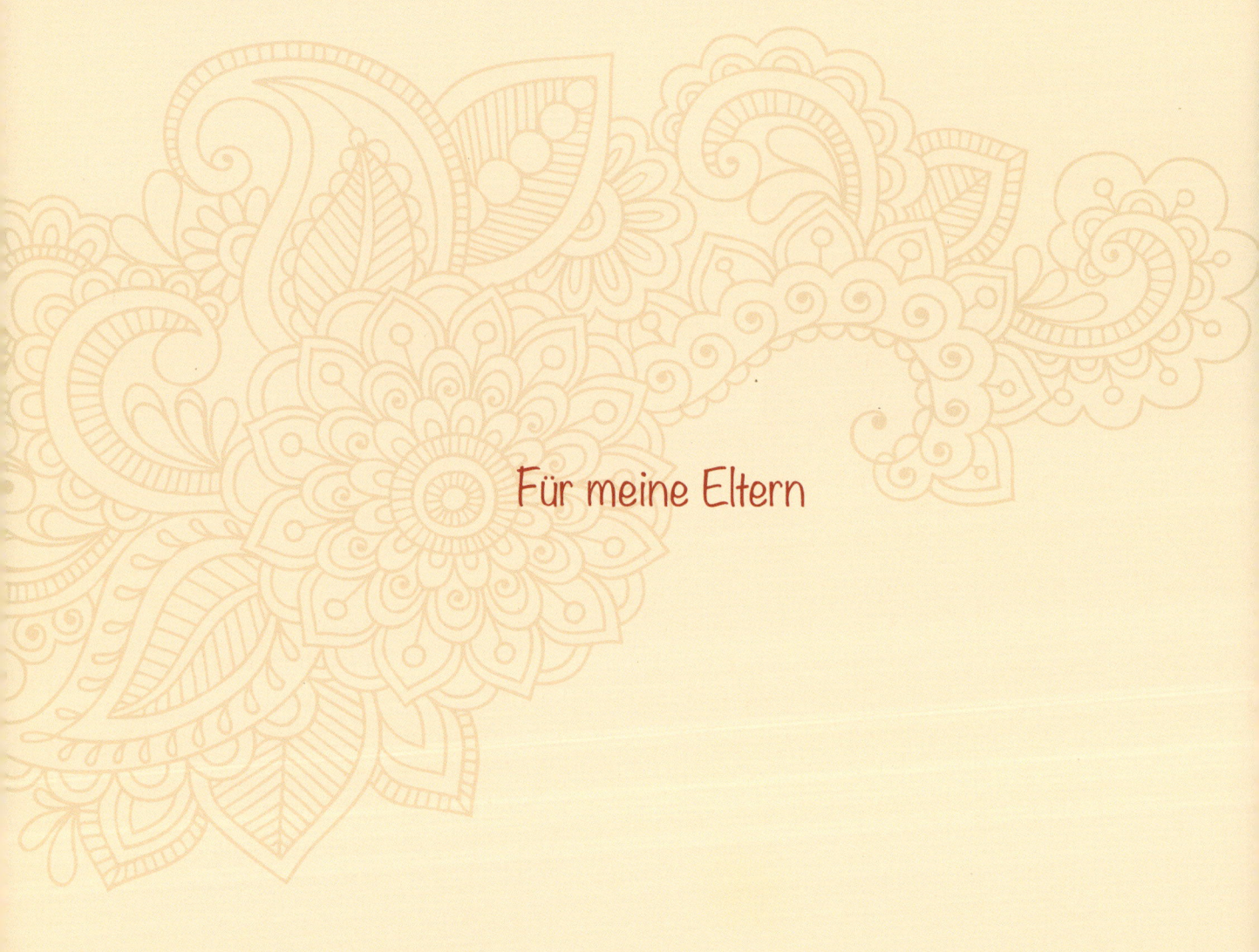

Für meine Eltern

Liebe Leserinnen und Leser, liebe Neugierige,

vor 13 Jahren habe ich etwas entdeckt, das mich bis heute nachhaltig beeinflusst. Etwas, das mich bereichert hat und mir einfach guttut: Ayurveda. Die Selbstheilung des Körpers, zumindest das Wissen darum, hat mich schon immer sehr interessiert. Und dieses Wissen bietet Ayurveda, es lehrt, wie wir unseren Körper wieder in Einklang mit uns selbst und der Welt bringen. Ich empfinde Ayurveda wie ein Tor, durch das wir neue Räume betreten. Wenn wir uns damit befassen, können wir uns ein reichhaltiges Verständnis über unseren Körper und unsere Welt aneignen, wir können Krankheiten heilen, unseren Körper wie Geist entschleunigen und unser Aussehen um ein Vielfaches verjüngen und unsere natürliche Schönheit erhalten.

Ich denke, dass das Themen sind, die für viele wichtig sind. Wir alle sind getrieben von inneren Ansprüchen und äußeren Anforderungen. Ich möchte meine Ayurveda-Erfahrungen mit Ihnen teilen und sie auch daran teilhaben lassen, was ich davon in meinen Alltag als Schauspielerin oder an meinen Wohnort Berlin hinüberretten kann, aber auch an welchen Stellen ich immer wieder scheitere. Gute Vorsätze hin oder her, von Zeit zu Zeit räubere auch ich nachts den Kühlschrank oder koche mitternachts noch einen Topf Nudeln mit Freunden, obwohl das ernährungstechnisch Harakiri ist. Aber es macht einfach Spaß. Den ich immer wieder teuer mit schlechtem Schlaf bezahle.

Ich will dazu anregen, das ungesunde Tempo aus dem hektischen Alltag zu nehmen, sich auf das Wichtigste zu besinnen, was man hat – sich selbst. Wie kann man mit Ayurveda-Anwendungen und -Rezepten zu mehr Ausgeglichenheit finden, was kann man für das eigene Wohlbefinden, die Ausstrahlung und Schönheit tun? Ich möchte zeigen, wie jeder für sich schwächende Abläufe des modernen Alltags mithilfe der ayurvedischen Heil- und Lebenskunst durchbrechen und positiver gestalten kann. Denn Ayurveda ist wie alle asiatischen Philosophien sehr alltagstauglich, ganzheitlich angelegt und zudem über Jahrtausende erprobt.

Ich möchte Sie dazu einladen, mich in diesem Buch zu begleiten.

Ihre
Dennenesch Zoudé

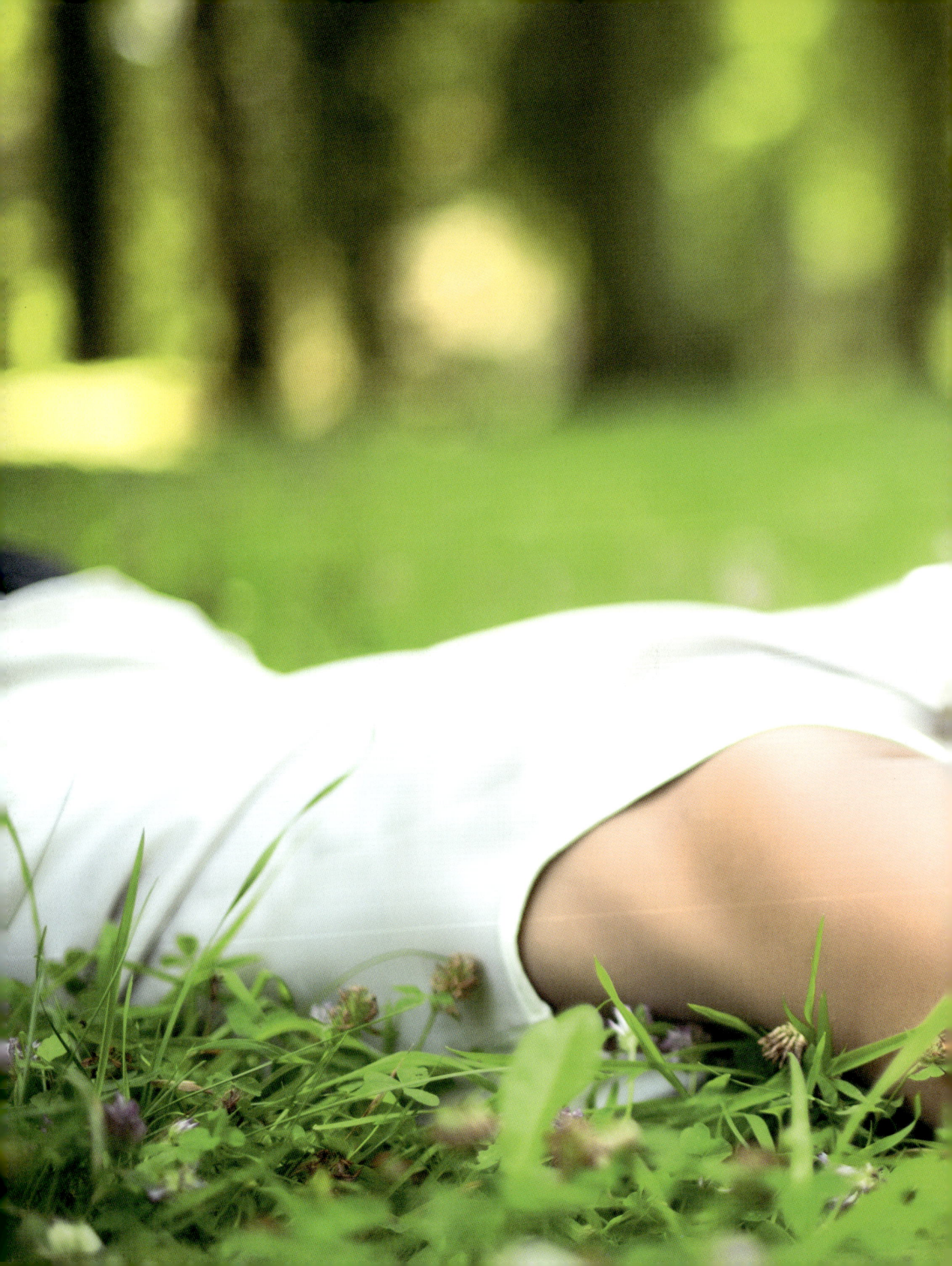

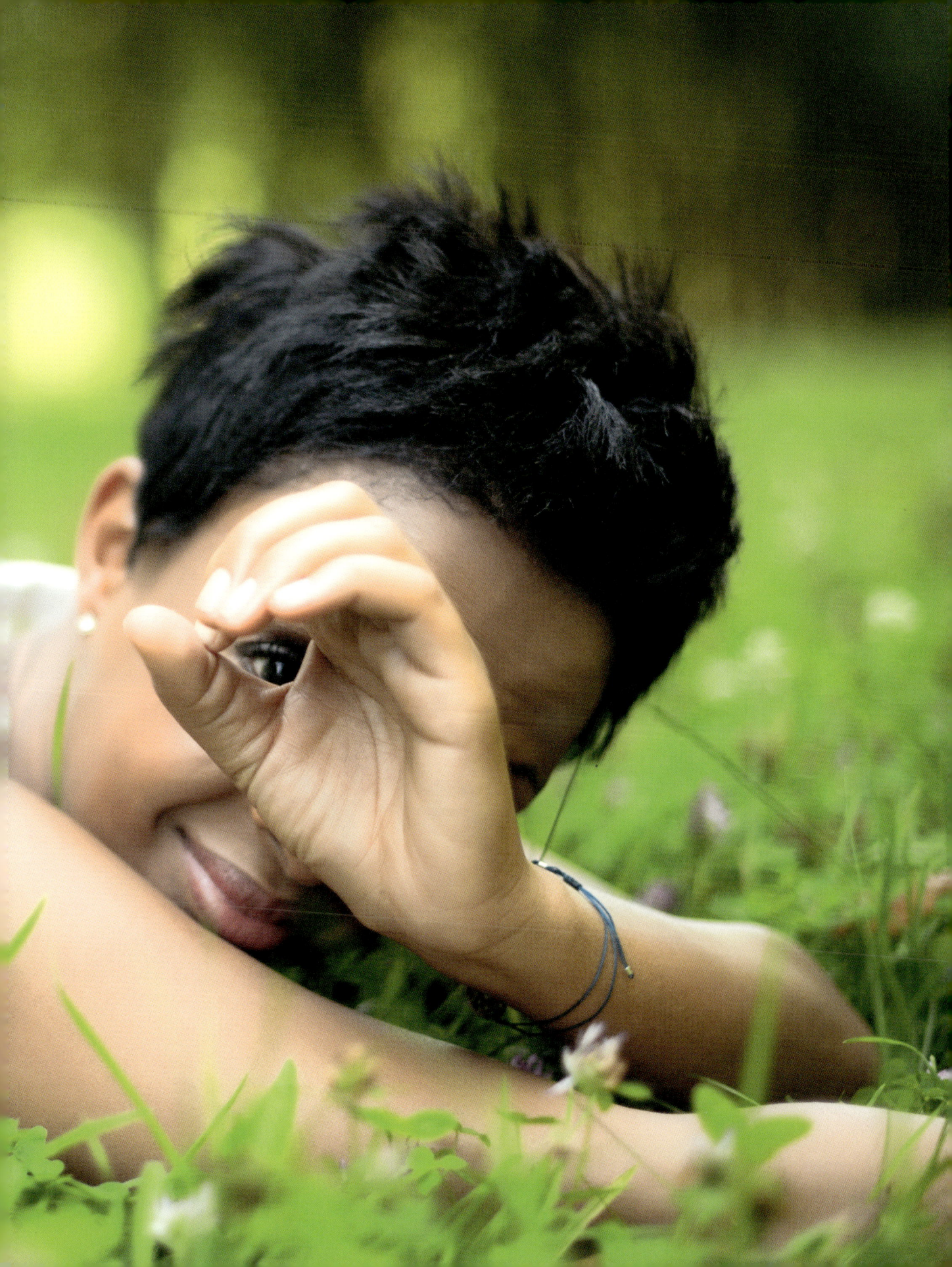

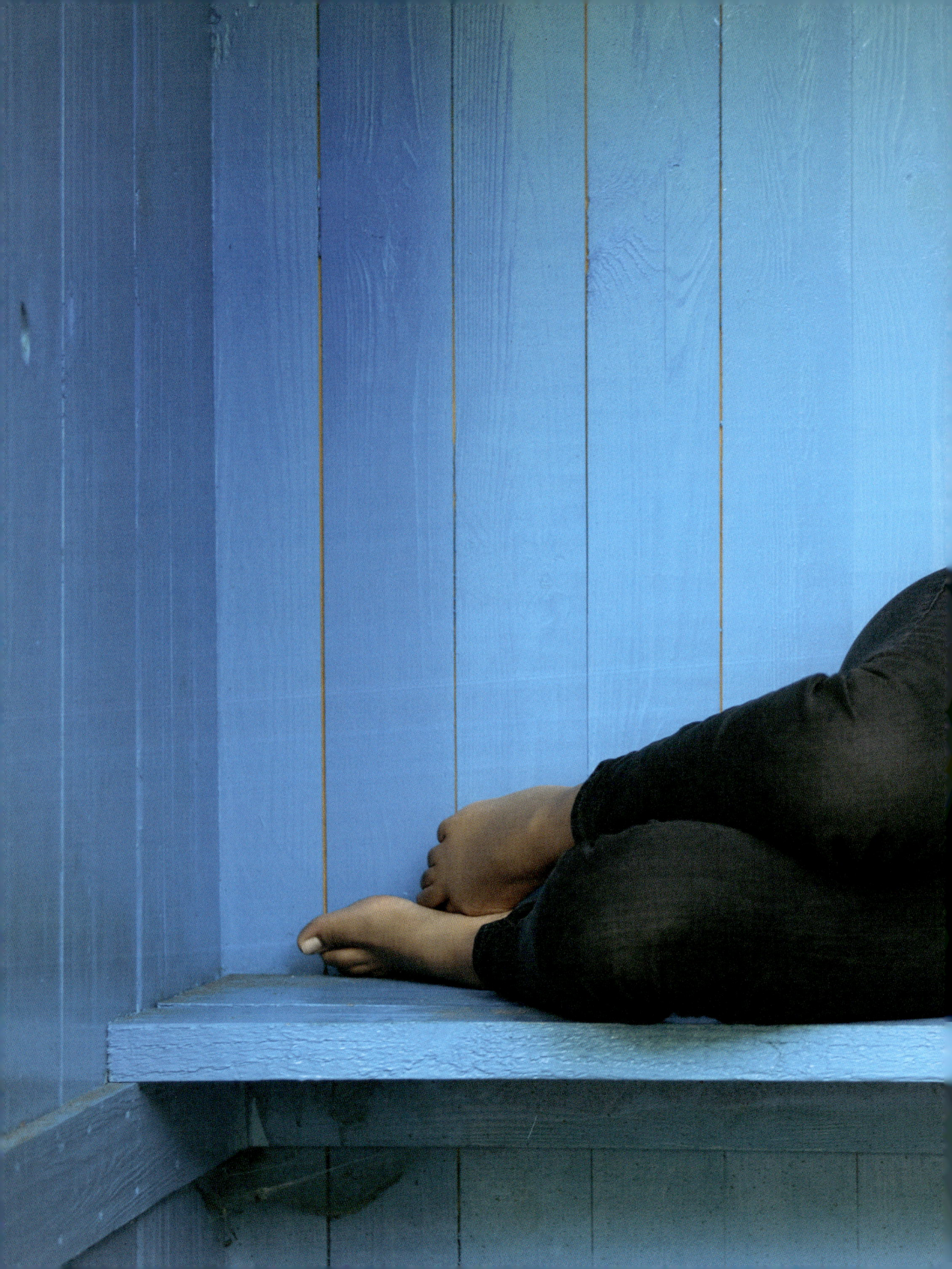

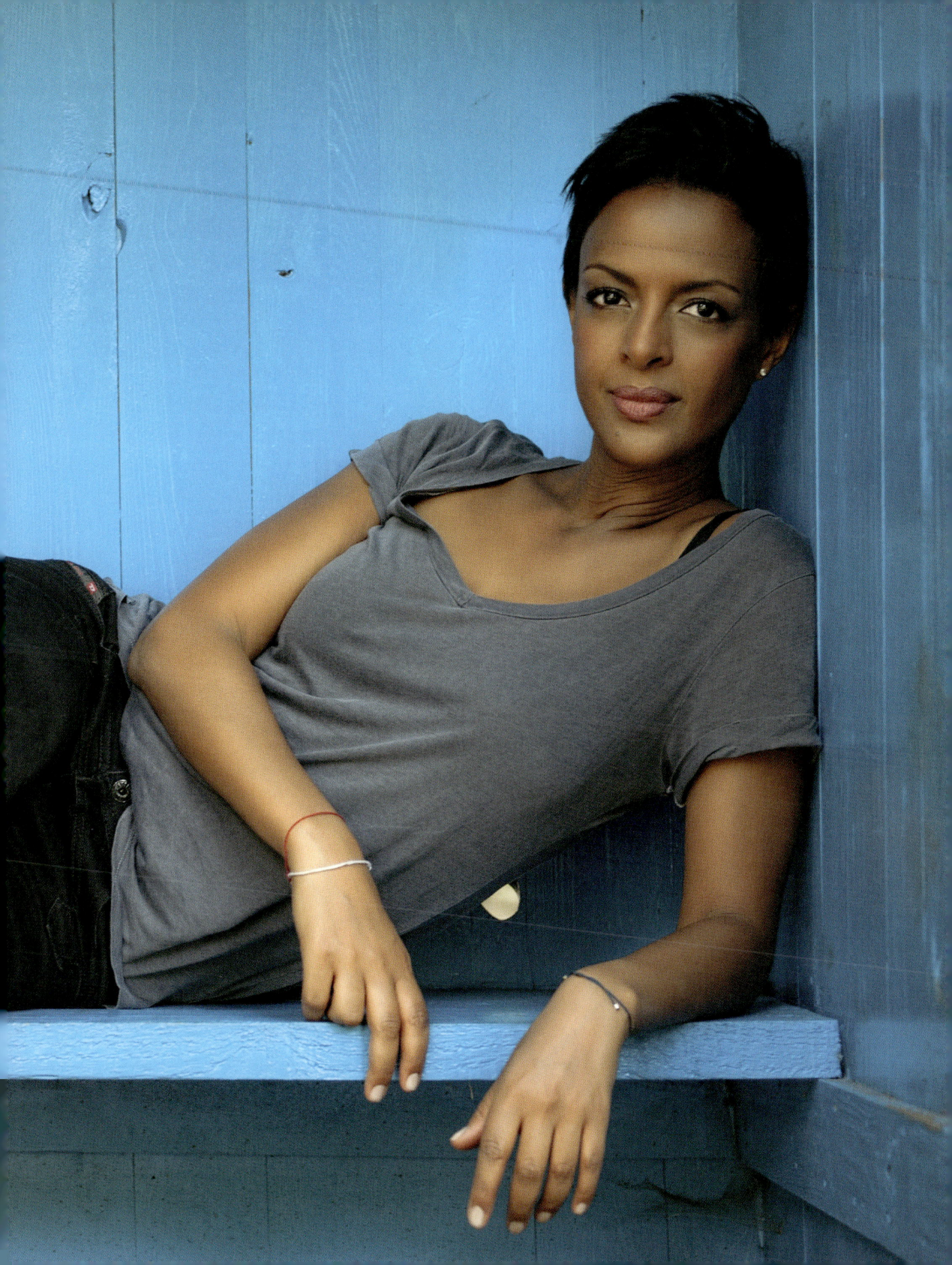

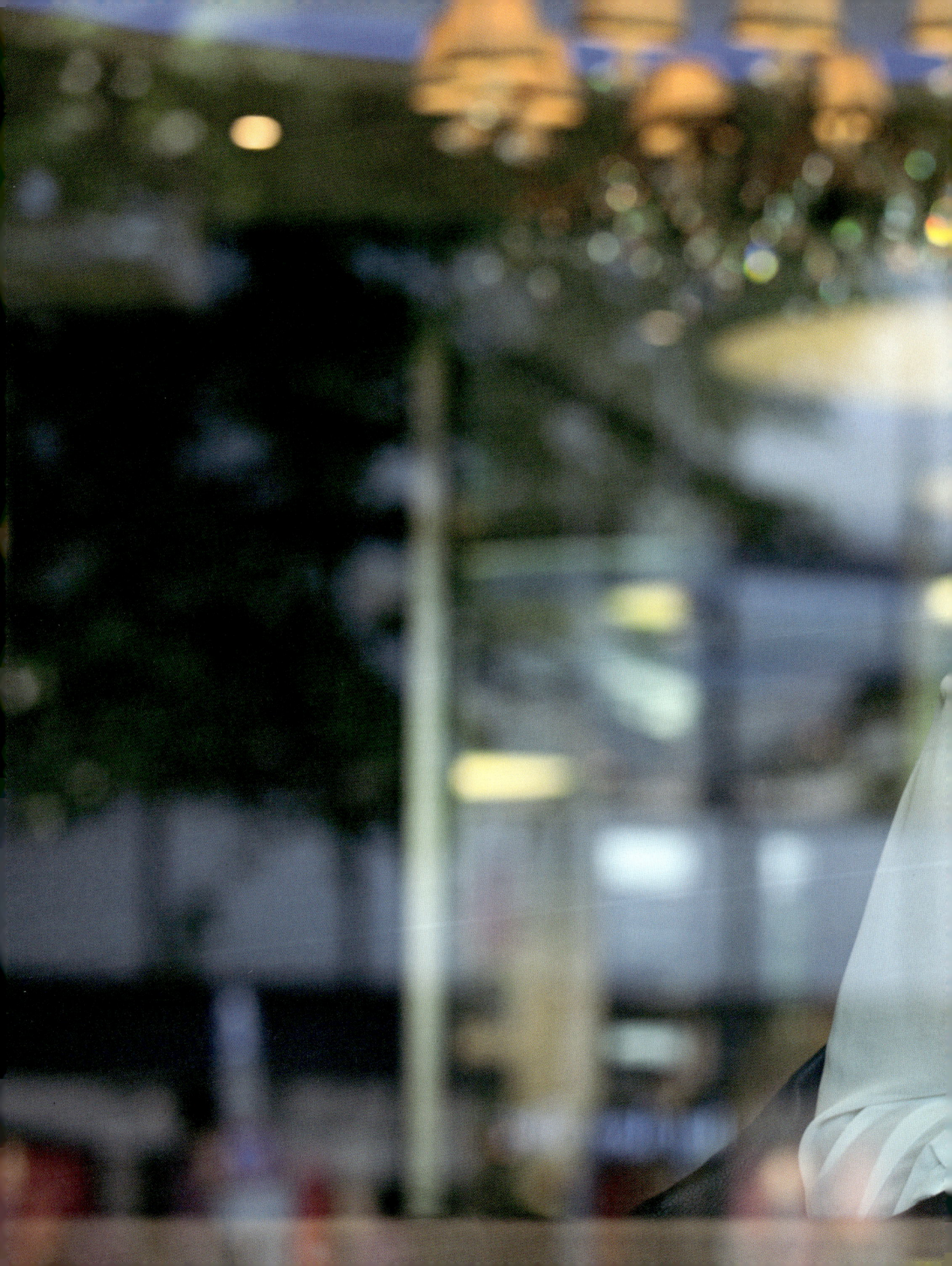

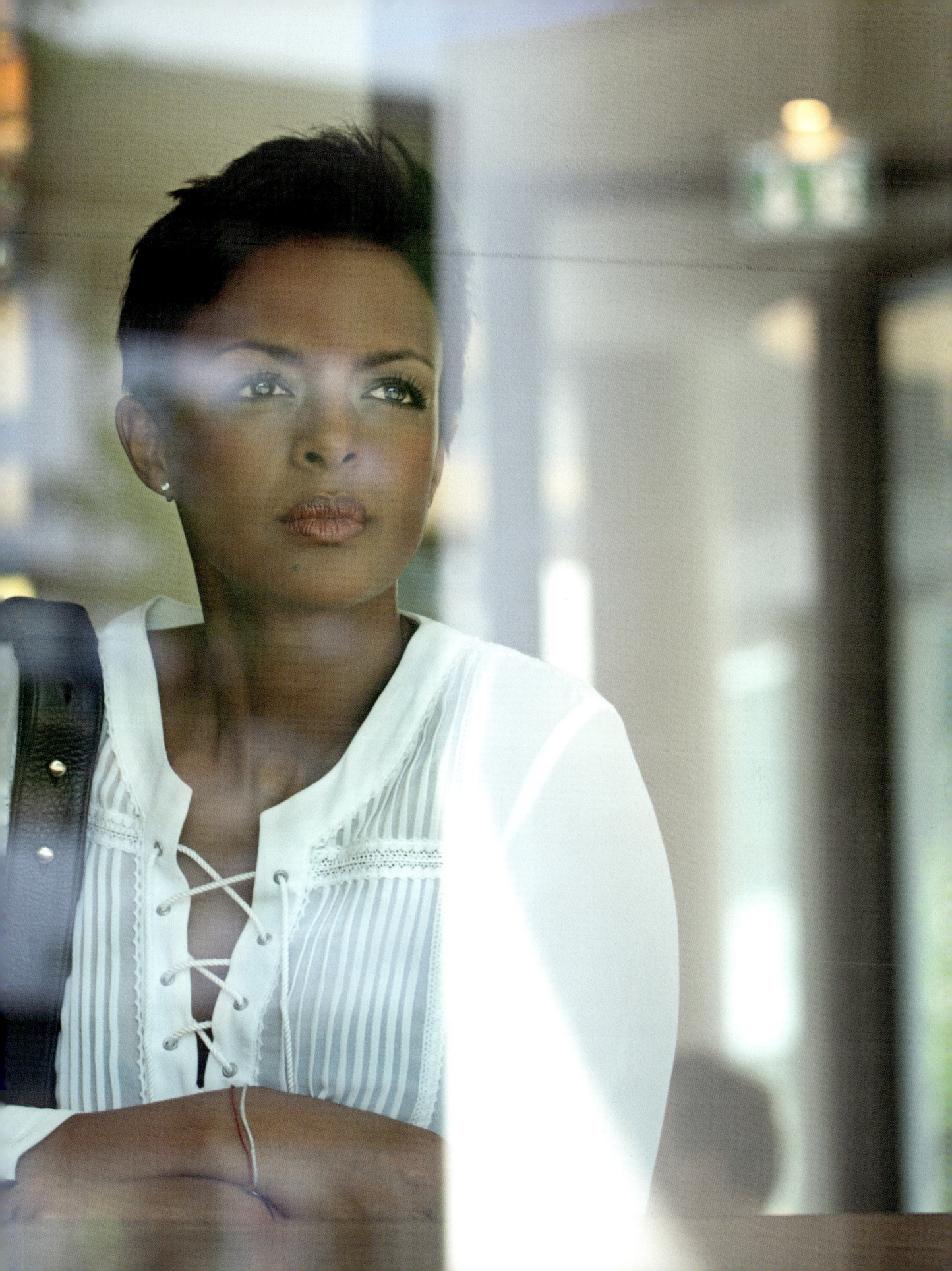

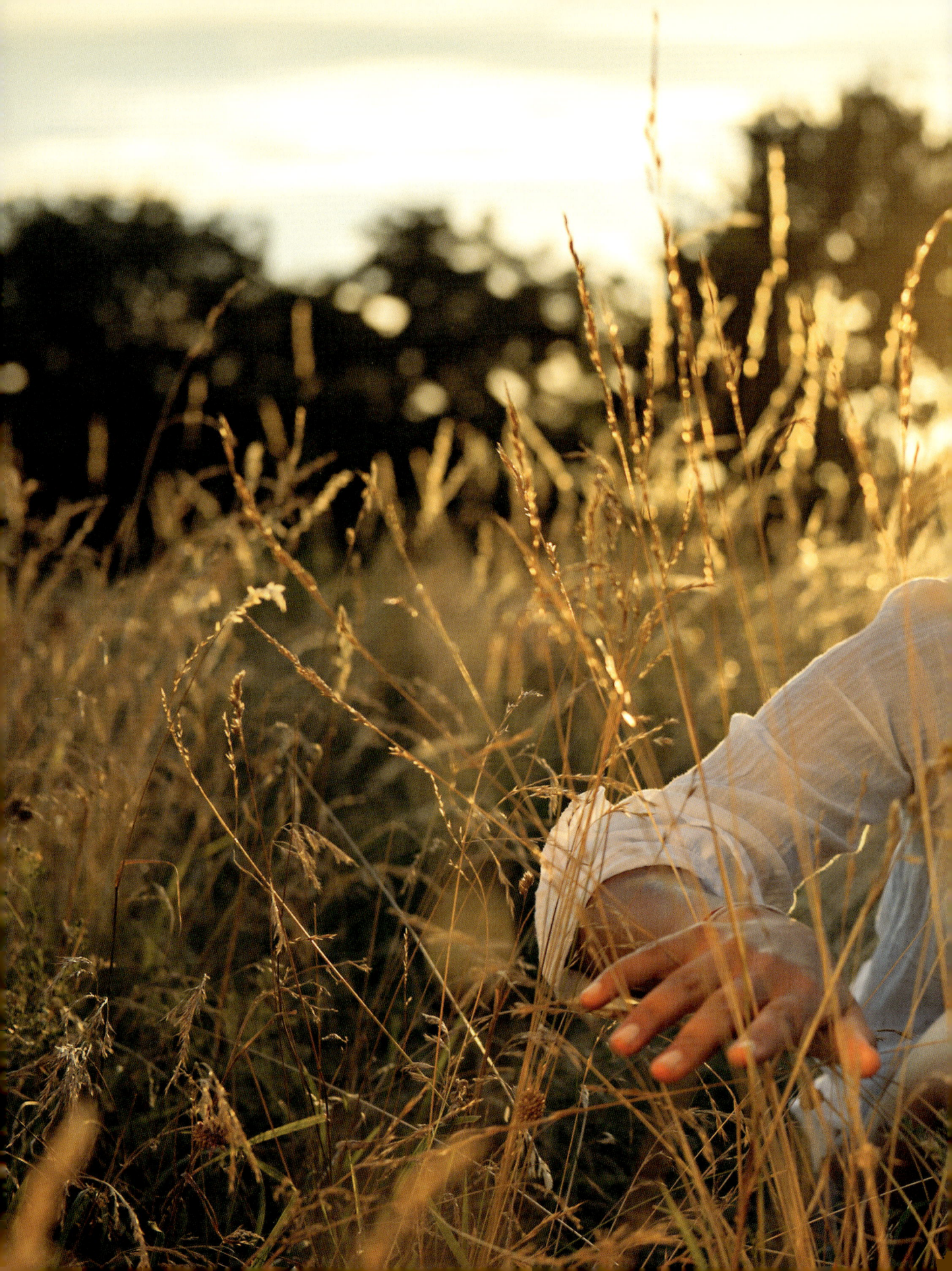

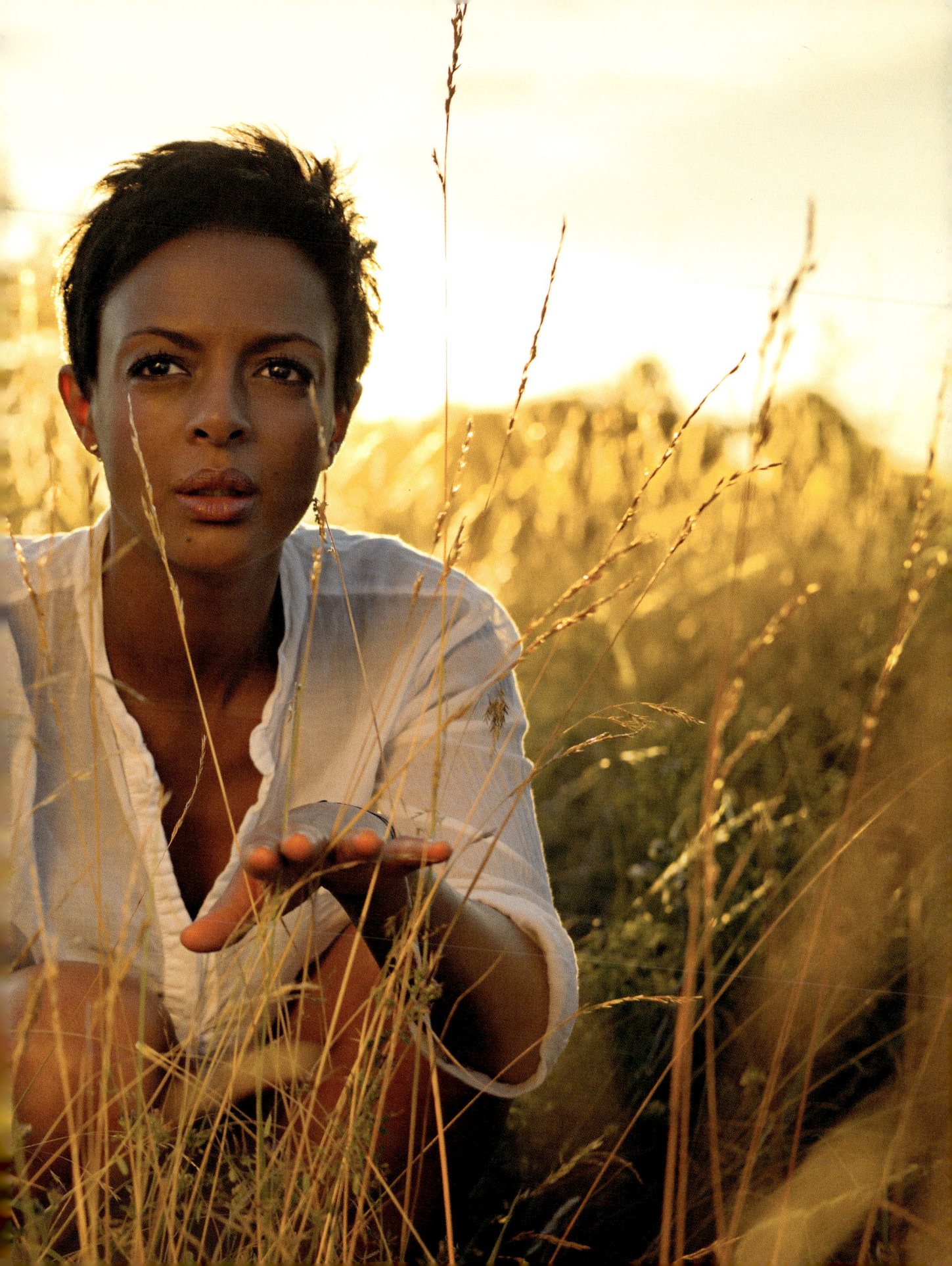

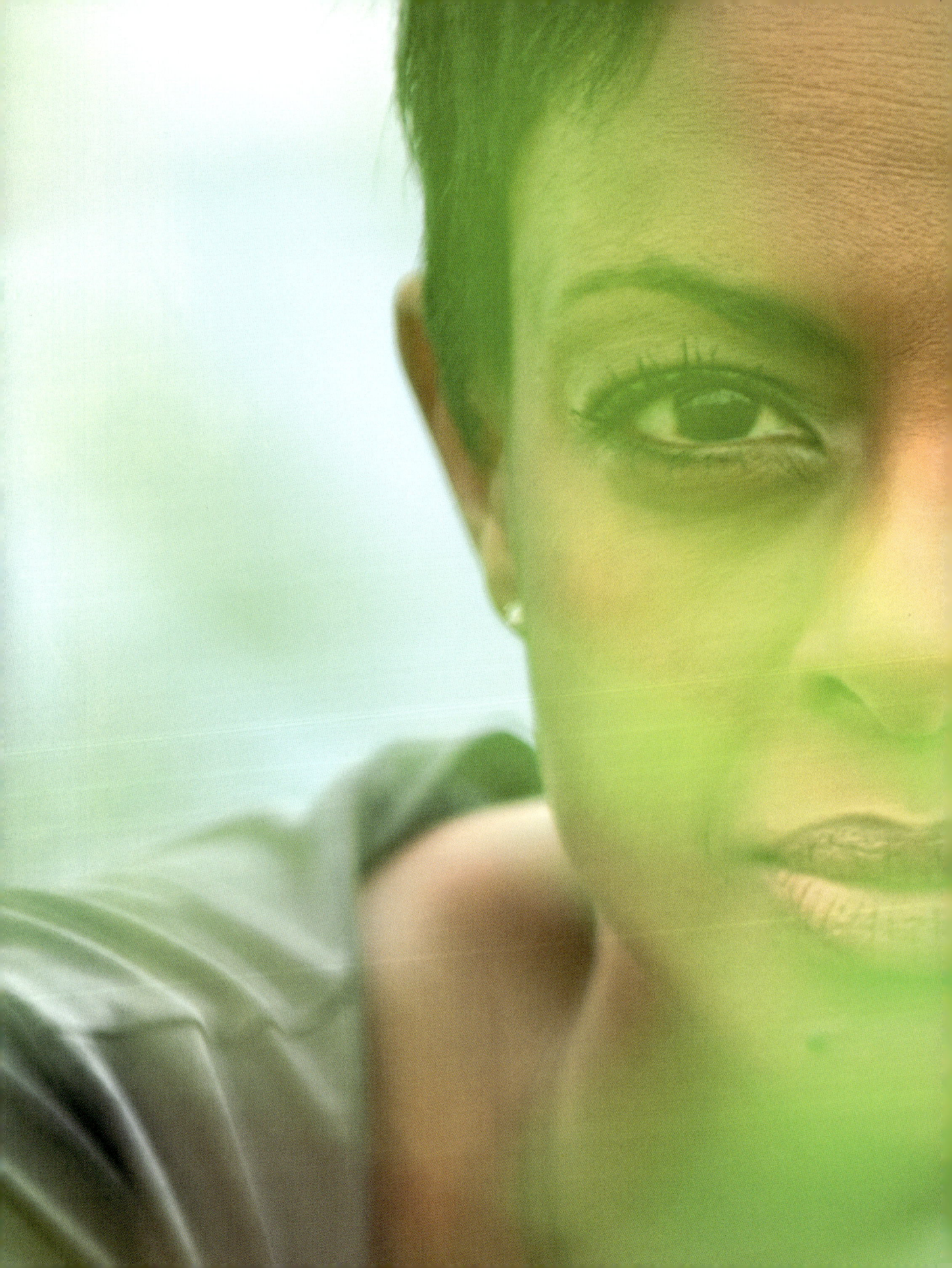

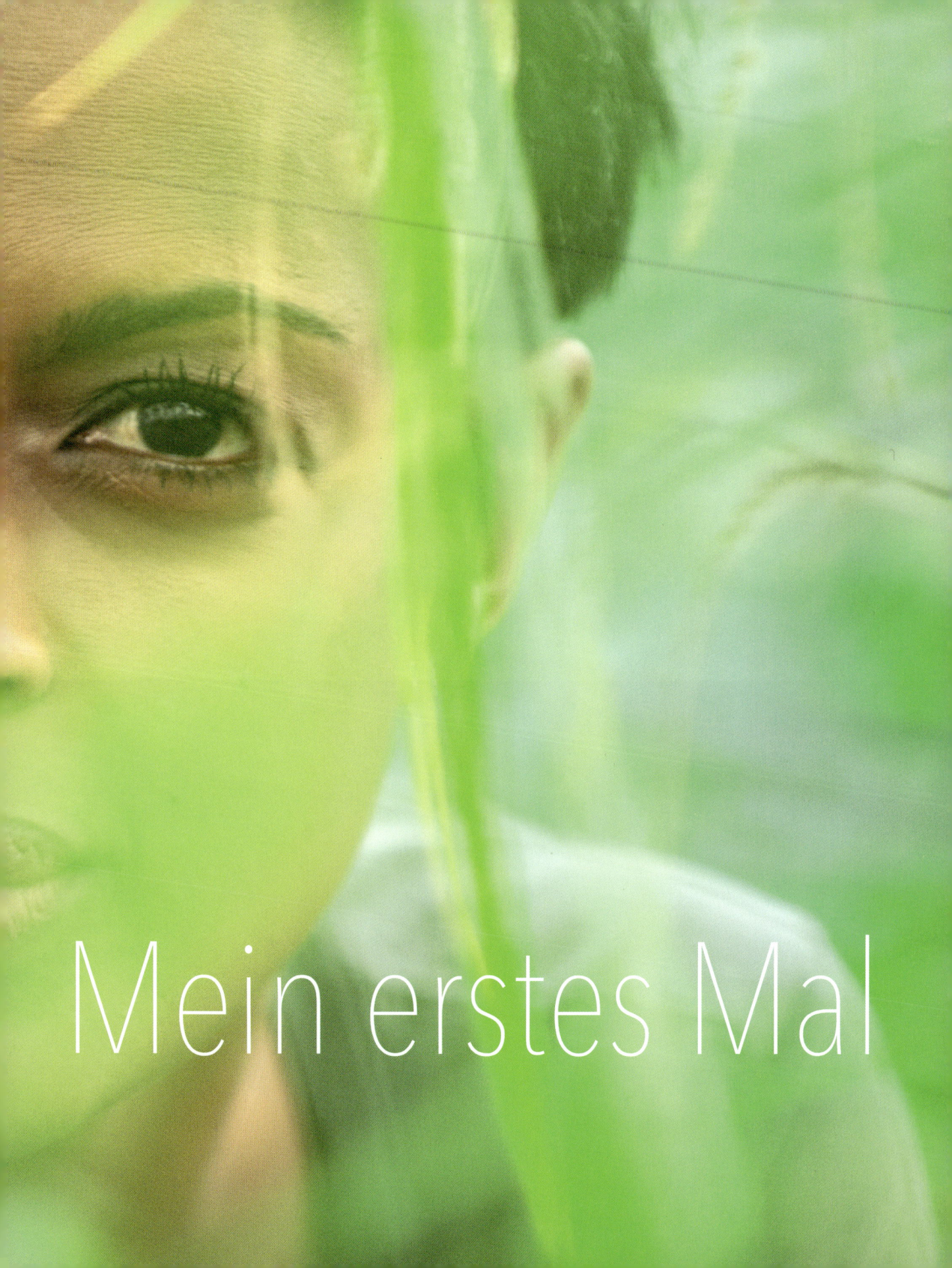

Mein erstes Mal

Voll unter Strom

Ich hatte gerade einen neuen Film abgedreht, der mich sehr beansprucht hatte. Ich spielte darin zwar nicht meine erste Hauptrolle, aber ich hatte mich sehr aufgerieben. Ich war jeden Tag dran, hoch konzentriert, und wir hatten mit einigen Unwägbarkeiten zu leben. Dann waren da auch noch diffuse, unklare Gefühle, ein wenig Liebeskummer. Der Boden schwankte ein bisschen unter meinen Füßen. Jedenfalls war ich ziemlich erschöpft, als ich mich an einem Wochenende mit einer Freundin traf. Wir haben uns lange unterhalten, wie es uns im Moment geht, und ich habe dabei erst richtig realisiert: Mensch, ich bin ja total platt! Und da erzählte sie mir von ihrer geplanten Ayurveda-Kur und ich sagte: „Das klingt doch toll! Das möchte ich auch ausprobieren." Ehrlich gesagt, das Einzige, woran ich in diesem Moment dachte: Da geht es um Massage, das ist eine jahrtausendealte asiatische medizinische Kultur und da steckt so viel Erfahrung drin, das wird mir richtig guttun. Ich hatte sofort ein gutes Gefühl. Und wie bei allen wichtigen Entscheidungen war ich ganz intuitiv und habe mich auf mein Bauchgefühl verlassen.

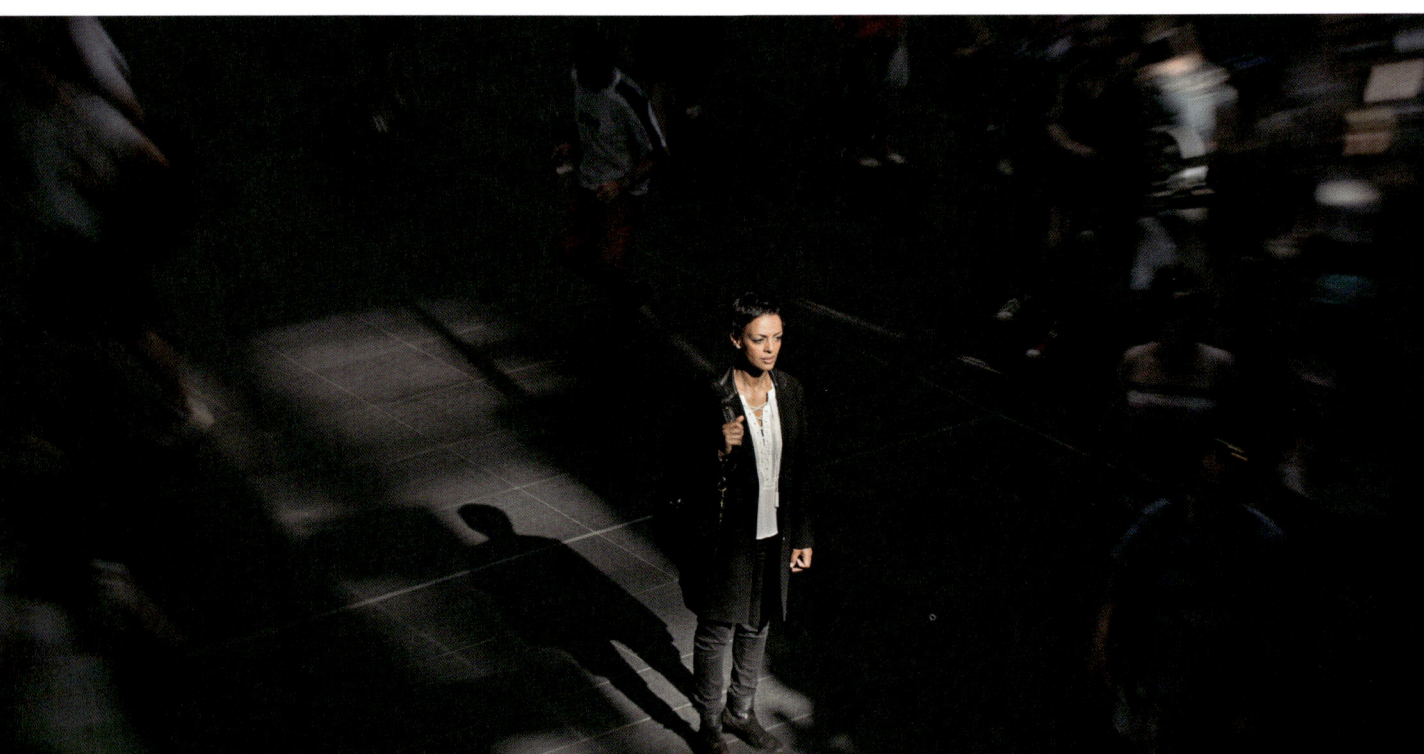

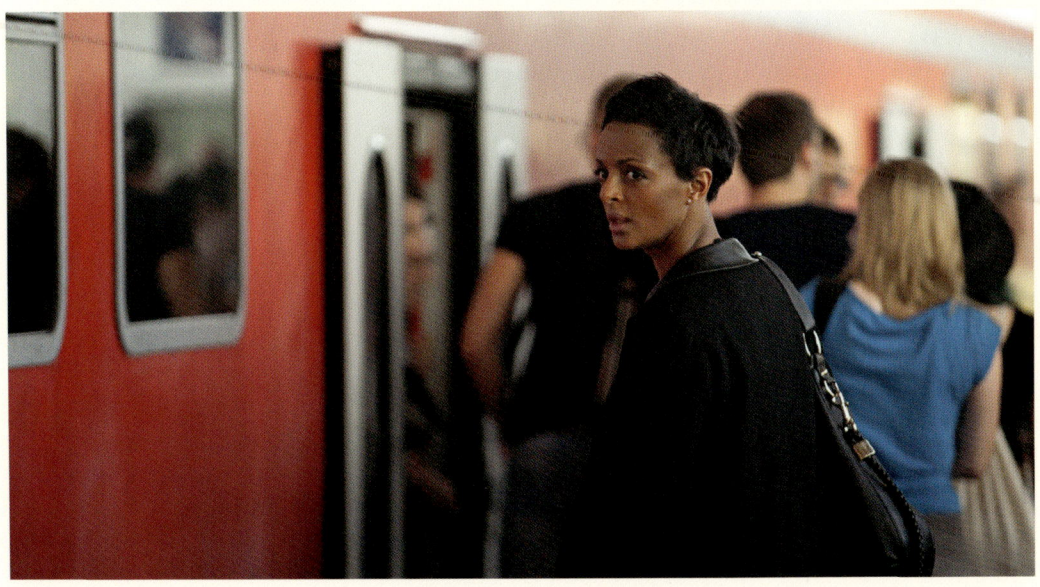

Hochtourig unterwegs

Gedacht, getan. Fürs nächste Frühjahr waren wir angemeldet für eine Ayurveda-Kur. Wir wollten sie zusammen machen, was dann leider nicht geklappt hat. Und so war ich in den ersten beiden Wochen alleine auf Kur. Ich, die so gar keine Ahnung hatte, worauf ich mich einließ. Und vor lauter Arbeit hatte ich auch nicht wirklich die Zeit und die Muße gefunden, mich ein bisschen genauer zu informieren. Also weder über Asien noch über Ayurveda. Ich wusste nur: Es klingt gut, ich mache das in einem Land, wo es immer schön warm ist, entweder in Sri Lanka oder in Indien, den Ländern, in denen man sich am meisten mit ayurvedischer Medizin auskennt.

Bis kurz vor knapp steckte ich mitten im Berufsstress. Und mir fehlte irgendwie das innere Feuer, alles strengte mich sehr an. Ich musste mich wirklich bemühen, um meine Leistung überhaupt noch erbringen zu können.

Dann startete also mein Ayurveda-Abenteuer: Am Anfang war alles ganz easy, sehr gut organisiert, ich wurde vom Flughafen abgeholt und quer durchs Land in ein Resort gebracht. Jetzt war ich also da. Ich war anfangs natürlich immer noch hochtourig unterwegs und dachte unbedarft: Jeden Tag ein paar Anwendungen, ja, was machst du denn den Rest des Tages? Also hatte ich Bücher eingepackt und Malsachen, wobei ich gar nicht malen kann. Aber ich dachte, vielleicht kommt da die großartige Inspiration, auch darüber, wie ich mich fühle, was ich empfinde.

Erwartung und Erfahrung

Das ist gut 13 Jahre her. Einmal von Grund auf entgiften, Ballast loswerden, mich zentrieren und eine Auszeit nehmen. Das waren damals meine Ziele. Nicht in Deutschland in einer schicken Privatklinik, sondern ich wollte es ganz authentisch in Indien oder Sri Lanka erleben. Es wurde Sri Lanka. Natürlich hatte ich die Hoffnung, dass eine solche Kur auch ein bisschen wie Urlaub ist. Man reist ja in die Ferne, um dem eigenen Alltag zu entkommen. Dass es dann anfangs so gar nichts mit Urlaub zu tun hatte, hat mich

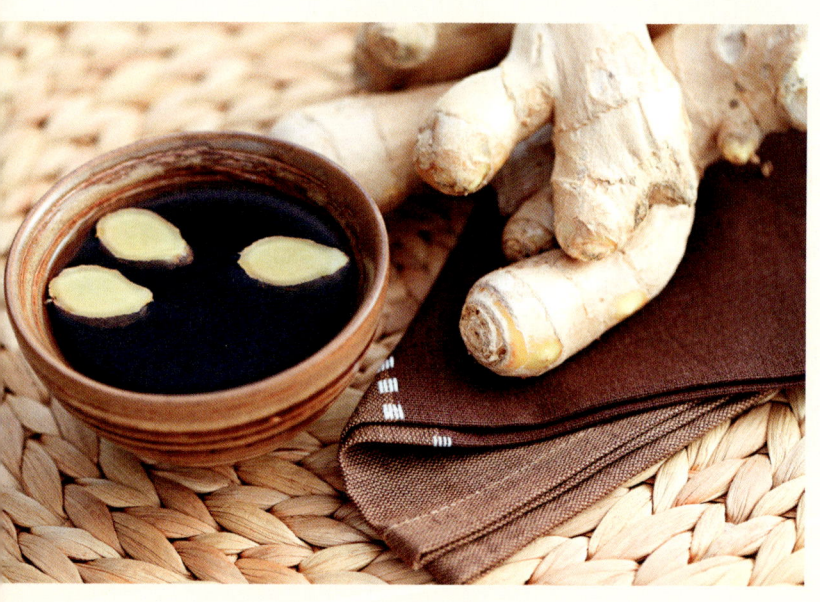

sehr überrascht. Nicht Euphorie und Kraft waren angesagt, sondern Tränen. Wer heult schon gerne im Urlaub? Doch genau das ist mir passiert. Ausgepowert und überarbeitet, ich weiß nicht mehr wie und warum, aber es kamen alle aufgestauten Emotionen raus. Ich heulte drei Tage lang, kaum dass ich die Kur begonnen hatte. Und es gab nicht wirklich viel, was mir Trost spenden konnte. Meine Illusion von Wellness verschwand schnell. Den Tag mit einer warmen wässrigen Reissuppe zu beginnen oder abends undefinierbare Abführmittel zu trinken, war für mich wirklich nicht der Hit. Im Nachhinein finde ich manches natürlich lustig, wenn etwa die Dame, die das Abführmittel brachte und genau um dessen eigenartigen Geschmack (mal vorsichtig ausgedrückt) Bescheid wusste, einfach nicht den Raum verließ, bis ich es auch wirklich getrunken hatte. „You have to drink it. NOW!" Klare Ansage. Yes, I have to drink it NOW!

Türen öffnen

Das, was ich kennengelernt habe, ist die Panchakarma-Kur. Bei dieser geht es um das Lösen von Schadstoffen im Körper und von emotionalen Blockaden. Damit die Lebensenergie wieder fließen kann. Es geht um den gleichmäßigen, ungestörten Fluss des Lebens im Körper und zwischen Körper, Geist und Seele. Dass diese Panchakarma-Kur nicht etwas ist, was man einfach mal schnell macht, konnte ich gleich bei meiner ersten Kur feststellen. Das Lösen der Schlacken, das Lösen von festgesetzten Substanzen im Körper hat bei mir eine sehr große Emotionalität ausgelöst. Es hat mich überwältigt, sodass ich wirklich ein paar Tage richtig in den Seilen hing.

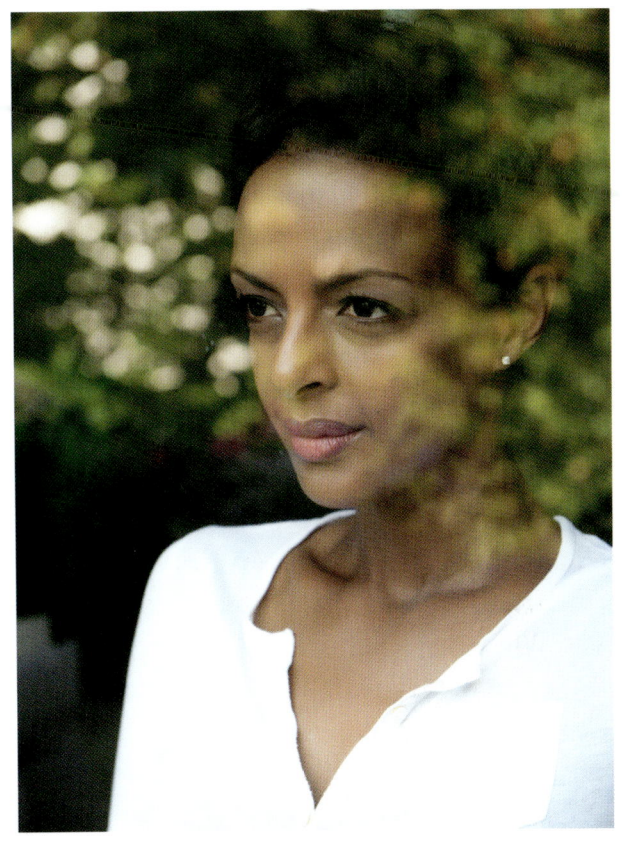

Ich kann nur empfehlen, in der ersten Woche die Ruhe zu bewahren, denn in dieser Phase ist man extrem sensibel. Für mich waren das drei Tage, an denen ich an der Welt, am Leben zweifelte, mir alle möglichen Sinnfragen stellte: Was will ich? Wer bin ich? Rückblickend betrachtet war das eine ganz wichtige Phase, weil Kanäle geöffnet wurden, die vorher verschlossen waren. Es erinnert mich ein bisschen an die Zeit der Pubertät. Wenn die Welt aus unerfindlichen Gründen auf dem Kopf steht. Heute weiß ich: Nach einem solchen Tief kommt auch ein erleichterndes Hoch – psychisch wie auch physisch.

Sanfte Power

Ein wichtiger Bestandteil einer Ayurveda-Kur sind die Massagen – wunderbar, man gibt sich hin, man schmilzt dahin … Diese weichen, regelmäßigen Ausstreichungen des Körpers, das Lösen der Schlacken, das ist sehr befreiend. Nicht nur die Sanftheit der Massagen hat mich beeindruckt, auch die Vielfalt der Anwendungen.

Mit dem Klassiker Shirodhara, dem Stirnguss, konnte ich am Anfang gar nicht viel anfangen. Ich hatte überhaupt nicht die Ruhe dafür. Daran hab ich auch selbst gemerkt, was für ein unruhiger Geist ich eigentlich bin. Sehr nervös. Alle anderen um mich herum sahen das anders. Die haben sich gewundert, als ich sagte: „Nein, das ist nicht meins, das gefällt mir nicht." Ich konnte mich erst bei meiner vierten Kur darauf einlassen. Und auch da habe ich wieder gemerkt: Ayurveda ist eine Reise, ich lerne jedes Mal dazu, ich wachse daran.

Bei den Massagen war ich am Anfang ein bisschen irritiert, denn ich liebe es eigentlich, so richtig durchgeknetet zu werden wie bei einer Sportmassage. Diese Art Massage findet man im Ayurveda gar nicht. Hier wird mit viel warmem Öl, das auf jeden einzelnen Körpertyp abgestimmt ist, gearbeitet. Auf diese Weise wird der Körper auf die eigentliche Behandlung vorbereitet: die innere Reinigung. Mit ihr lösen sich die Schlacken aus den Zellen, aus dem Gewebe und den Organen. Schlacken und Toxine werden zuerst gelockert, damit sie dann durch die folgende Einnahme eines speziellen Trunks gut abtransportiert werden. Eine Massage fand ich bei meiner allererste Ayurveda-Kur besonders interessant: An der Decke im Massageraum hing immer dieses Seil. Ich hatte mich schon die ganzen zwei Wochen gefragt, wofür es da war. Und dann habe ich es eines Tages erfahren, als sich die Therapeutin mit ihrem ganzen Gewicht an das Seil hängte, sich hin und her schwang und dabei meinen Körper mit ihrem Fuß massierte. Eine ganz spezielle Erfahrung. Man wird mit einer rasenden Geschwindigkeit massiert. Das ist sehr erhitzend und stark durchblutend – einfach großartig. Diese Fußmassage steht am Ende einer Massageeinheit, wenn es noch einmal darum geht, hartnäckige Gifte auszutreiben.

Klare Regeln

Das Gute an einer Ayurveda-Kur ist, dass es klare Regeln und Anleitungen gibt. Von Leuten, die über fundiertes Wissen verfügen. Mit Wellness hat das nicht allzu viel zu tun. Da klopft dann frühmorgens tatsächlich der Yogalehrer an meine Tür, um mir klarzumachen, dass die Yogastunde jetzt beginnt, obwohl meine westlich-urbane innere Uhr mir sagt, dass es doch noch tief in der Nacht ist. Yoga im Morgengrauen hat mich da-

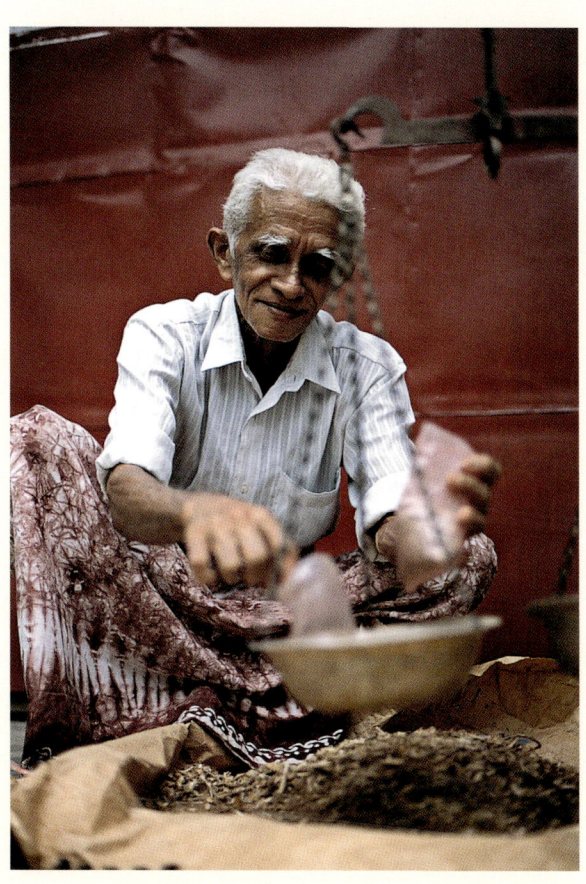

mals viel Überwindung gekostet. Nach ein paar Tagen war ich so absorbiert von den fixen Tagesabläufen mit Yoga, Mahlzeiten, Meditationen, und so erfüllt von Vorfreude auf die Massagen, dass ich gespürt – wenn auch nicht alles begriffen – habe, was da für eine große Veränderung in mir vorgeht. Unser Lebensstil in einer Industrienation wie Deutschland mit einer so ausgeprägten Leistungskultur fördert nicht gerade gesunde Essgewohnheiten oder einen achtsamen Umgang mit sich selbst und anderen.

Nach den ersten Umstellungen ist eine Ayurveda-Kur wirklich augenöffnend. Ich habe mich bei meiner ersten Ayurveda-Kur in Sri Lanka selbst neu entdeckt. Damit meine ich nicht auf die Art und Weise, wie das Schauspielerinnen mit jeder neuen Rolle tun, wenn sie in andere Charaktere schlüpfen und dabei besonders an deren Wesenszügen und Emotionen arbeiten, sondern ich habe den Kern, wie ich bin, was mich ausmacht, mit schärferen Augen gesehen. Ich habe vor allem auch gespürt, worauf es wirklich ankommt: in mir zu ruhen, mit mir selbst zufrieden zu sein. Um dahin zu kommen, muss man Ballast abwerfen: körperlich, aber vor allem auch geistig.

Ausgeknockt

Am Anfang der Kur beschäftigte mich vor allem die eine Frage: Was machst du in der Zwischenzeit, während du auf die nächste Anwendung wartest? Das schien mir angesichts meiner sonstigen „Auslastung" unglaublich viel „Freizeit". Aber diese Überlegungen hätte ich mir sparen können, sie hatten sich sehr schnell erledigt. Langeweile kommt während einer solchen Kur wahrlich nicht auf. Ayurveda beansprucht dich komplett, mit Haut und Haar. Es knockt dich aus wie nichts Zweites. Ich habe das anfangs völlig unterschätzt.

Man muss auf alles gefasst sein. Natürlich hängt die Wirkung stark von dem Zustand ab, in dem man sich befindet, wenn man ankommt. Wie ist die körperliche Fitness, wie hochtourig läuft der Geist, wie belastet ist die Seele? Ich brauchte damals eine größere, tiefer greifende Erholung. Da reichten nicht zwei Wochen Strandurlaub, in denen ich irgendwo die Beine hochlegte, sondern ich brauchte eine echte Auszeit, in der ich mich sammeln konnte. Und da war die Ayurveda-Kur genau das Richtige.

Die ersten Tage fühlte ich mich noch gut, ich war sehr unternehmenslustig, hatte viel Energie. Das ist so ein Zwischenzustand, bei dem man immer noch in seinem normalen Alltagsspeed unterwegs ist. Das geht allen Neuankömmlingen so: „Was machen wir jetzt? Was könnten wir unternehmen? Wir müssen uns doch Land und Leute anschauen …" Die gerade erst Angekommenen haben meist noch eine viel höhere Drehzahl als die Leute, die schon etwas länger da sind. Dann folgt die Umstellungsphase, in der man ankommt und erspürt, wie richtig und angenehm es sich an diesem Ort anfühlt.

Dass ich so eine radikale Veränderung beobachten konnte, die sich wie von selbst einstellte, damit hatte ich definitiv nicht gerechnet. Ein Grund dafür ist sicher auch, dass ich mich darauf eingelassen habe, mich von den vorgegebenen Strukturen und Regeln führen zu lassen. Nicht nur bei den Anwendungen, sondern auch bei den Essenszeiten, die sehr pünktlich eingehalten wurden. Zum Frühstück wurde ich abgeholt oder gerufen. Ich konnte dieses ständige Organisieren abgeben, mich einmal von außen auf den richtigen Weg lenken lassen. Und nach ein paar Tagen änderte sich mein eigenes Tempo komplett. Ich ließ mich auf die neue Geschwindigkeit – oder besser Langsamkeit – ein und habe mir endlich Zeit für mich genommen.

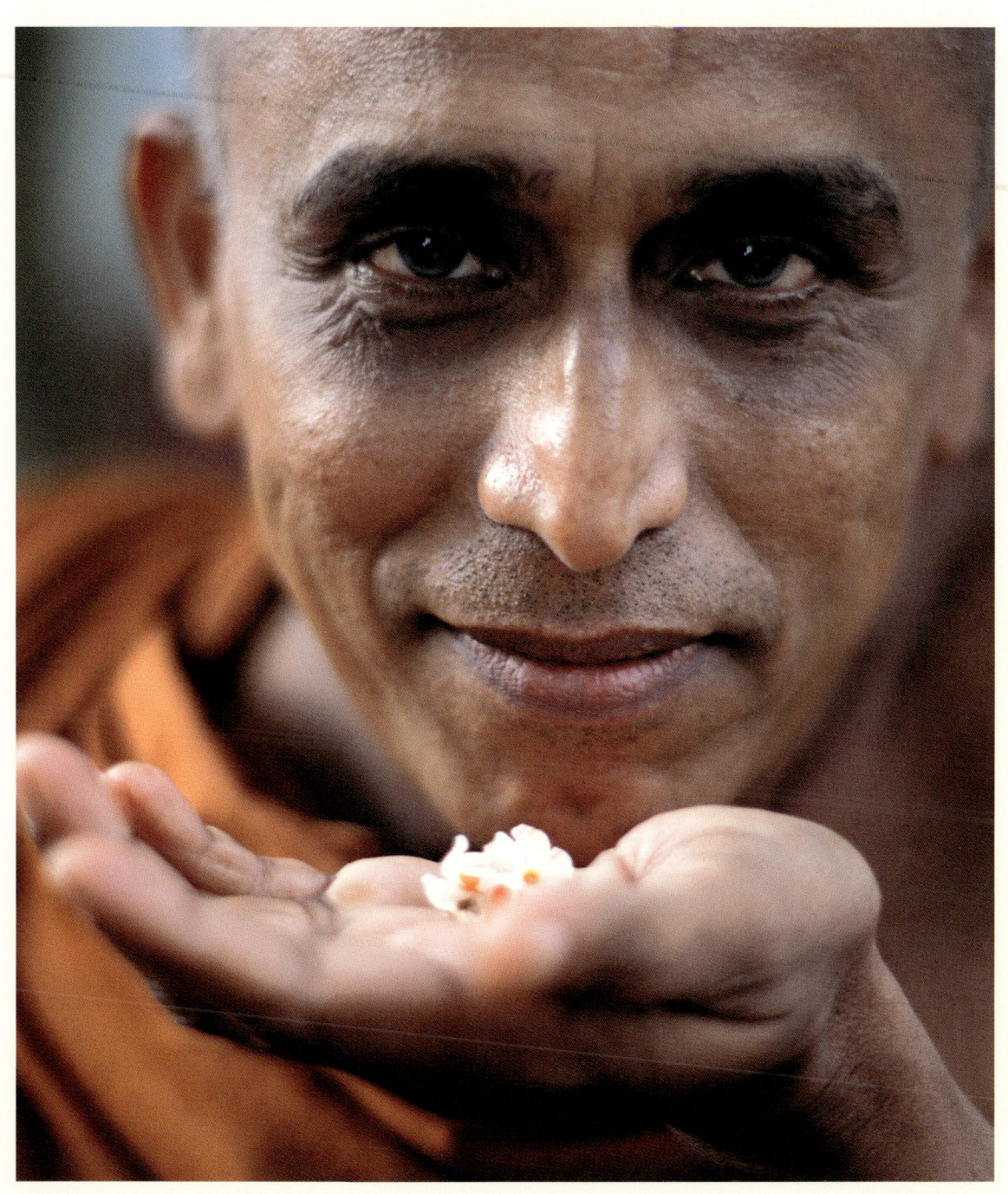

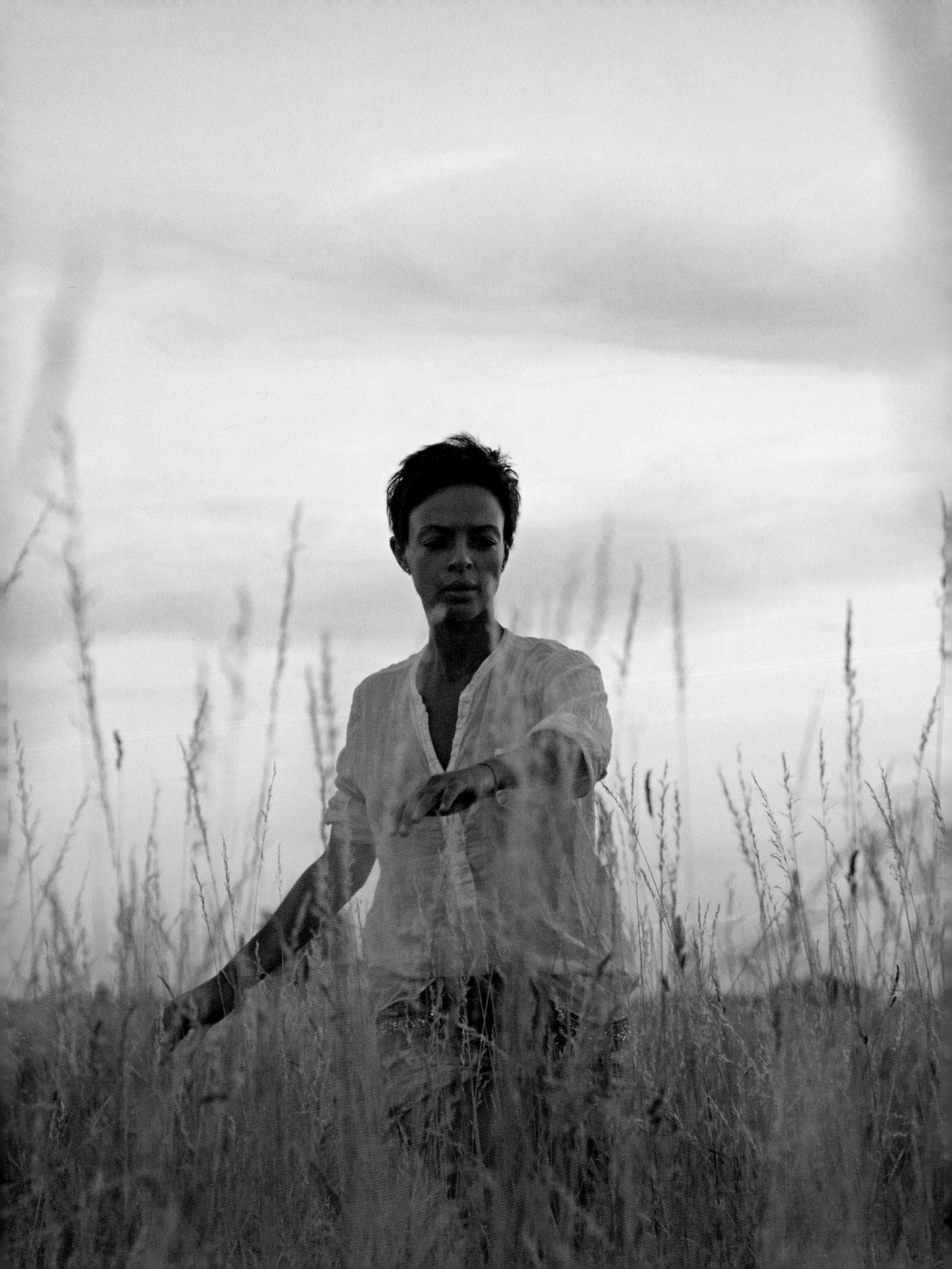

Eine Reise zu mir

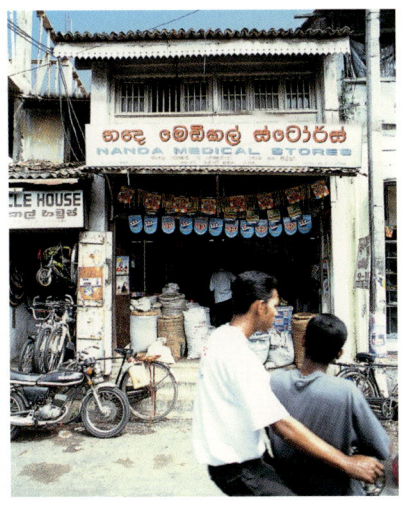

Mit Ayurveda habe ich eine Reise begonnen. Und diese Reise ist mein Ziel. Seit ich auf diesem Weg bin, gewinne ich immer mehr Wissen über meinen eigenen individuellen Gesundheitszustand. Ich weiß, den idealen, vollkommenen Gesundheitszustand werde ich nie zu 100 Prozent erreichen, aber ich möchte versuchen, möglichst nah an diesen Zustand zu kommen. Früher hatte ich ein sehr pragmatisches Verständnis von Gesundheit. Ich hatte immer den Wunsch, einen Schalter umlegen zu können, sodass sich bestimmte Gesundheitsprobleme fast wie von selbst erledigen – Hauptsache, schnell. Das war lange meine Erwartungshaltung. Und so habe ich die Verantwortung komplett an den Arzt abgegeben. Doch ich merkte schnell, dass diese Art von Lösungsanspruch mir nicht guttut und schon gar nicht zu Ayurveda passt.

Über die Jahre habe ich die Erfahrung gemacht, dass ich für mich keine schnellere, keine grundlegendere Reinigung und Klärung meines Körpers hinbekommen habe als mit der Ayurveda-Kur. Damit meine ich die Panchakarma-Kur. Sie entschlackt, entgiftet, und dann kommt der schonende Aufbau. Ich sage gerne, dass man sich danach im Innen und Außen so weich wie ein Babypopo fühlt – ganz zart und ganz rein.

Balance ist einer der Grundansprüche von Ayurveda. In der ganzheitlichen Gesundheitslehre geht es darum, Körper, Geist und Seele zu harmonisieren und die richtige Balance im täglichen Leben zu finden. Der wichtigste Aspekt ist die Förderung der Achtsamkeit gegenüber sich selbst und anderen. Es geht um eine Lehre der täglichen Lebensführung und ein Gesundheitsmodell mit ausgeprägt präventivem Charakter. Ayurveda sollte nicht erst ins Spiel kommen, wenn es einem schlecht geht.

Ich habe für mich persönlich ein ganz neues Gesundheitsverständnis entwickelt, das nicht mehr viel zu tun hat mit dem Reparaturbetrieb, der erst ins Spiel kommt, wenn etwas nicht mehr klappt, wenn man Schmerzen oder andere Beschwerden hat. Ich weiß, dass man – besonders wenn man noch jung ist –, sich nicht so viele Gedanken um seine Gesundheit macht, diese als selbstverständlich nimmt. Aber irgendwann merkt einfach jeder: Ewige Jugend gibt es nicht! Man kann nicht dauernd über die eigenen Verhältnisse leben. Doch das tun wir häufig, wenn wir glauben, in allen Bereichen – sogar in der Freizeit – ständig Höchstleistungen erbringen zu müssen, und uns selbst dabei vernachlässigen. Da ich als Schauspielerin einen recht unsteten Lebenswandel führe, war für mich die erste Ayurveda-Kur wirklich augenöffnend. Von diesen Erlebnissen und von meinem Lebensstil, in den ich Ayurveda-Prinzipen unterzubringen versuche, will ich erzählen.

Ayurveda hat mit Ruhe, Gelassenheit, Bei-sich-Ankommen zu tun, mit Sein-Dürfen, sich dabei zu akzeptieren und das anzunehmen, was gerade ist. Ich habe gelernt, dass der Körper sowieso seinen ganz eigenen Rhythmus hat. Dass er seine ganz eigenen Methoden hat, sich bemerkbar zu machen, wenn etwas nicht stimmt, so findet er auch seine ganz eigenen Wege und seine Zeit zu heilen. Der Weg, sich an diese Vollkommenheit ein bisschen anzunähern, daran, wirklich „rund" zu werden, zu gesunden, das ist Ayurveda, und dazu benötigt man Zeit und Muße und ein gutes Spürbewusstsein.

Gute Voraussetzungen findet man vor allem weit weg von zu Hause, ohne Telefon, ohne Mails, ohne Zeitdruck, ohne Müssen. Bei einer Ayurveda-Kur gibt es außer den Mahlzeiten und den Behandlungen keinen Termindruck. Langeweile kommt nicht auf, wenn man sich erst einmal entschleunigt hat. Das habe ich selbst erfahren. Morgens nach dem Frühstück geht man entspannt zurück aufs Zimmer und merkt: Oh Gott, schon wieder Zeit für eine Behandlung. Dabei sind es nur vier Termine am Tag – inklusive Essen! Aber diese füllen einen Tag komplett aus. Denn das eigene Tempo verlangsamt sich immer mehr. Vor allem die Massagen entschleunigten dermaßen, dass mir schon die wenigen Termine als zu viel erschienen.

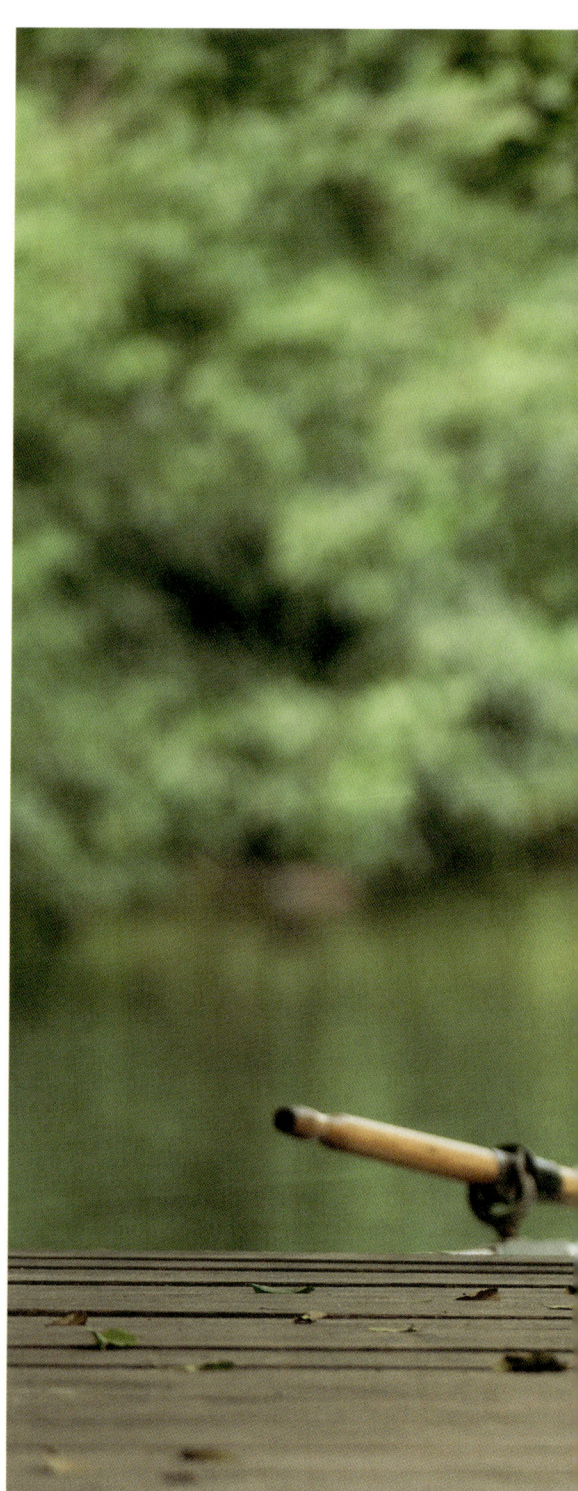

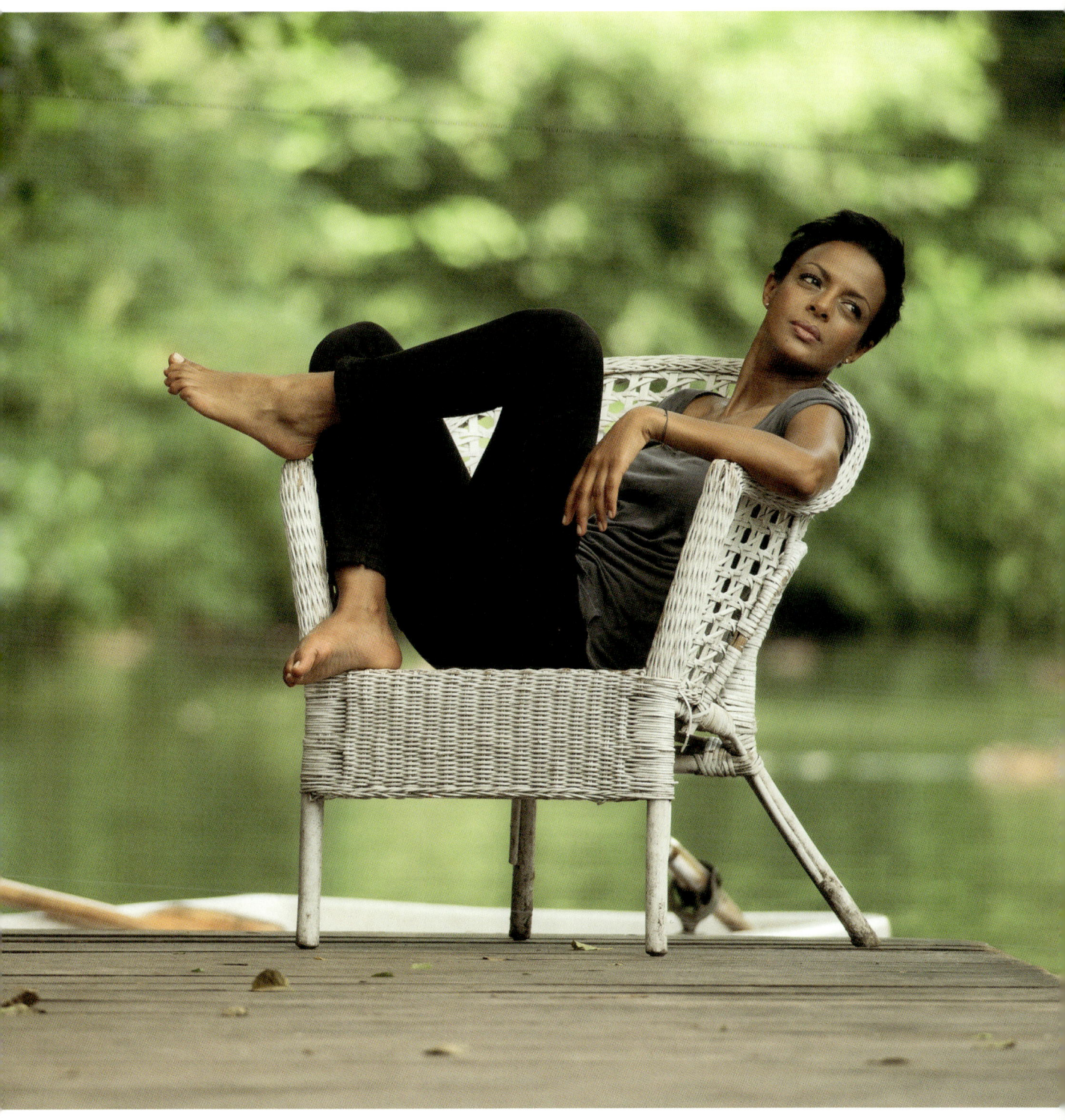

Was bedeutet Ayurveda?

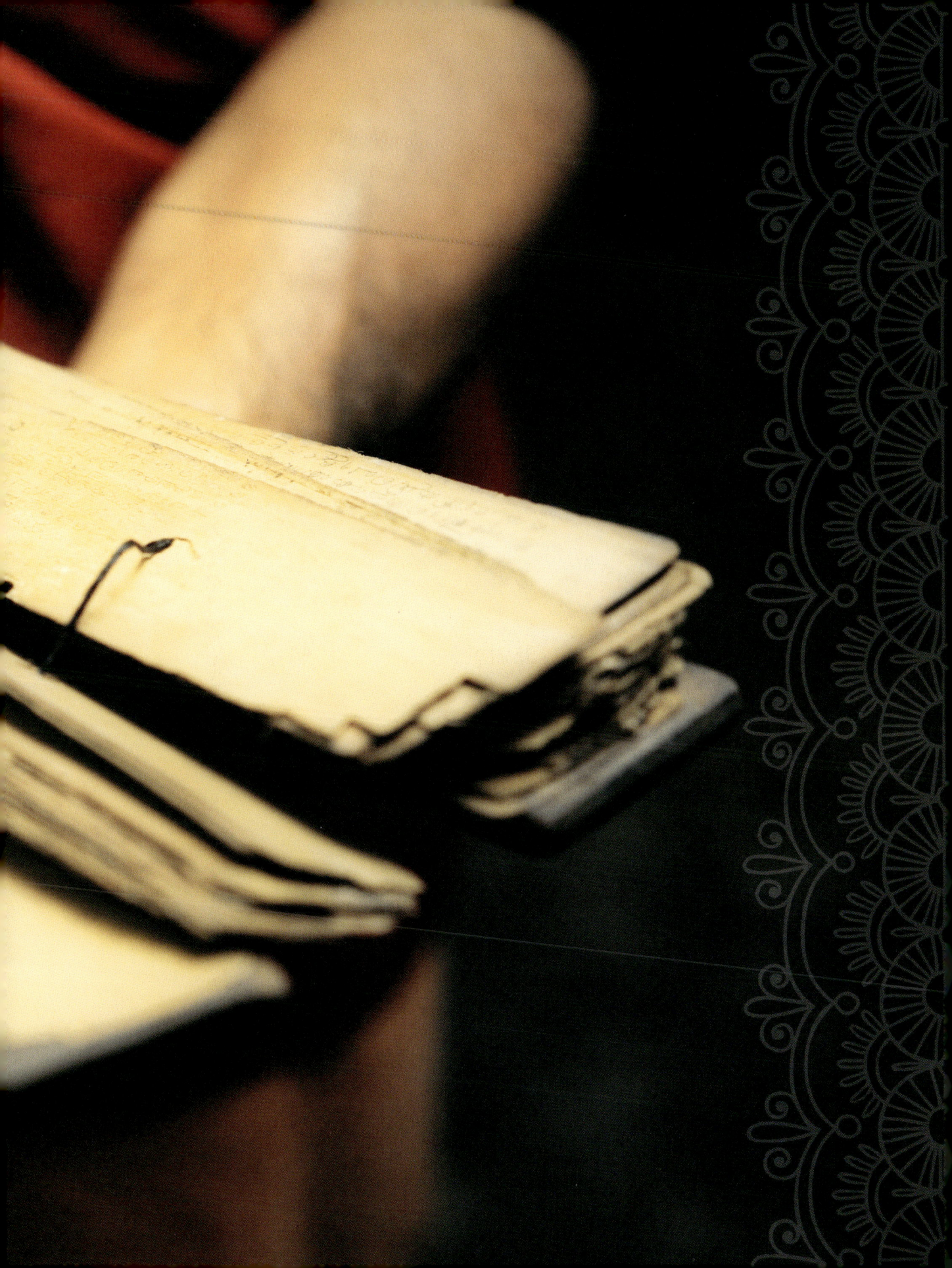

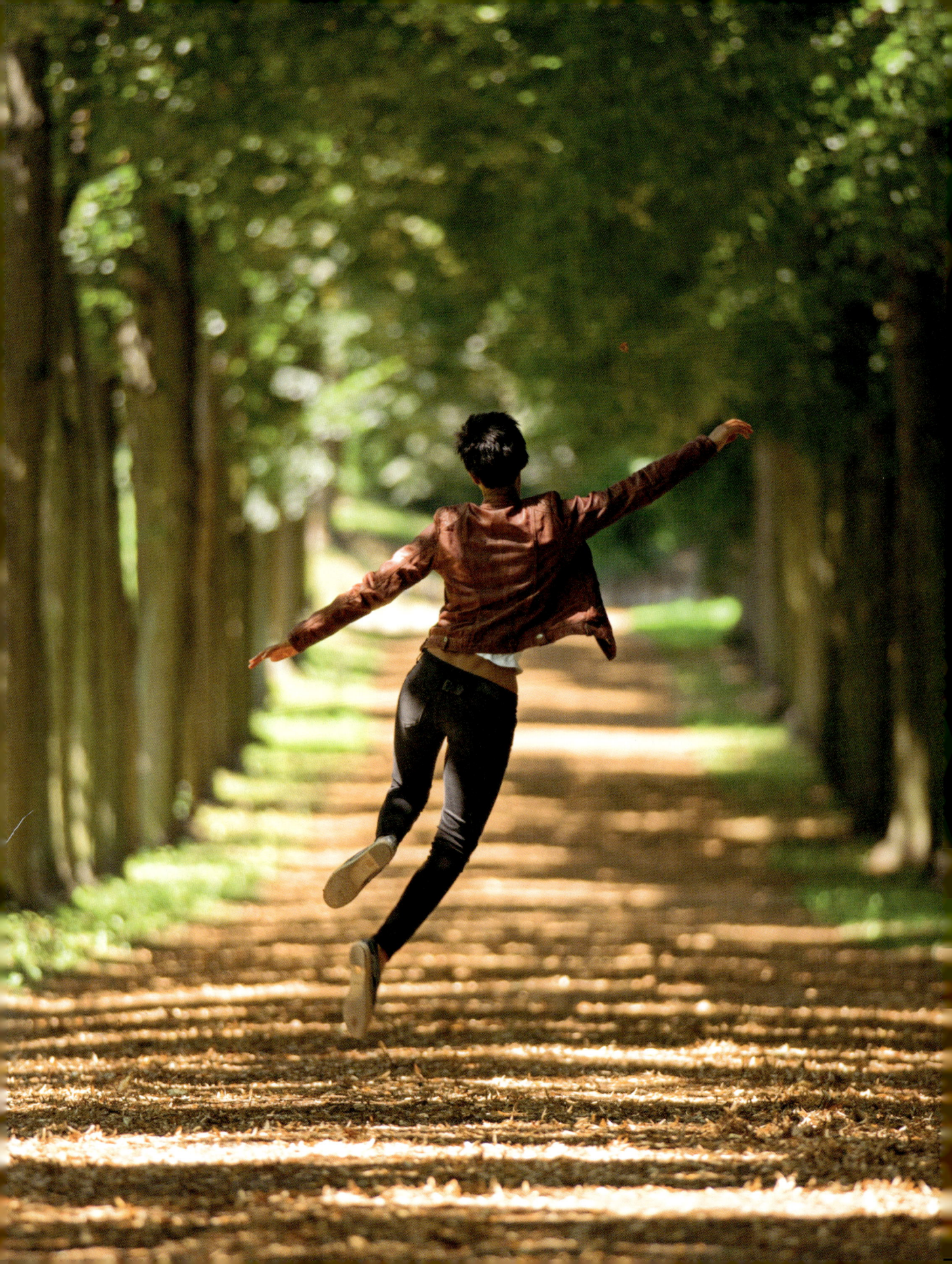

*„Ein gutes und gesundes Leben im Einklang mit allem,
was lebt, sollte das Ziel eines jeden von uns sein.“*

In diesem Satz aus den Veden, jahrtausendealte Schriften, welche die Grundlage der indischen Lebens- und Gesundheitslehre des Ayurveda bilden, steckt die Quintessenz für ein gesundes, langes und erfülltes Leben.

Zu glauben, Ayurveda wäre etwas Kompliziertes, Exotisches, ist grundfalsch. Es ist schon immer ganz alltagstauglich ausgerichtet und über Jahrtausende erprobt. Dazu gehören zeitlose Empfehlungen für einen heilsamen Alltag, ayurvedische Ernährung, Schönheitsanwendungen mit selbst gemachten Rezepturen, aber auch Yoga und Meditation für Auszeiten zwischendurch.

Für mich ist es ein ganz großes Geschenk, wenn ich mir für eine Ayurveda-Kur eine Auszeit von zwei bis drei Wochen nehmen kann. Die Kur bietet mir einen geschützten Raum. Alles darf sein, nichts muss! Wieder zu Hause, ist ein Leben nach ayurvedischen Prinzipien für mich leider nicht zu 100 Prozent möglich, aber bis zu 60 Prozent bekomme ich es hin. Ich möchte Ihnen mit meinem Buch Anregungen geben, wie Sie ein bisschen Ayurveda in Ihren Alltag bringen, ein paar Alltagsgifte vermeiden und zu mehr Ruhe und Ausgeglichenheit finden.
Meine erste Begegnung mit Ayurveda liegt über 13 Jahre zurück und ich staune immer wieder, wie ich mit diesem ganzheitlichen Ansatz auf allen Ebenen entschlacken – körperlich, geistig und seelisch – und wieder in die eigene Mitte kommen kann, mein inneres Strahlen wiederfinde. Daran möchte ich Sie teilhaben lassen. Ich bin nicht die Fachfrau, die Ihnen genau sagt, wie es geht, aber ich habe genug Erfahrung mit Ayurveda, um Ihnen von den positiven Erfahrungen vorzuschwärmen. Wenn ich Sie inspirieren kann, wie Sie mehr Ruhe, Balance, Wohlgefühl in Ihren Alltag bringen, dann freue ich mich sehr.

Ayurveda –
das Wissen vom Leben

Ayur heißt im Sanskrit „Leben" und *veda* bedeutet „Wissen". *Ayurveda* heißt also „das Wissen vom Leben" und ist bis heute die traditionelle Medizin Indiens und Sri Lankas. Ayurveda ist eines der ältesten und umfassendsten Medizinsysteme und zugleich eine Lebensphilosophie. Möchte man von einem Gesundheitssystem sprechen, so geht das weit über unsere westlichen Maßstäbe hinaus und umfasst die ganze Persönlichkeit mit Körper, Geist und Seele – eingebunden in die Umwelt.

Die Grundlagen des Ayurveda finden sich in den sogenannten Veden, den heiligen Schriften Indiens aus der Zeit um 3000 bis 5000 v. Chr. Es ist gewissermaßen eine Enzyklopädie des Wissens über Gesundheit, Krankheit und die richtige Lebensführung. Ärzte und Gelehrte haben in Indien und Sri Lanka über viele Jahrhunderte Ratschläge für Vorsorge und Heilung gesammelt mit sehr konkreten Ausführungen zur heilkräftigen Wirkung von Pflanzen und Mineralien sowie der Frage, welche Rolle die natürlichen Elemente wie Wasser, Feuer und Wind für die Gesundheit spielen.

Diesen umfassenden Anspruch „das Wissen vom Leben" finde ich an sich schon genial. Es geht nicht nur darum, Krankheiten zu heilen, also einen kranken Körper wieder gesund zu machen, sondern es geht darum herauszufinden, was für jeden einzelnen Menschen die Basis und das höchste Gut ist: ganz zu werden, und zwar „ganz" in dem Sinne einer Einheit von Körper, Geist und Seele.

David Frawley, ein amerikanischer Ayurveda-Experte, hat mal den schönen Satz geschrieben: „Was immer wir selbst tun können, um unsere eigene Gesundheit zu stärken, es wirkt besser als das, was andere für uns tun." Ich finde diesen Satz sehr sinnvoll. Ja, es gibt nichts Besseres, als vorausschauend mit sich umzugehen, anstatt zu warten, bis es zu spät ist, und dann zu einem Arzt zu laufen, der uns Antibiotika und diverse andere Mittel verschreibt. Manchmal ist das natürlich nicht zu vermeiden.

Die Botschaft ist so einfach wie wichtig und doch so schwierig zu befolgen: Wir müssen versuchen, in der heutigen Gesellschaft, in der heutigen Welt, in der wir leben, in der ein rasantes Tempo vorherrscht, vorausschauend mit unseren Kräften und unserem Körper umzugehen. Wir müssen versuchen, achtsam zu sein. Vor allem mit uns selbst. Diese Botschaft kommt aus dem Ayurveda, einem Wissen, das über 3000 Jahre alt ist. Erstaunlich, oder?

Achtsamkeit

Eines der wichtigsten Grundprinzipien des Ayurveda ist das von dem Gleichgewicht und der Harmonie – von Körper und Geist, den Organen, von Mensch und Umwelt. Nur wenn wir und unsere äußeren Einflüsse im Gleichgewicht sind, geht es uns gut. Das ist ein sehr umfassender Anspruch, zu dem die mentale und physische Verfassung, das Leben im Rhythmus der Tages- und Jahreszeiten gehören, eine dem Klima, dem Wohnort und der Arbeitstätigkeit angemessene Lebensweise, genauso wie die Beziehungen zu anderen Menschen. Letztlich geht es vor allem um ein Wissen über uns selbst, das möglichst umfassend sein sollte, um überhaupt erkennen zu können, wie wir ein Gleichgewicht in uns und zwischen den äußeren Einflüssen und uns erreichen. Hier geht es gar nicht so sehr um das Wissen im intellektuellen Sinne, sondern vor allem um Achtsamkeit, ein genaues Wahrnehmen unserer selbst.

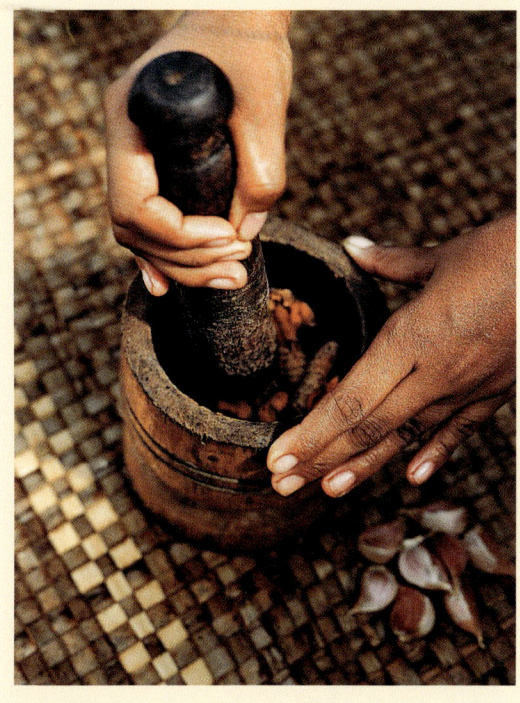

Grundlegend hierfür ist in der ayurvedischen Philosophie die Lehre von den fünf Elementen: Äther, Luft, Feuer, Wasser und Erde. Es geht vor allem um die folgenden Fragen: Welche Auswirkungen haben die fünf Elemente auf unser Leben? Welche Anteile der fünf Elemente sind in welchem Maß und ich welcher Mischung in uns wirksam? Welches Mischungsverhältnis ist erstrebenswert?

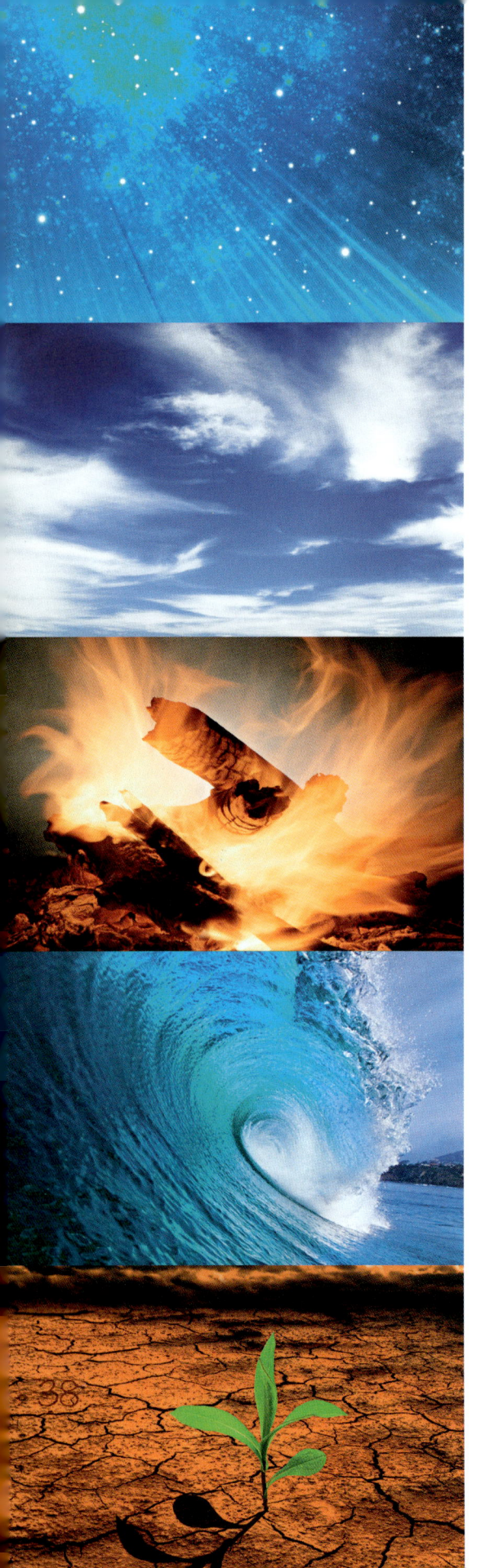

Fünf Elemente

Äther/Raum: Äther ist nicht fassbar, er durchdringt alles, ist in allem enthalten. Er ist subtile feinstoffliche Energie. Das Element Äther/Raum übertragen auf den Menschen entspricht unserem Nervensystem.

Luft: Luft ist trocken, kalt, leicht, subtil und fein, immer in Bewegung. Bewegte Luft ist der Wind. Auf den Menschen übertragen ist sie das Element, das unsere Atmung verkörpert.

Feuer: Feuer ist heiß, strahlend, hell, beweglich, leicht und fein. Das Element Feuer hat transformierende Kraft, die alle Umwandlungs- und Stoffwechselprozesse unseres Körpers in Gang setzt.

Wasser: Wasser ist flüssig, kalt, beweglich und feucht. Es bildet den Hauptanteil in allen Lebewesen. Wasser manifestiert sich im Blutkreislauf und in den Säften des Körpers. Wasser ist Nahrung, es stillt den Durst, kühlt und reinigt. Es füllt Räume, befeuchtet und durchdringt die Erde, kann Raum und Luft verdrängen.

Erde: Erde ist kalt, feucht, schwer, langsam und statisch. Alle Substanzen, die Halt und Festigkeit geben, gehören zum Element Erde. Erde füllt Räume, kann Feuer ersticken, nimmt Wasser auf. In unserem Körper steht das Element Erde für alle festen Strukturen wie Knochen, Zähne, Nägel und Haare.

Jeder Mensch ist grundsätzlich von allen fünf Elementen geprägt, die Verteilung der Elemente ist allerdings bei jedem anders. Durch das Mischungsverhältnis gewinnt der Mensch seine Individualität. Sie manifestiert sich körperlich, emotional und sozial. Aus den fünf Elementen setzt sich unsere Persönlichkeit zusammen, sie macht unsere individuelle Konstitution, Prakriti genannt, aus. Sie ist uns angeboren und bestimmt uns ein Leben lang. Dabei sind die Elemente nicht plan- und ziellos in unserem Körper unterwegs, sie werden gesteuert von der uns allen innewohnenden Lebensenergie Prana. Im Ayurveda werden die bisher fünf Elemente zu drei vitalen Grundkräften gebündelt, den Doshas. Jeweils zwei Elemente bilden ein Dosha:

Vata
Äther/Raum und Luft

Pitta
Feuer und Wasser

Kapha
Erde und Wasser

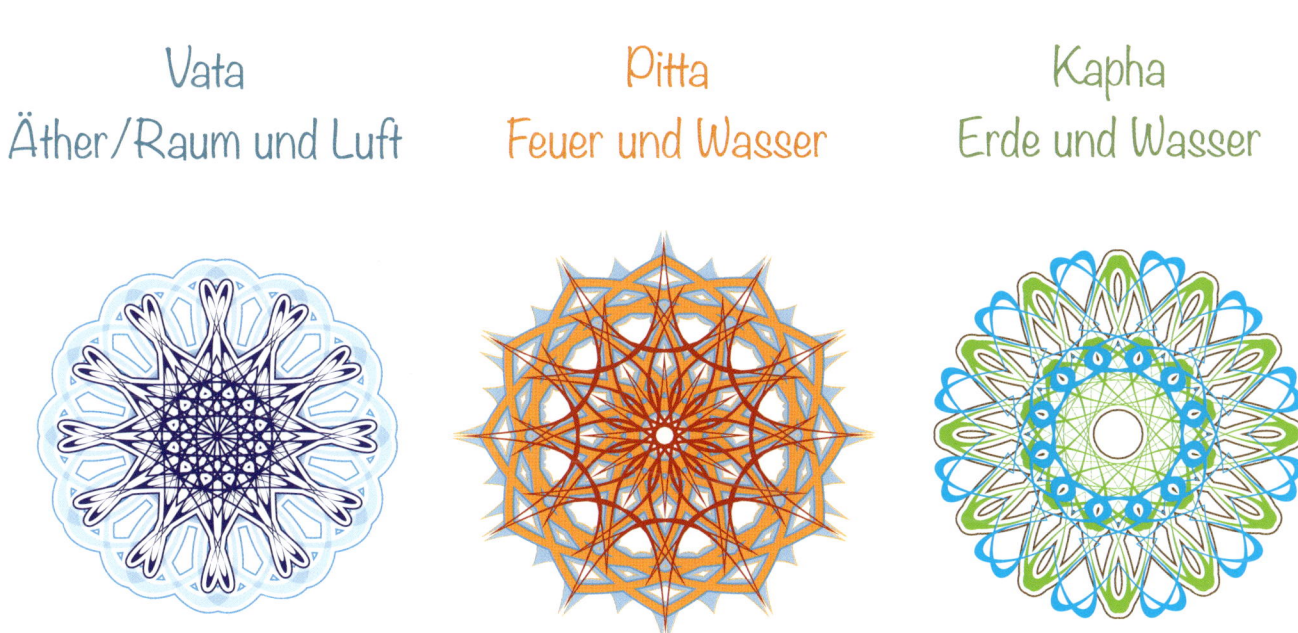

Drei Doshas – drei Lebensenergien

Vata, das Prinzip der Bewegung: Abgeleitet von den Elementen Äther/Raum und Luft hat Vata die Eigenschaften beweglich, leicht, flink, trocken, kalt, rau, durchdringend, subtil, fein. Vata zirkuliert in allen Hohlräumen, insbesondere im Verdauungstrakt. Ausscheidungen, Ein- und Ausatmung, Körperbewegungen, die schnellen Impulse der Nerven, Blutkreislauf, Sprechen und Denkprozesse werden von Vata gesteuert. Vata-Typen sind Menschen, die leicht wie ein Reh durch die Welt laufen. Denken Sie an Rehe: Sie stellen die Ohren auf, hören genau hin, sind immer in Bewegung, sehr leichtfüßig. Genauso ist der Kopf ständig in Bewegung, wie auch die Augen. Vata-Typen sind feingliedrige Menschen, die achtsam sind. Sie sind rasch, flink und sehr aufmerksam.

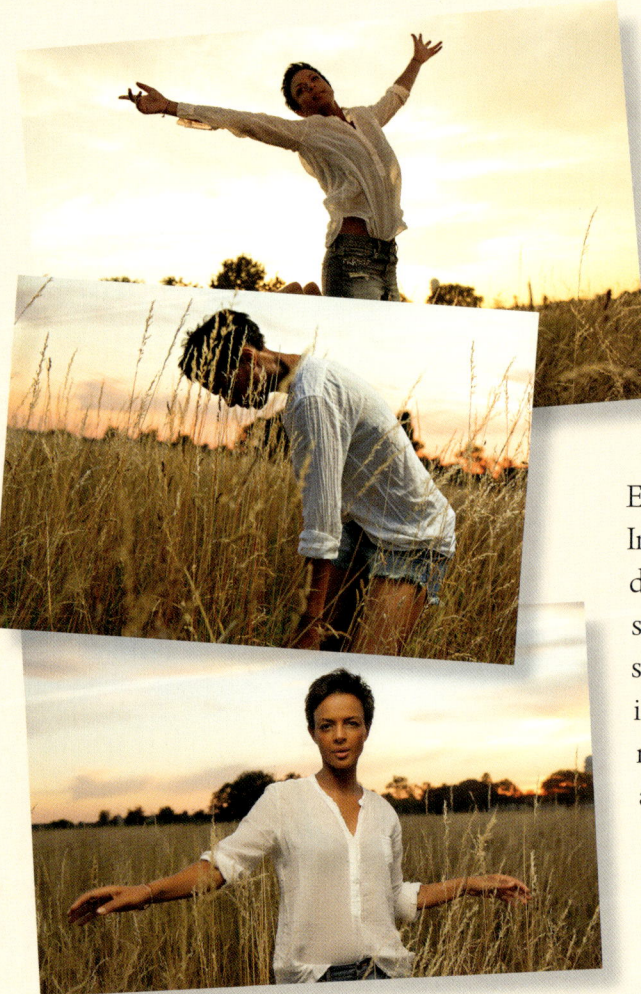

Pitta, das Prinzip der Umwandlung: Abgeleitet vom Element Feuer hat Pitta folgende Eigenschaften: heiß, scharf, subtil, leicht, flüssig. Die Pitta-Energien entfalten in Form des sauren Magensaftes und der enzymreichen Dünndarmsäfte ihre Wirkung. Die Verdauung der Nahrung und die gesamten Stoffwechselabläufe unterstehen Pitta. Die Verdauungskraft heißt Agni. Ebenso werden Körperwärme, Sehkraft, Intelligenz, Glanz und Geschmeidigkeit der Haut von Pitta gesteuert. Pitta-Typen sind wie Tiger. Ein bisschen schwerer, sportlicher, muskulöser, aber auch gerne in Bewegung, schnell erhitzbar, manchmal leicht reizbar, angriffslustig, schnell, aggressiv, sehr temperamentvoll, voller Feuer. Sie haben etwas Lauerndes und sind sehr intensiv und leidenschaftlich.

Kapha, das Prinzip der Stabilität: Die Eigenschaften von Kapha leiten sich von den Elementen Erde und Wasser ab: stabil, fest, träge, schwer, feucht, kalt, weich, schleimig. Kapha ist für den Aufbau und die Erhaltung des Körpers zuständig. Auch für das Muskel-, Fett- und Knochengewebe, für Gelenkschmiere, die Feuchtigkeit der Schleimhäute und die Verflüssigung der Nahrung. Kapha-Typen sind erdverbunden, stehen mit beiden Beinen fest im Leben. Sie haben meist einen starken Körperbau, wie Elefanten. Sie sind robust und standfest. Sie lassen sich nicht so leicht aus der Ruhe bringen. Sie sind wie ein Fels in der Brandung. Wenn sie handeln müssen, tun sie das mit großer Kraft.

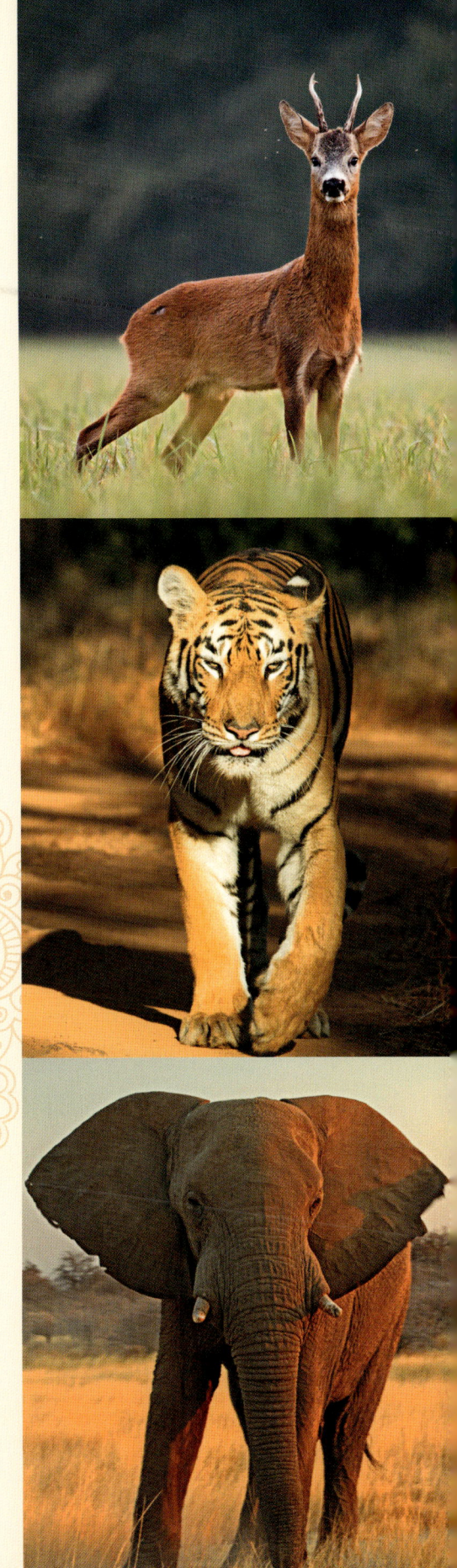

Die Doshas und die persönliche Konstitution

Die Doshas verleihen dem Menschen seine jeweilige Grundkonstitution und sind verantwortlich für das Zusammenspiel der körperlichen und geistigen Funktionen und das seelische Wohlbefinden. Im Ayurveda heißt es, dass jeder Mensch mit einer ihm eigenen Grundkonstitution (Prakriti) geboren ist, also mit einer ganz speziellen Mischung der drei Doshas. Diese speist sich aus der Konstitution der Eltern, dem Zeitpunkt der Empfängnis und weiteren Lebensumständen. Sind die Doshas im Gleichgewicht, ist der Mensch gesund und ausgeglichen.

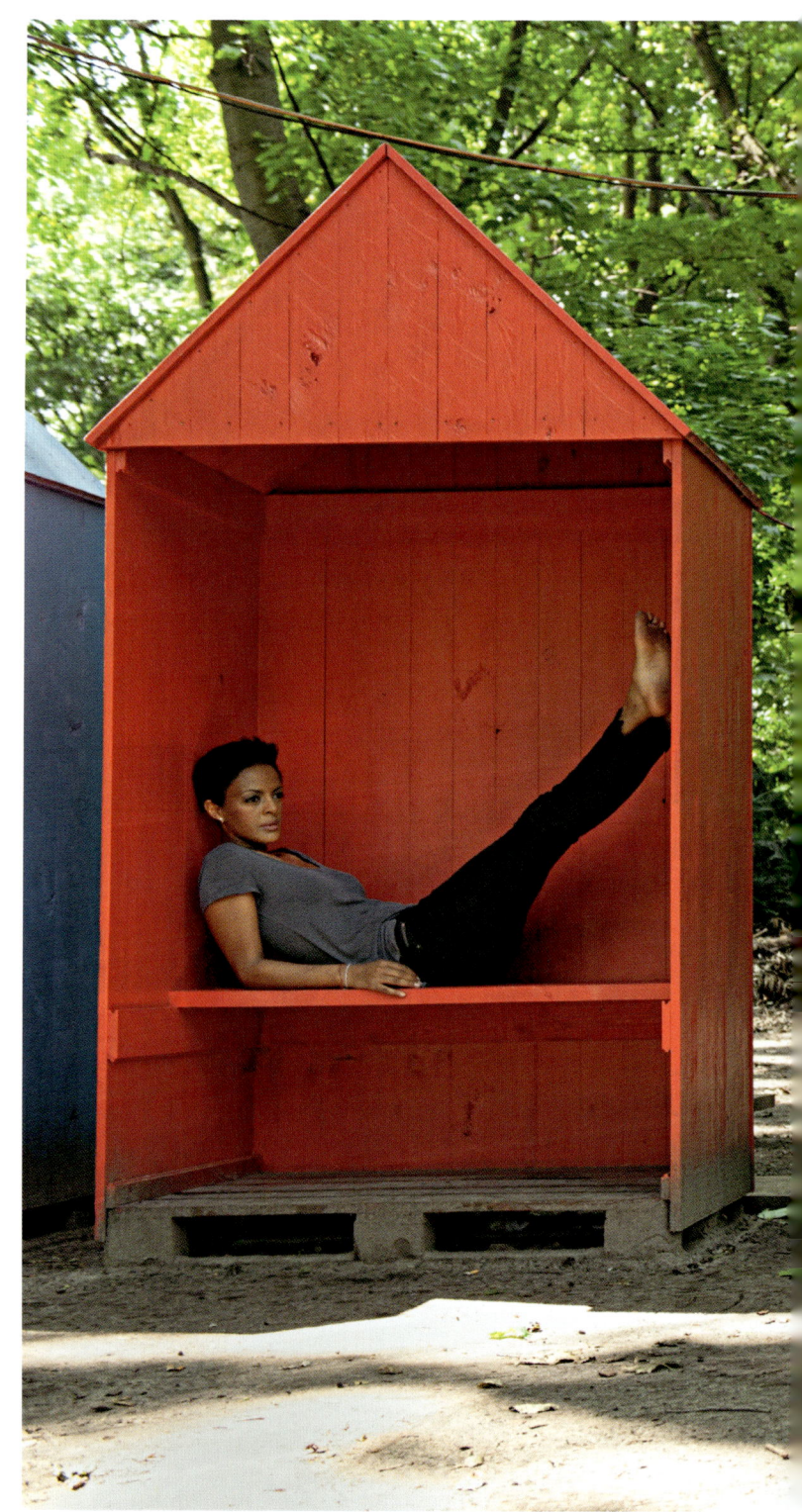

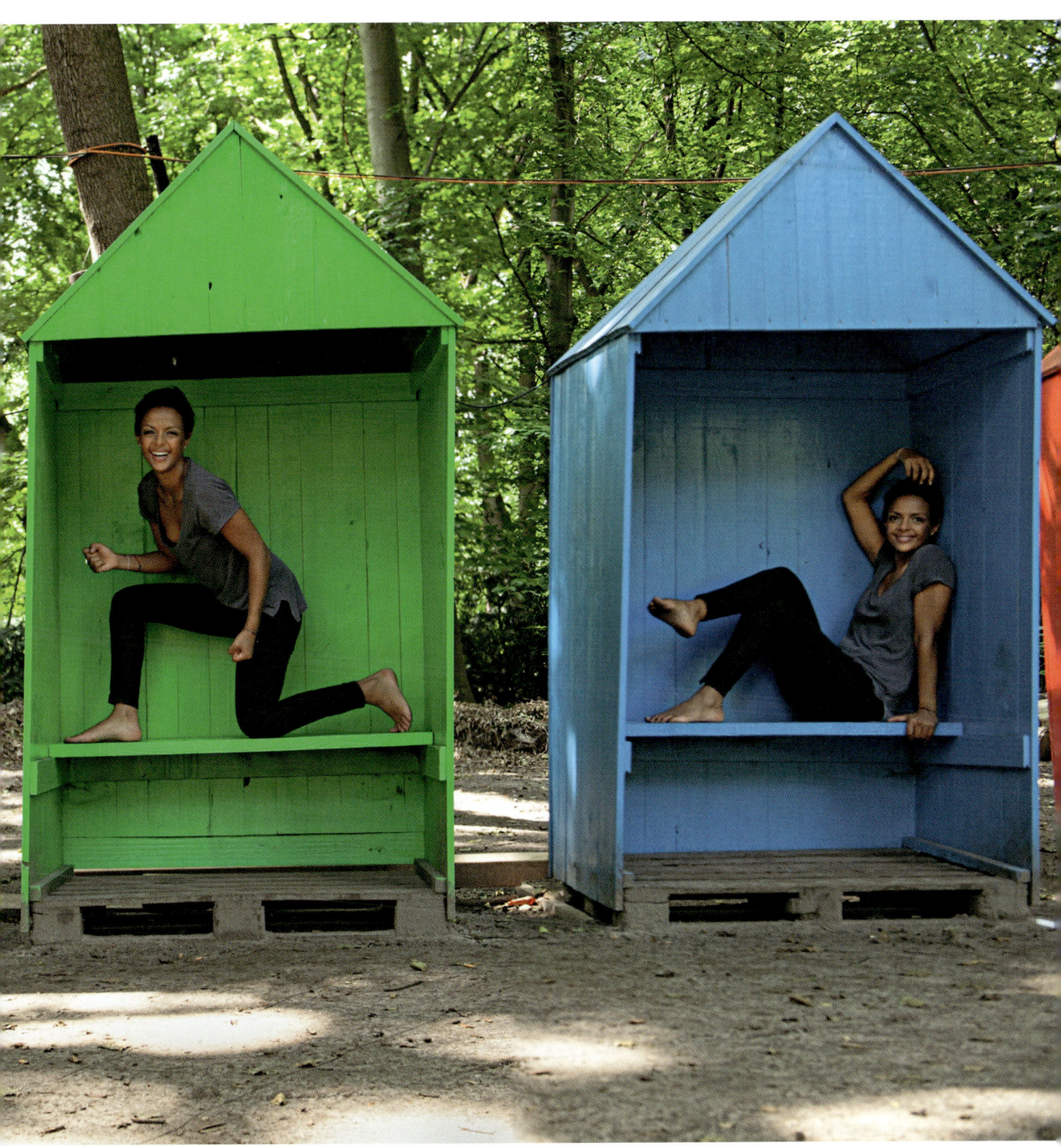

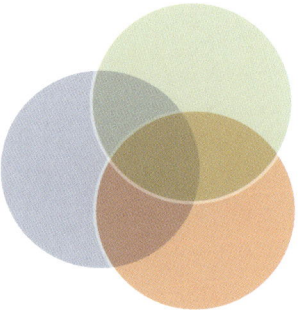

Die Mischung macht's

Wir sind nicht nur von einem Dosha geprägt – Vata, Pitta oder Kapha –, sondern tragen immer alle drei Teile in uns, die in der Regel nie ganz ausgeglichen sind. Die Lebensenergien Vata, Pitta und Kapha steuern nicht nur den Körper und seine Funktionen, sondern auch unsere geistigen und psychischen Anlagen. Fähigkeiten, Stärken und Schwächen haben mit der individuellen Ausprägung der Doshas zu tun: Vata sorgt für geistige Beweglichkeit, Pitta steht für Handlungsfähigkeit und Willenskraft und Kapha dient der Selbsterhaltung und der Stabilität. Das alles hat auch Auswirkungen auf unser soziales Verhalten. Im Ayurveda geht man davon aus, dass die individuelle Aufteilung der Doshas das ganze Leben bestehen bleibt und das Gleichgewicht des Einzelnen definiert. Wird dieses Gleichgewicht gepflegt, ist der Mensch gesund. Für dieses Erhalten und Pflegen ist es wichtig, die persönliche Konstitution, den eigenen Konstitutionstyp zu kennen bzw. kennenzulernen. Meist prägen uns zwei der drei Doshas nachdrücklicher. Dann spricht man von einem Mischtyp, z. B. die Kombination Kapha-Vata. Die Pitta-Kräfte wären in diesem Fall weniger ausgeprägt. Bei Pitta-Vata wären die Kapha-Kräfte und bei Kapha-Pitta die Vata-Kräfte weniger ausgeprägt.

Weiterhin wird das vorherrschende Dosha als Erstes genannt. Es gibt somit auch z. B. Vata-Kapha-oder Vata-Pitta-Typen. Neben den häufigen Mischtypen tritt auch manchmal ein Dosha besonders deutlich in Erscheinung. Sehr selten ist die ganz ausgeglichene Verteilung, also drei gleich starke Anteile von Vata, Pitta und Kapha.

Ich selbst bin ein Pitta-Vata-Typ, Pitta vorherrschend, was ich erst relativ spät akzeptiert habe. Es ist wichtig, ehrlich zu sich zu sein. Ich wollte beispielsweise gern ein Vata-Typ sein, leichtfüßig wie ein Reh. Wenn ich früher aufmerksamer und ein bisschen ehrlicher zu mir gewesen wäre und erkannt hätte, dass mein Pitta-Anteil erhöht ist, hätte ich viel früher gegen die daraus resultierende Pitta-Störung angehen können.

Meine Konstitution hat mein Ayurveda-Arzt bei meiner ersten Kur im Rahmen der Anamnese und Festlegung der Anwendungen diagnostiziert. Dazu wird die gesamte Konstitution untersucht: Körper, Haut, Knochenbau, Augen, Organe. Der Ayurveda-Arzt sieht sich also den Körperbau an, tastet die Gelenke, die Muskeln ab, die Haut: Ist sie fest, feucht oder speckig? Ist sie trocken oder rissig? Er sieht sich die Zunge an: Ist sie fest, ist sie aufgeschwemmt, hat sie einen Belag? Wichtig sind auch die Augen. Besondere Bedeutung hat der Puls. Anhand der Pulsdiagnose stellt der Arzt final fest, welche Doshas erhöht sind. Er liest im Puls wie in einem offenen Buch. Auf der Basis dieser Eingangsdiagnose wird ein Kurplan erstellt, welche Behandlungen man erfahren soll.

Neben unserer Grundkonstitution sind wir außerdem durch Erziehung, Lebensumstände, gesundheitliche Verfassung oder unsere Mitmenschen geprägt. Das Wissen um die persönliche Konstitution ist auch ein guter Hinweis darauf, was wir für unsere Gesundheit prinzipiell brauchen, was uns gut oder weniger gut bekommt. Ein Mensch mit viel Vata-Anteil braucht Bewegung, Unabhängigkeit und Veränderung. Pitta fordert Aktivität, Selbstbehauptung, Leitungsaufgaben. Kapha braucht Anforderungen, Sicherheit, ein Zuhause. Wir bleiben im Gleichgewicht, wenn wir unseren persönlichen Anlagen entsprechend leben. „Ausgleichen" und „in Balance halten" sind die Schlüsselbegriffe in der ayurvedischen Heilkunst.

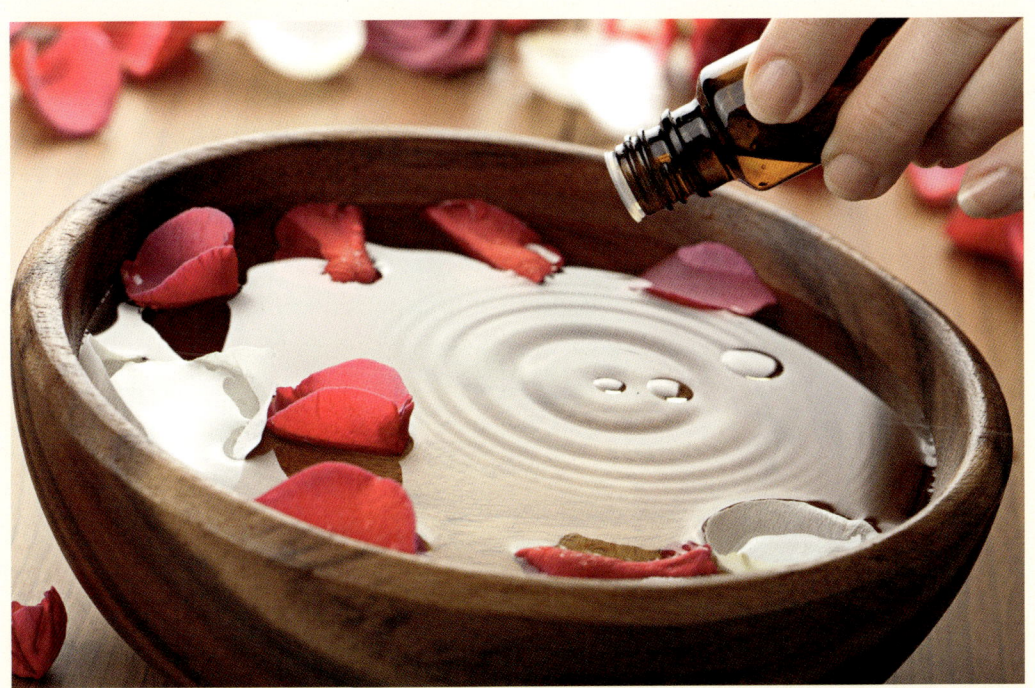

Jedes Dosha hat seine eigenen Aufgaben

Die drei Grundkräfte Vata, Pitta, Kapha steuern sämtliche Abläufe in Körper und Geist. Bewegung untersteht Vata. Umwandlungsprozesse werden von Pitta gesteuert. Stabilität ist Aufgabe von Kapha. Wenn Vata zu viel wird, werden wir ausgebremst, es kommt zu Körperverletzungen. Oder bei schnellen Reizüberflutungen zu Emotionsschwankungen. Trockene Haut, brüchige Fingernägel sind Symptome, die unser Körper produziert, um uns zu stoppen, um uns ein „Achtung!" entgegenzurufen. Pitta, das Feuer, ist wie ein Ofen, der brennt, uns warm hält, mit Energie versorgt. Dafür braucht er gute Nahrungsmittel, die er in gute Engerie verwandelt. Kapha, Wasser und Erde, ist für den Stoffwechsel zuständig, die Struktur. Hier geht es um das Entgiften, darum, Giftstoffe auszuscheiden. Die Aufgabe der Kapha-Energie ist vergleichbar mit der der Müllabfuhr. Wenn Giftstoffe im Körper bleiben, ist es, als wenn Wasser und Erde sich vermischen: es wird klumpig. So entstehen Probleme mit den Bronchien, Erkältungen, Verschleimungen. Die Feuchtigkeit im Körper wird nicht ausgeschieden

Ungleichgewichte und ihre Folgen

Störungen des individuellen Gleichgewichts äußern sich in Krankheitssymptomen wie Müdigkeit, Antriebslosigkeit, Schlafstörungen oder in ständiger Nervosität. Anzeichen sind aber auch tränende Augen, eine laufende Nase, juckende Haut oder ein Sich-ständig-schlapp-und-energielos-Fühlen. Das kann sich wie folgt äußern: Ich bin unruhig und brauche mehr geistige Ruhe, oder einfach: ich möchte abnehmen, ich möchte meinen Körper reinigen und entgiften. Um diese Störungen oder das Ungleichgewicht zu beheben, geht man zu einem Ayurveda-Arzt, der nach der Diagnose einen ganz persönlichen Plan erstellt, in dem steht, was für einen gut ist, welche Anwendungen genau man bekommen soll. Diese werden individuell auf die jeweiligen Beschwerden, Bedürfnisse und Wünsche ausgerichtet und zugeschnitten.

Wie erkenne ich, dass etwas bei mir aus dem Gleichgewicht gekommen ist?

Wenn die Augen tränen oder jucken, sagen wir meistens: „Ich habe Heuschnupfen", „Das liegt am Wetter" oder „Ich bin einfach allergisch". Die wichtigste Erkenntnis ist jedoch, dass das Organ in einer Dysbalance ist. Eine laufende Nase, Kopfschmerzen, Husten weisen auf eine Kapha Dysbalance hin. Bei Vata-Dysbalance gibt es z. B. Blähungen. Bei Pitta ist es oft der Magen, der grummelt und Unwohlsein verursacht. Wichtig ist immer die erhöhte Aufmerksamkeit gegenüber sich selbst und dass man die Gründe für einen Mangel an Wohlbefinden nicht nur in äußeren Faktoren sucht.

Beispiele für Pitta-Dysbalance: tränende und juckende Augen, wässrige Augen, Schlaflosigkeit, Schwitzen in der Nacht, trockene Haut

Beispiele für Vata-Dysbalance: juckende Augen, trockene Haut, undefinierbare Körperschmerzen, Verdauungsprobleme, Gase/Winde

Beispiele für Kapha-Dysbalance: Husten, Niesen, schwerer Kopf, Kopfschmerzen, Erkältungen

Wie kann ich Dosha-Ungleichgewichte ausgleichen?

Vor allem über die Nahrung können wir Ungleichgewichte in unserer Konstitution ausgleichen, aber leider auch verstärken. Es ist sehr vorteilhaft, wenn der Arzt nach einer Kur bei der Abschlusskonsultation jedem Patienten mit auf den Weg gibt, welche Lebensmittel er meiden sollte. Oder wie er die Wirkungen einzelner Lebensmittel durch andere ausgleichen kann. Wenn man ganz viel rotes Fleisch isst, erhöht sich beispielsweise der Pitta-Anteil, der durch Joghurt, Gurke oder Zucchini ausgeglichen werden kann. Achten Sie einfach darauf, was Sie essen, und wie sich das anschließend anfühlt. Der Körper gibt zu erkennen, ob es gut ist, was wir zu uns nehmen und genommen haben. Wenn Sie am nächsten Tag keine körperlichen Reaktionen feststellen können, bedeutet das, dass Sie sich ausgeglichen ernährt haben. Es geht nicht um eine allergische Reaktion, sondern einfach darum, wie und ob wir das Essen vertragen haben. Ich habe sehr selten nach dem Essen Bauchschmerzen bekommen, nur in Ausnahmesituationen, z. B. wenn ich mich mit meinem Lieblingsessen aus Äthiopien sinnlos „überfressen" habe. Es ist mir aber schon oft passiert, dass ich spätnachts noch Pasta, Salat und Fleisch mit Heißhunger gegessen habe. Was allerdings mit sofortiger Müdigkeit bestraft wurde. Und genau das sollte nicht der Fall sein. Müdigkeit nach dem Essen ist ein Signal, dass ich mich gerade falsch ernähre. Ich weiß inzwischen, wie schön es ist, zu essen und danach fit zu sein.

Welcher Typ bin ich?

Die ayurvedischen Mediziner ordnen uns Menschen typologisch drei Doshas zu. Wir sind nicht nur Pitta, Kapha oder Vata, sondern tragen wie gesagt alle drei Teile in uns. Um eine verlässliche Typbestimmung vorzunehmen, bedarf es einer ausführlichen Untersuchung durch eine Ayurveda-Arzt. Anhand folgender Auflistung können Sie eine erste Selbsteinschätzung vornehmen. Je mehr Fragen Sie mit „ja" beantworten, desto mehr tendieren Sie zum jeweiligen Typus.

Vata:
- Ist Ihr Körperbau dünn, schwach entwickelt, feingliedrig, klein oder groß?
- Haben Sie ein geringes Gewicht und nehmen nicht so leicht zu?
- Ist Ihr Gesicht eher schmal, hager?
- Ist Ihre Haut häufig trocken, glanzlos, gibt es schuppige Stellen?
- Sind Ihre Haare dünn und trocken?
- Sind Ihre Hände schmal, klein, mit rissiger Haut, fühlen sich oft kalt an, haben Sie hervorstehende Gelenke und hervortretende Venen?

Pitta:
- Ist Ihr Körperbau athletisch und mittelgroß?
- Haben Sie einen guten BMI und ausreichend Muskulatur?
- Ist Ihr Gesicht von mittlerer Größe, eher rötlich, mit scharfen Zügen?
- Errötet Ihre Haut leicht, haben Sie Sommersprossen, ist Ihre Haut weich, ölig und neigt zu Unreinheiten?
- Sind Ihre Haare fein, weich, rötlich, mit Tendenz zum frühen Ergrauen?
- Sind Ihre Hände warm, rosig, weich, mittelgroß?

Kapha:
- Haben Sie einen stämmigen Körperbau?
- Neigen Sie zu Übergewicht?
- Ist Ihr Gesicht eher rundlich, blass und hat weiche Züge?
- Haben Sie eine relativ dicke Haut mit einer Tendenz zu Wasseransammlungen?
- Sind Ihre Haare kräftig, reichlich und schnell fettend?
- Sind Ihre Hände muskulös und haben wenige Linien?

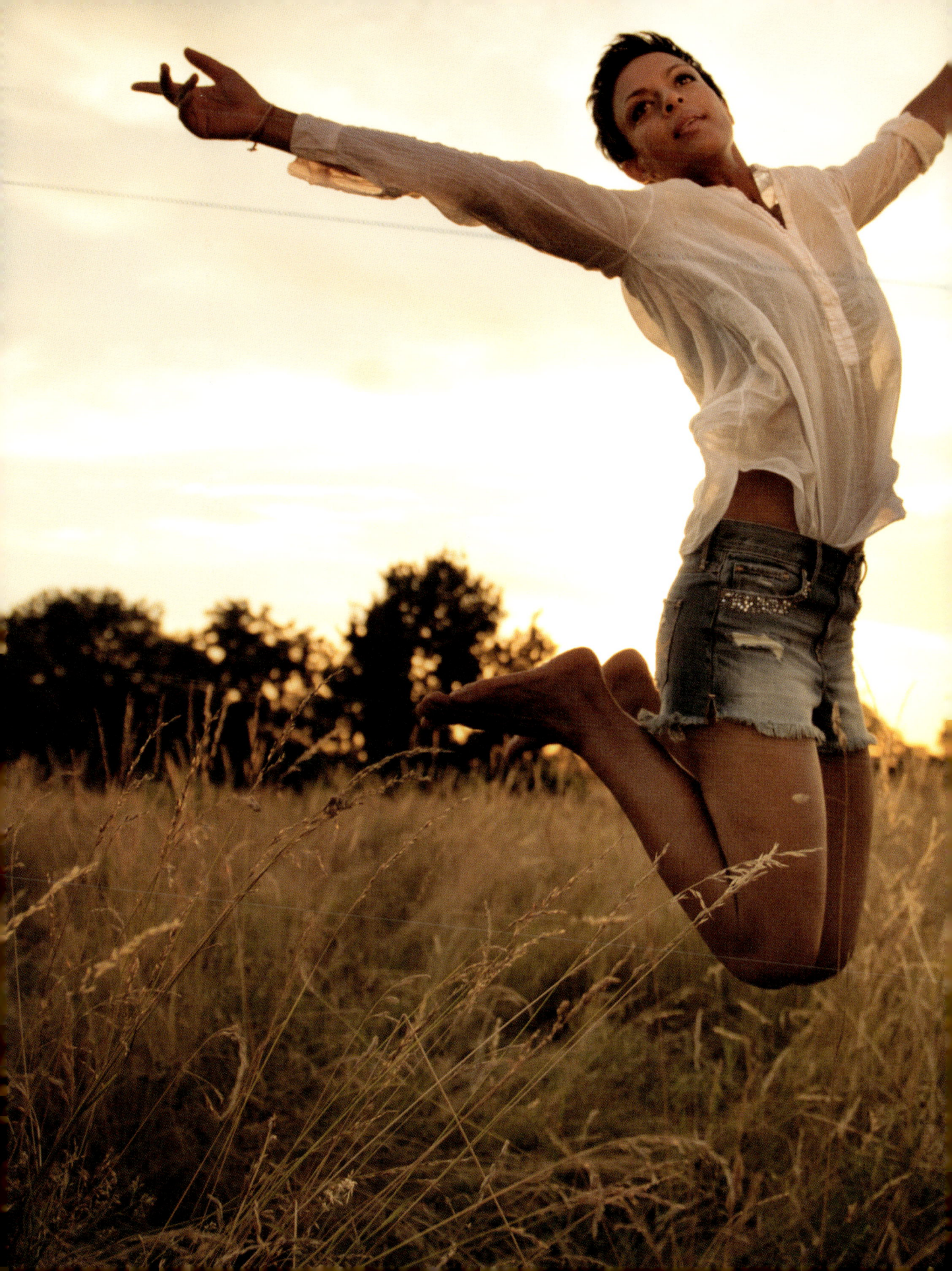

Die Dosha-Lebensenergien
sind nicht nur in unserem Körper,
sie strukturieren auch den Tag
und das Jahr.

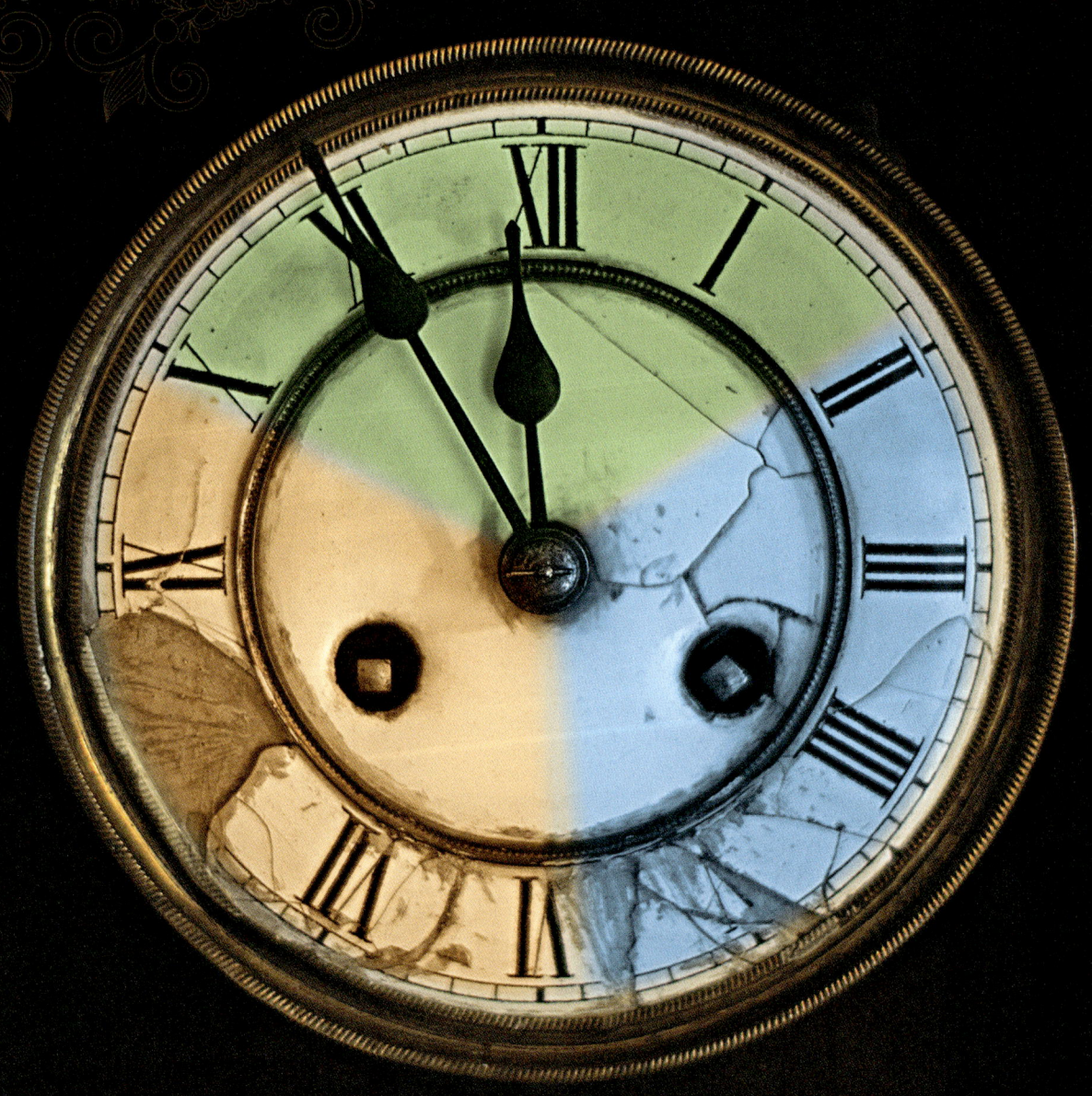

Die Lebensenergien im Tagesablauf

Die Kapha-Zeit beginnt gegen 6 Uhr und endet gegen 10 Uhr. Es ist gut, morgens grünen Tee zu trinken, das motiviert die Leber und Galle zu entgiften, der Fettstoffwechsel wird angeregt, außerdem kühlt uns der Tee ab. Kaffee dagegen ist eine toxische Bombe am Morgen. Ich weiß, ich mache mich jetzt bei Kaffeetrinkern nicht beliebt – ich trinke immer mal wieder meinen geliebten Espresso, aber ich pausiere auch zwischendurch. Denn die Kapha-Zeit ist die Zeit, um zu entgiften. Grüner Tee im Sommer ist eine gute Sache. Wer wie ich unter kalten Füßen leidet, sollte im Winter dann auf Yogi-Tee umsteigen.

In der Pitta-Zeit von 10 Uhr bis 14 Uhr wird alles gut verbrannt. Wir können hier guten Gewissens Rohkost und Salate essen, die aber am Abend zu meiden sind. In dieser Zeit brennt der „körperliche Ofen", Nahrung wird gut verstoffwechselt.

Für die Vata-Zeit von 14 Uhr bis 18 Uhr ist richtiges Atmen ein aktivierender „ayurvedischer Espresso". Fünf Minuten Ujjayi-Atmung. Das bedeutet: hörbar durch die Nase ein- und durch den Mund mit einem lautlosen „Hah" ausatmen. Dabei ein Geräusch wie Meeresrauschen im Kehlkopf erzeugen. Für Geübte: später dieses Geräusch beim Ausatmen durch die Nase hervorbringen.

Der Abend steht für die Kapha-Zeit von 18 Uhr bis 22 Uhr. Salat wird am Abend höchstens in Fuselalkohol umgewandelt und muss mühsam über die Leber abgebaut werden. Also bitte keine Rohkost und keine Salate am Abend, auch wenn wir das durch Serien wie *Sex and the City* immer wieder vorgelebt bekommen.
Besser ist gekochtes Gemüse. Tipp: danach noch in Ghee anbraten. Superlecker! Wer abends regelmäßig Wein, Käseplatte und Nachtisch verzehrt, darf sich nicht wundern, wenn sich das Darmklima negativ verändert. Also aufgepasst!

Zwischen 22 Uhr und 2 Uhr herrscht wieder Pitta vor, ist nun aber zuständig für die Nachtruhe. Wir werden müde und fallen in tiefen Schlaf. In dieser Zeit sollte man nichts mehr essen, denn der Stoffwechsel arbeitet jetzt im Gegensatz zum Vormittag langsam.

Von 2 Uhr bis 6 Uhr haben wir wieder Vata-Zeit. Es ist die Zeit für Leber und Galle. Wenn wir zu schwer gegessen haben, kommt das vegetative Nervensystem nicht zur Ruhe. Und das führt schnell zu Schlaflosigkeit. Wenn ich abends über die Stränge geschlagen habe, versuche ich bis morgens um 10 Uhr nichts zu essen bzw. einen Suppentag einzulegen, um das Verdauungssystem wenigstens ein bisschen zu entlasten.

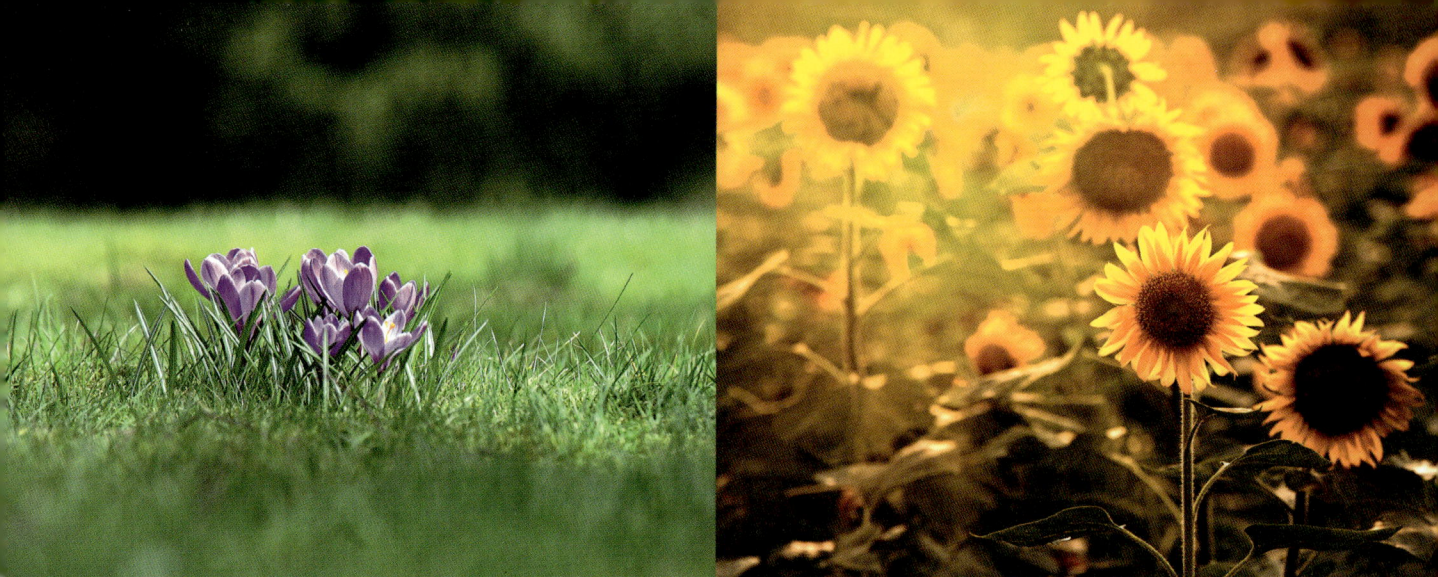

Die Lebensenergien im Jahresrhythmus

Körper, Geist und Seele werden nicht nur von den verschiedenen Tageszeiten beeinflusst, sondern auch von den Jahreszeiten. Die Merkmale der Doshas Vata, Pitta und Kapha spiegeln sich ebenfalls in den Eigenschaften der Jahreszeiten wider, denn im Ayurveda hängt alles mit allem zusammen. Im Gegensatz zu den bei uns üblichen vier Jahreszeiten unterscheidet man im Ayurveda allerdings sechs verschiedene Saisonabschnitte. Diese werden der Einfachheit halber zu dreien zusammengefasst.

Die Vata-Jahresenergie reicht von November bis Ende Februar. Wie kann ich diese Energie der Bewegung in dieser kalten Jahreszeit bei mir behalten? Die Antwort lautet: Durch Einkuscheln und das Zuführen von äußerer Wärme. Eintöpfe und deftigere Speisen sowie ein vermehrter Verzehr von Getreide passen sehr gut in diese Zeit. Auch Ingwertee ist im Winter besonders empfehlenswert.

Die Kapha-Jahresenergie von März bis Ende Mai bzw. Anfang Juni ist die Zeit, um Ballast abzuwerfen, sprich die Zeit der Reinigungskuren. Auch der Körper ist dann für den Frühjahrsputz bereit, er ist im Verlauf des Winters träge geworden und das Verdauungsfeuer befindet sich noch auf einem niedrigen Energielevel. Dadurch entsteht manchmal die allseits bekannte Frühjahrsmüdigkeit. Jetzt sind leichte Lebensmittel, vielleicht etwas schärfer, gefragt, die den Körper entschlacken. Einmal in der Woche einen Fastentag oder einen Suppentag einzulegen unterstützt den Reinigungsprozess und entlastet den Körper. Gut wäre es, in dieser Zeit vier Wochen auf Alkohol und Rauchen zu verzichten. Auch viele Religionen haben in dieser Zeit ihre Fastenzeiten. Bei den Christen ist es die Fastenzeit vor Ostern, im Islam ist es der Ramadan.

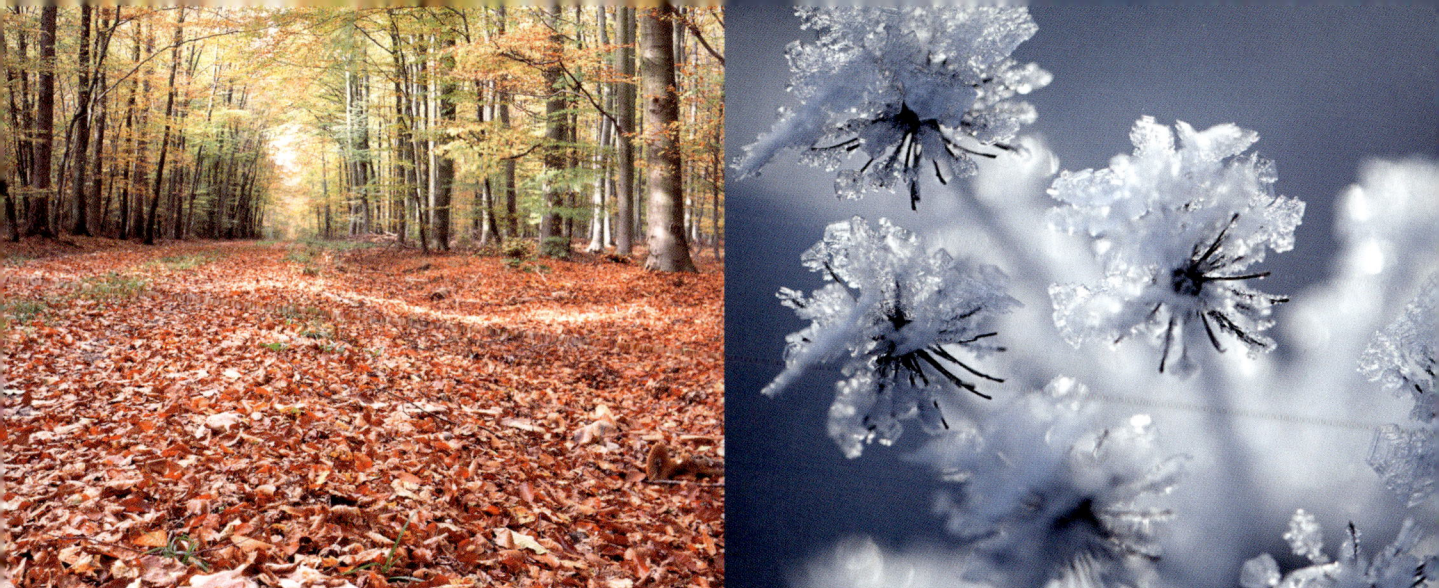

Die Monate Juli bis Ende Oktober sind **Pitta-Zeit.** Es ist die angenehmste Zeit für den Körper, denn er muss jetzt nicht so viel Energie produzieren, die Wärmeenergie ist genug im Außen vorhanden, der Körper muss dafür nicht extra arbeiten. Jetzt ist eher Kühlendes gefragt. Ein Spritzer Rosenwasser oder Zitrone im Trinkwasser kühlt wunderbar ab, vor allem Pitta-Menschen wie mich.

Die ayurvedische Lehre gibt für alle Jahreszeiten Empfehlungen, um angepasst an die Rhythmen der Natur im inneren und äußeren Lot zu bleiben. Man nennt diese Empfehlungen Ritucharya. Sie geben Tipps, welche Lebensweise und welche Nahrungsmittel jeweils geeignet sind, um leistungsfähig und gesund zu bleiben und sein inneres Strahlen zu behalten. Natürlich sollte jeder Konstitutionstyp in der Jahreszeit, die seinem Dosha entspricht, besonders gut auf sich achten: Kapha-Menschen im Frühjahr, Pitta-Typen im Sommer und Vata-Menschen im Winter. Jetzt gilt es, das Dosha durch die verschiedenen ayurvedischen Maßnahmen auszugleichen. Mischtypen (z. B. Pitta-Vata) sollten darauf achten, das jeweilige Dosha in der jeweils vorherrschenden Jahreszeit auszubalancieren. Insgesamt kann es mithilfe der Ritucharya gelingen, seine natürlichen Instinkte für die eigenen körperlich-seelischen Bedürfnisse zu verfeinern. Denn der Wechsel der Jahreszeiten bedeutet immer einen Umschwung, der sich im körperlichen Befinden wie auch in der Stimmung bemerkbar machen kann.

• Kapha wird bei feuchtkaltem, kaltem Wetter sowie Schnee verstärkt.
• Pitta reichert sich an bei Hitze und schwüler Witterung.
• Vata sammelt sich an bei kühlem, trockenem Wetter wie auch bei Wind an.

53

Panchakarma – heilende Reinigung

Die klassische Kurform ist die Panchakarma-Kur. Bei ihr geht es um Reinigung und Verjüngung. Daneben gibt es noch viele andere spezielle Kurformen. Wie auch immer die Bedürfnisse sind – eine vorherige Absprache mit einem Ayurveda-Arzt ist unerlässlich. Stehen die ayurvedischen Kuren in den Ursprungsländern Indien und Sri Lanka vor allem in einem medizinischen Kontext, so ist die westliche Vorstellung ein bisschen anders und passt offenbar eher gut in den allgemeinen Wellnesstrend, bei dem es vornehmlich um Entspannung und Verwöhnenlassen geht. Es gibt eine ganze Flut von unterschiedlichen Angeboten und nicht selten gerät der medizinische Anlass in den Hintergrund. Ich selbst habe eine Panchakarma-Kur gemacht. Und sie gelingt nur, wenn man sich strikt an die Vorgaben hält. Alle Anwendungen des Panchakarma können nur von erfah-

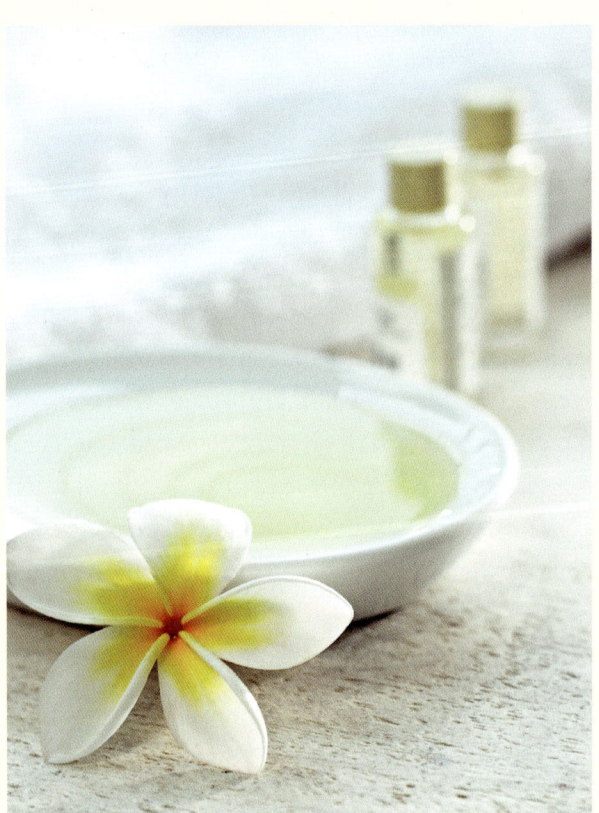

renen Ayurveda-Ärzten und -Therapeuten durchgeführt werden, da es sich um ein medizinisch ausgerichtetes Kurprogramm handelt. Es ist sehr wirkungsvoll bei zahlreichen chronischen Erkrankungen sowie psychosomatisch bedingten Beschwerden und dient der Stärkung des körpereigenen Immunsystems.

Übersetzt bedeutet *Panchakarma* „fünf Handlungen" und besteht neben Massagen mit Öl (Snehana) aus einem fein aufeinander abgestimmten System reinigender Behandlungen, durch die der Körper auf allen Ebenen entgiftet werden kann.

- Virechana: Sanierung des Verdauungstraktes und medizinische Ausleitungen durch Abführen, Basti: Einläufe
- Nasya: Vitalisierende ausleitende Kopfbehandlungen

Für westliche Kunden sind folgende zwei Verfahren nur in Ausnahmefällen notwendig:

- Vamana: medizinische Brechtherapie
- Raktamokshana: Aderlass

Alle ausleitenden Therapien, wie das medizinische Erbrechen, Abführen oder Einläufe dienen nicht nur der Magen- und Darmreinigung. Durch die Vorbereitungsphase und die Nachbehandlung wirken sie regenerierend und erneuernd auch auf Geist und Seele. Panchakarma-Therapien dauern in der Regel zwischen zwei und acht Wochen und helfen gegen viele chronische Erkrankungen, bei denen die Schulmedizin mit ihrem Latein am Ende ist. Noch mal: Zur Abklärung ist eine fundierte Diagnosestellung *vor* der Kur ein wesentlicher Punkt.

Massagen

Eine der wichtigsten und beliebtesten ayurvedischen Anwendungen ist die Massage mit erwärmten pflanzlichen Ölen. Dabei wird mit geübten Streichungen und speziellen Ölkombinationen der Körper wie auch der Geist tiefenentspannt und zugleich belebt wie auch entgiftet. Der Oberbegriff der Ölbehandlungen heißt Snehana, was übersetzt so viel heißt wie „Öl", aber auch „Zärtlichkeit". Ayurvedische Massagen werden von speziell ausgebildeten Therapeuten durchgeführt. Bestimmte Teilmassagen kann man aber auch einfach zu Hause selbst durchführen. Regelmäßige Massagen …

- regen Kreislauf und Stoffwechsel an.
- stärken Agni (Verdauungsfeuer) und die Stoffwechselprozesse in der Muskulatur.
- beruhigen das Nervensystem.
- kräftigen über die Reflexzonen in unserer Haut die inneren Organe.
- öffnen durch liebevolle Berührungen das Herz und erfüllen es mit Wärme.

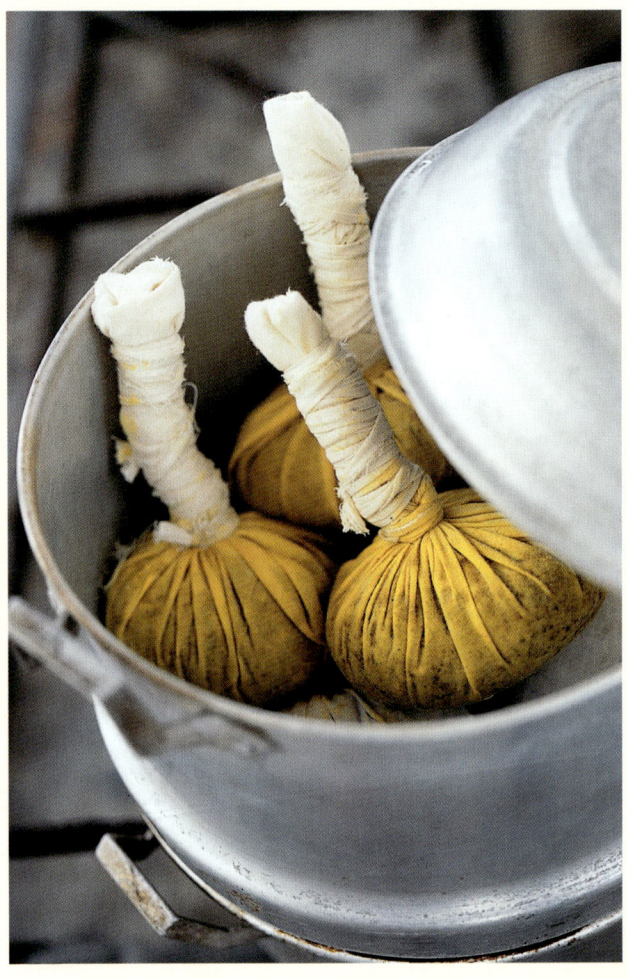

Massagen sind eines der besten und wirksamsten Schönheitsmittel, die Ayurveda für uns bereithält. Denn das Massieren mit Öl regt die Hormonproduktion stark an, was letztlich die verjüngende und regenerierende Wirkung erklärt.

Die pflanzlichen Öle – die individuell auf den Stoffwechsel und den Konstitutionstyp abgestimmt werden – unterstützen die Haut bei der Abwehr von Krankheitserregern und fördern die Erhaltung ihres Säureschutzmantels. Ein intakter Säureschutzmantel ist eine wichtige Voraussetzung dafür, dass unsere Haut gesund, geschmeidig, glatt und widerstandsfähig gegen die vielen schädlichen Einflüsse, denen sie tagtäglich ausgesetzt ist, bleibt oder wieder wird.

Ganzkörpermassage – Abhyanga: Die bekannteste Snehana-Behandlung gibt es in unterschiedlichen Formen. Als Einzelmassage entspannt sie, fördert Reinigungsprozesse, regeneriert Gewebe, belebt Haut und Muskeln, lindert Schlafstörungen, baut Lebenskraft (Ojas) auf und wirkt verjüngend und vitalisierend. Die Synchron-Abhyanga-Massage als ein Highlight der ayurvedischen Massagekunst empfunden. Dabei führen zwei geübte Masseure zeitgleich Griffe, Streichungen, Drücke auf beiden Körperseiten aus und stimulieren so die Energiebahnen und Druckpunkte gleichzeitig.

Der Stirnguss – Sirodhara entspricht für viele dem Bild der typischen Ayurvedabehandlung. Denn fast immer, wenn ayurvedische Texte bebildert werden, wird ein Sirodhara gezeigt. Tatsächlich ist der Stirnguss eine sehr spezielle heilende Anwendung, die NUR von ausgebildeten Ayurveda-Therapeuten ausgeführt werden sollte. Der Sirod-hara wird im klassischen Ayurveda nach medizinischer Indikation wie etwa Bluthoch-druck, Kopfschmerzen, Migräne und mentaler Überlastung durchgeführt. Die An-wendung des Stirngusses im Rahmen einer Wellnessbehandlung wird von klassischen Ayurveda-Ärzten kritisch betrachtet.

Weitere Massageformen: Es wird im Ayurveda auch trocken massiert mit Wildsei-denhandschuhen (Garshan) oder mit pulverisierten Kräutern. Bei der Stempelmassage werden die Kräutermischungen je nach Konstitutionstyp und medizinischer Indikation individuell zusammengestellt. Die mit Kräutern gefüllten und in Öl getränkten Mullsäck-chen werden erhitzt und heiß auf den Körper gedrückt.

Ayurvedische Massageöle

Die im Ayurveda verwendeten Öle vitalisieren und stärken das Hautgewebe und wirken so belebend auf den ganzen Körper. Sesam- und Kokosöl eignen sich grundsätzlich für alle Konstitutionen. Während das Sesamöl eher bei fettiger Haut und bei einem Körperbau, der zum Übergewicht neigt (Pitta- und Kapha-Typen), zu empfehlen ist, ist Kokosnus-söl das passende Pendant für den schlankeren Körperbau oder bei Neigung zu trockener Haut (Vata-Typen). Sesamöl wirkt erwärmend auf unseren Organismus, Kokosnussöl hingegen mild und kühlend. Zusätzlich emp-fiehlt Ayurveda noch einige andere Öle:

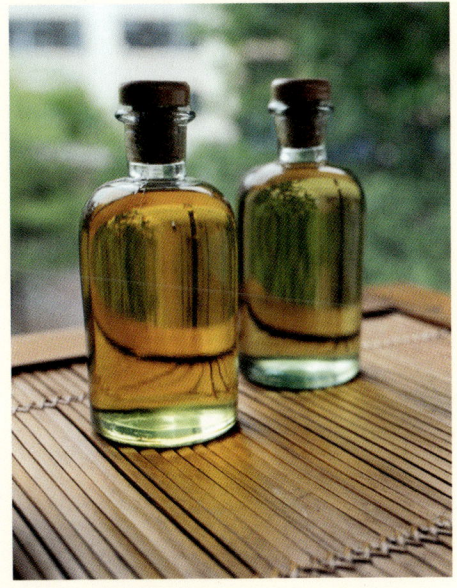

- Olivenöl für Kapha-Typen,
- Kokosöl für Pitta-Typen,
- Mandel- und Aprikosenöl für Vata-Typen.

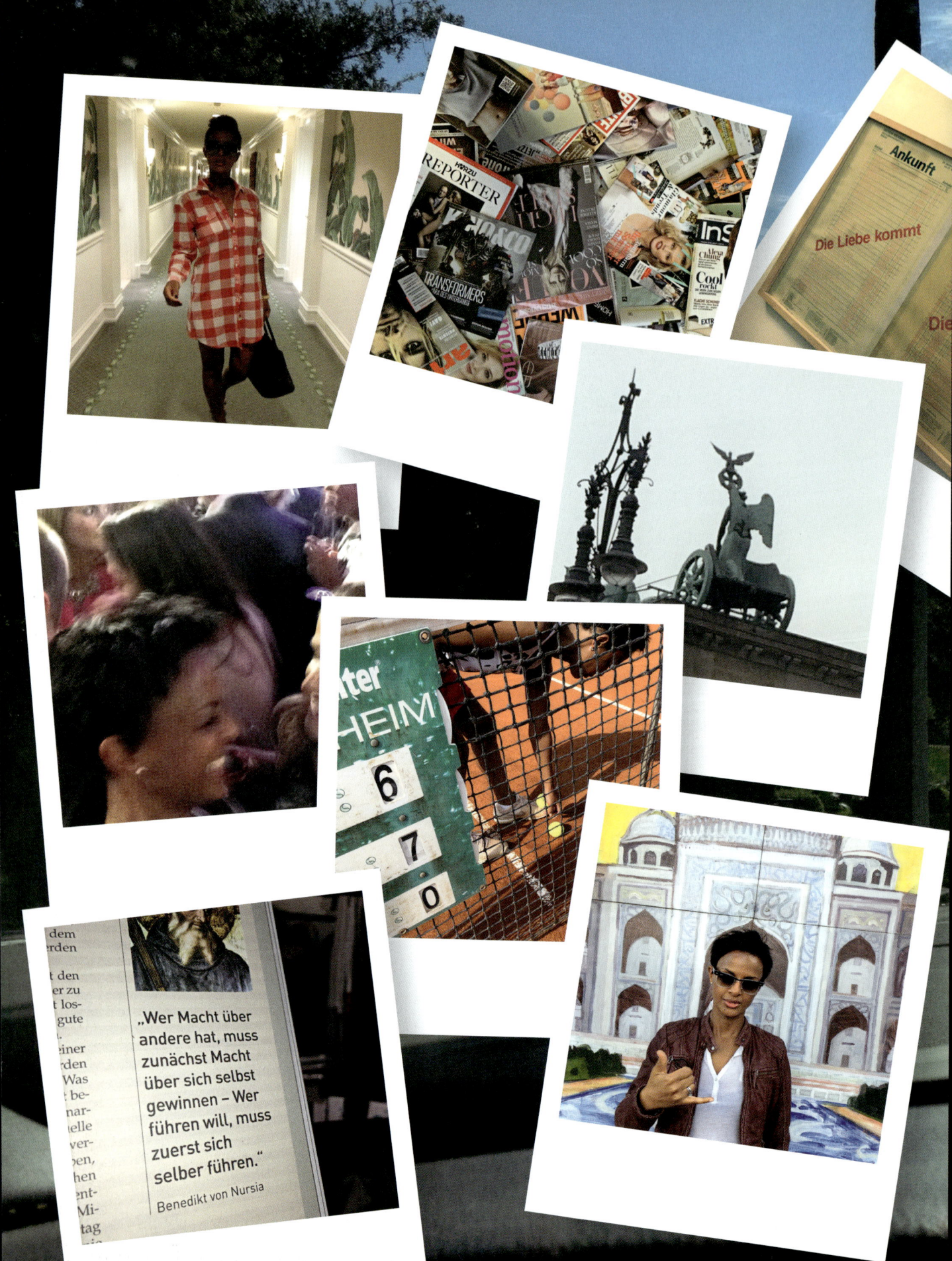

Ankunft

Die Liebe kommt

Die

„Wer Macht über
andere hat, muss
zunächst Macht
über sich selbst
gewinnen – Wer
führen will, muss
zuerst sich
selber führen."

Benedikt von Nursia

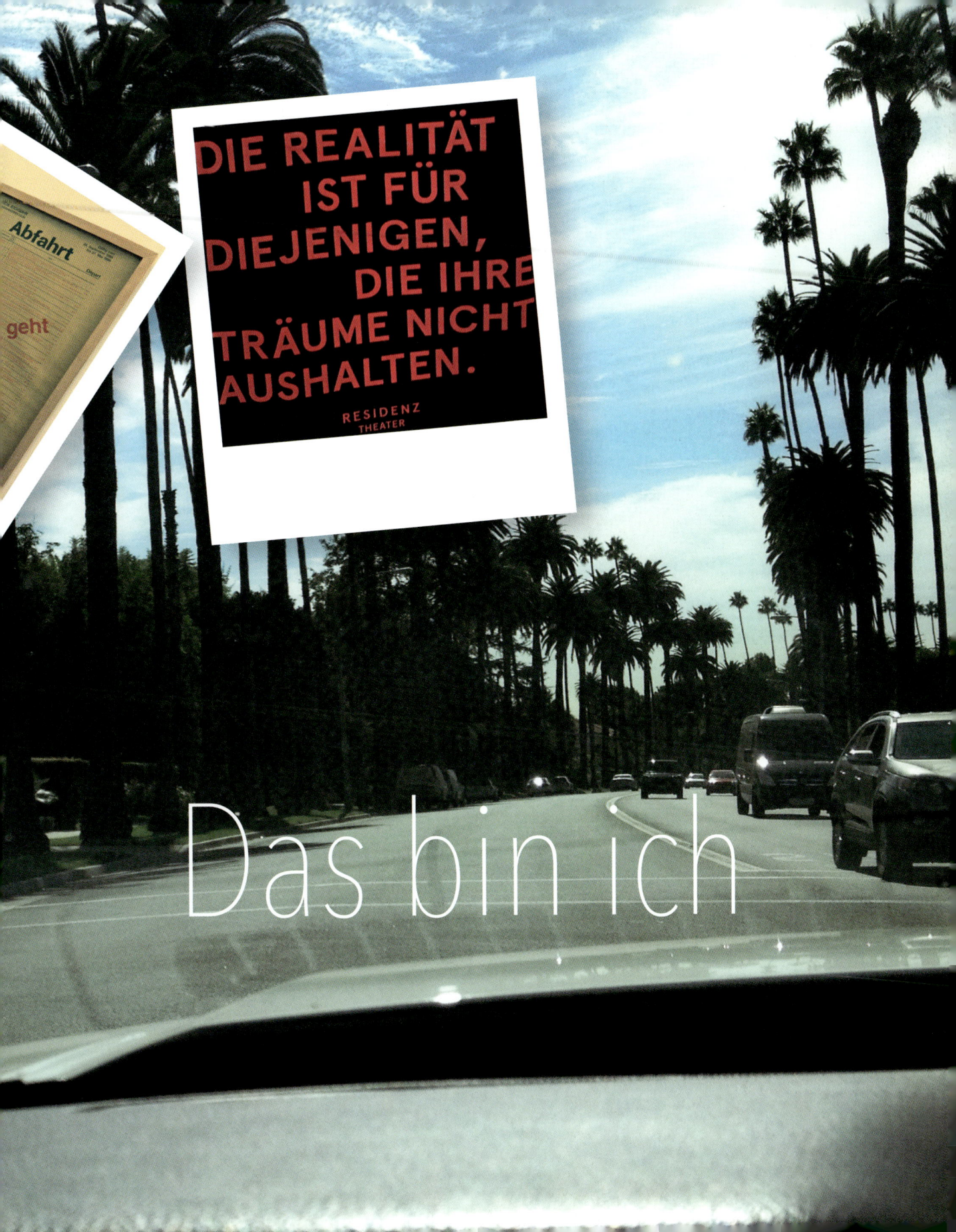

DIE REALITÄT
IST FÜR
DIEJENIGEN,
DIE IHRE
TRÄUME NICHT
AUSHALTEN.

RESIDENZ
THEATER

Abfahrt

geht

Das bin ich

Zwei Wurzeln

Jemand hat mal über mich gesagt, ich sei eine Brückengängerin, dass ich mich zwischen zwei Welten bewege. Ich weiß, dass zwei Herzen in meiner Brust schlagen. Ich habe eine starke deutsche und eine starke äthiopische Seite in mir. Ich kenne die deutsche Welt, die westliche Welt, aber auch die traditionelle äthiopische Welt. Ich bin „komplett deutsch" und hier verwurzelt wie nirgendwo sonst. Meine deutsche Seite ist mein Pragmatismus. Ich packe gerne Sachen an, mache Pläne, will Probleme lösen, arbeite an mir selbst. Trotzdem kennt mein Herz auch die äthiopische Kultur, obwohl ich dort immer nur zu Besuch war. Meine äthiopische Seite steht für Tradition, für ein besonderes Feingefühl, für Familiäres. Sobald ich in Afrika bin, stellt sich bei mir ein tiefes Gefühl der inneren Verbundenheit mit den Menschen ein. Hier geht es nicht um dieses Höher, Schneller, Weiter. Ich möchte aus beiden Perspektiven, mit meinen unterschiedlichen Wurzeln weiterkommen. Und dabei den richtigen Ausgleich finden, was mir allerdings nicht immer leichtfällt.

Ich bin eine Suchende, immer neugierig, habe immer Fragen auf den Lippen. Ich suche nach Antworten, Zusammenhängen, nach dem tieferen Sinn. Und da ich eine Suchende bin, möchte ich mein Leben erweitern. Das hat nichts mit „mein Haus, meine Jacht, mein Auto" zu tun. Es geht mir vor allem um Empathie meinen Mitmenschen gegenüber. Das ist es, was mich glücklich macht. Grundsätzlich glaube ich, dass alles, das ganze Leben, etwas mit einer Form von Energie zu tun hat. Ist z. B. ein Muskel verkrampft, verhärtet er. Der Fluss ist gestört, die Bewegung entweder nur unter Schmerzen möglich oder gar nicht. Genauso ist es mit jeder Art von Energie. Ähnlich ist es mit unseren Zielen. Je versessener wir uns an sie krallen, desto unwahrscheinlicher ist es, dass wir sie erreichen. Je verstockter, je blockierter wir sind, desto weniger ist alles im Fluss und desto unglücklicher sind wir und werden wir mit der Zeit.

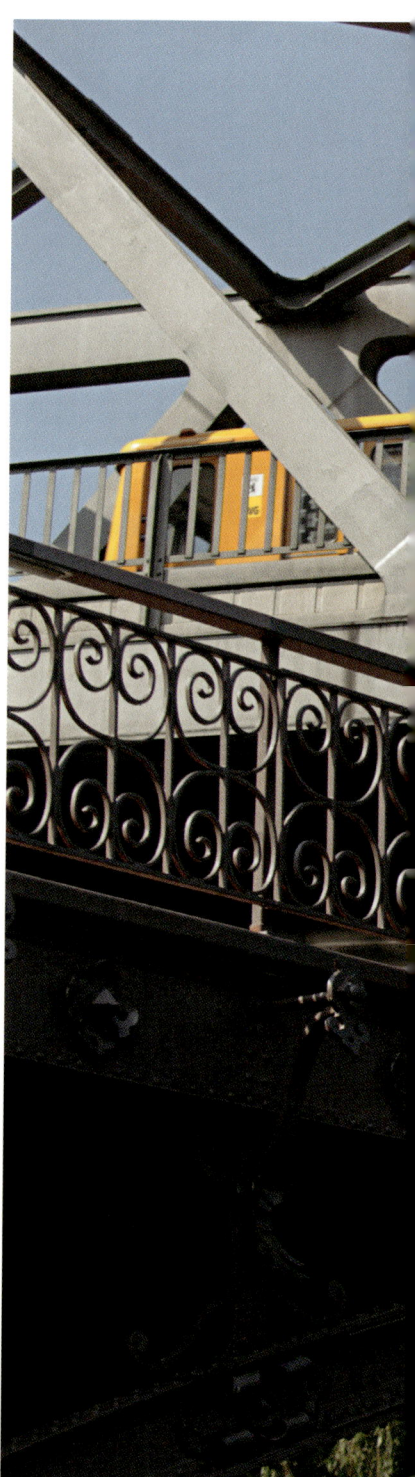

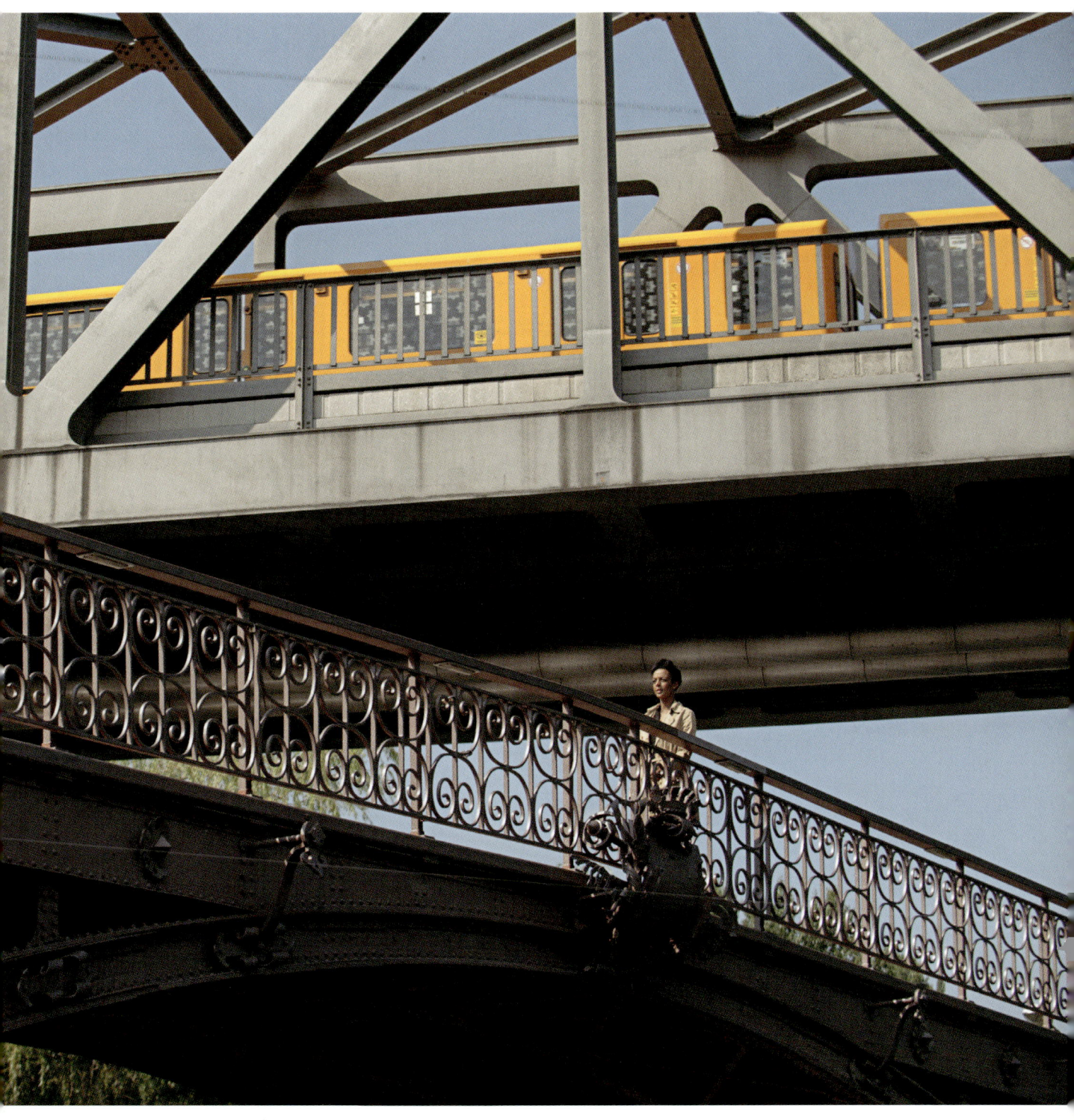

Offenheit vs. Öffentlichkeit

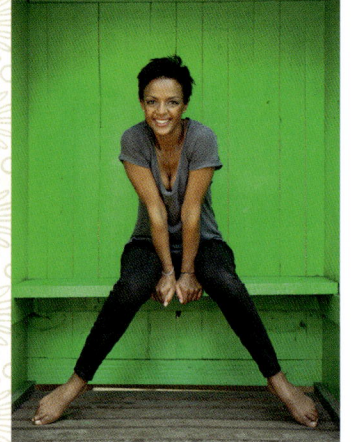

Jetzt sollte man meinen, einer Schauspielerin, die sich immer wieder mit neuen Rollen auseinandersetzt und ständig tief in die eigene Psyche eintaucht, fällt es leicht, zu sich selbst zu finden, zu wissen, wie man die richtige Balance herstellt. Doch so einfach ist es nicht. Mein Job erfüllt mich voll und ganz. Aber es gibt eben Seiten, mit denen ich lernen musste umzugehen. Mein Beruf findet vornehmlich im Außen statt, auf der Bühne, im Theater, im Film. Immer geben wir Schauspieler etwas von uns selbst an die Außenwelt, das Publikum. Das ist wunderbar, jedoch birgt es die Gefahr, das Innere in diesem Außen zu verlieren. Vieles ist aber auch schlicht und einfach anstrengende Arbeit. Ich denke nur mal an die ständigen Wechsel von Tag- zu Nachtdrehs, an stundenlanges Warten auf meinen Einsatz, um auf die Sekunde Text, Emotionen und Spielsituationen abzurufen. Das ist nicht immer optimal für die persönliche Gesundheit und Ausgeglichenheit.

Auch die Tatsache, dass ich wie ein trockener Schwamm alle Anregungen, alle neuen Bekanntschaften aufsauge, ist nicht nur sehr inspirierend, sondern auch sehr fordernd und anstrengend. Jedes Mal lerne ich viele neue Leute kennen, die mir zum Teil ans Herz wachsen, mit denen ich streite, mit denen ich mich freue, mit denen ich mich wirklich anfreunde. Und das Aufeinander-Zugehen, das Sich-Finden und das Wieder-Auseinandergehen bedeutet auch, gut auf sein Ich aufzupassen. Man muss sehr flexibel sein, manche Situationen sind fragil, immer spannend, aber leider fehlt die Beständigkeit in diesen Beziehungen. Bei jeder neuen Produktion gibt es so viele neue Einflüsse, so viel Trubel, dass ich darauf achten muss, mich nicht selbst aus den Augen zu verlieren.

Dazu kommt: In meinem Beruf sind wir ständig den Bewertungen der Branche, der Presse und des Publikums ausgesetzt. Und so wundert es nicht, dass einem Gedanken durch den Kopf geistern wie „Bin ich zu dick, zu dünn, zu groß, zu klein, zu hell oder zu dunkel?". Am Anfang habe ich mir vieles zu Herzen genommen, wollte gefallen, das hat sich zum Glück geändert. Heute bin ich gelassener. Die wichtigsten Zutaten dafür: ein dickes Fell, gute Freunde – und Ayurveda!

Die Entscheidung, eine Ayurveda-Kur zu machen, war rückblickend eine meiner besten Entscheidungen überhaupt. Seitdem mache ich das regelmäßig, denn ich habe festgestellt, dass mir Ayurveda einfach immer ein Stück weiterhilft, mein Gleichgewicht wiederherzustellen.

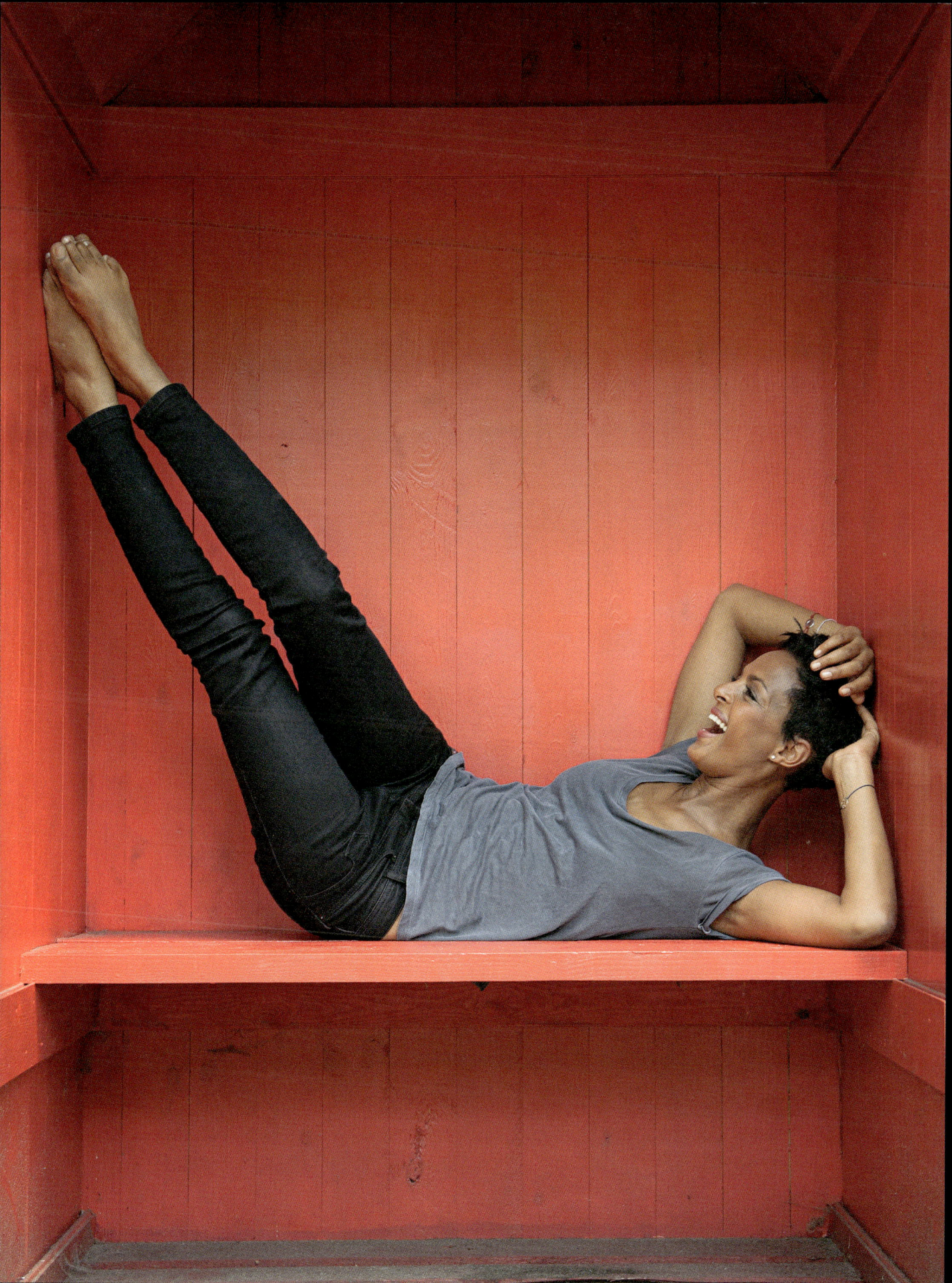

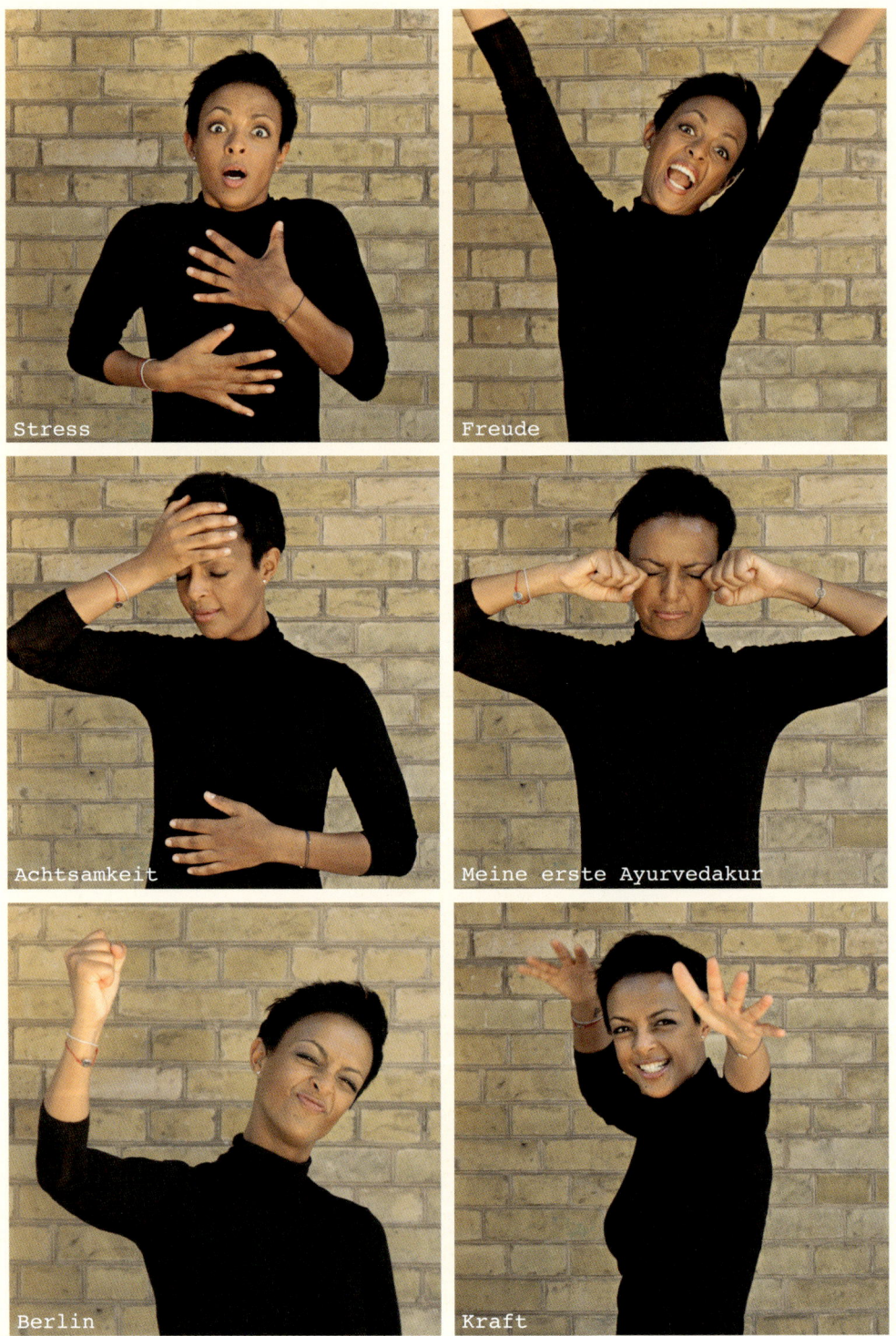

Stress

Freude

Achtsamkeit

Meine erste Ayurvedakur

Berlin

Kraft

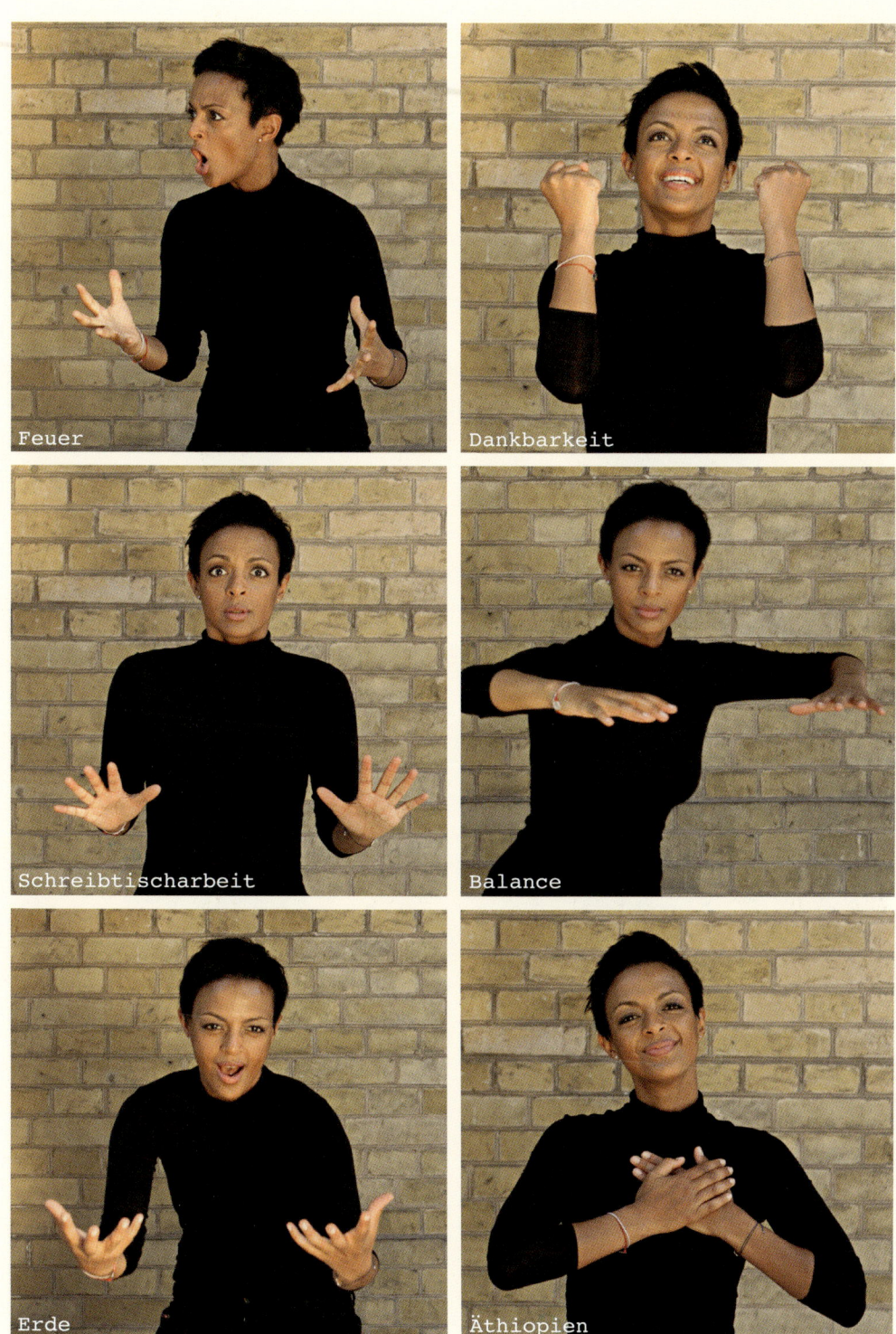

Feuer

Dankbarkeit

Schreibtischarbeit

Balance

Erde

Äthiopien

65

Spieglein, Spieglein an der Wand

Ich stehe gerade vor dem Spiegel und mache mich fertig für den Tag, schminke mich und merke, dass ich schon wieder so ein bisschen mäkelig bin. Hier habe ich eine allergische Reaktion, dort ein Pickelchen, drei Pfund zu viel … Ich habe solche Unzufriedenheiten schon mit 20 erlebt. Da hatte ich zwar keine Pickel – die haben mich in der Pubertät verschont –, dafür habe ich sie später bekommen, mit 30. Manchmal bin ich auch aufgewacht und hatte nach einer schlechten oder zu kurzen Nacht geschwollene Augenlider,

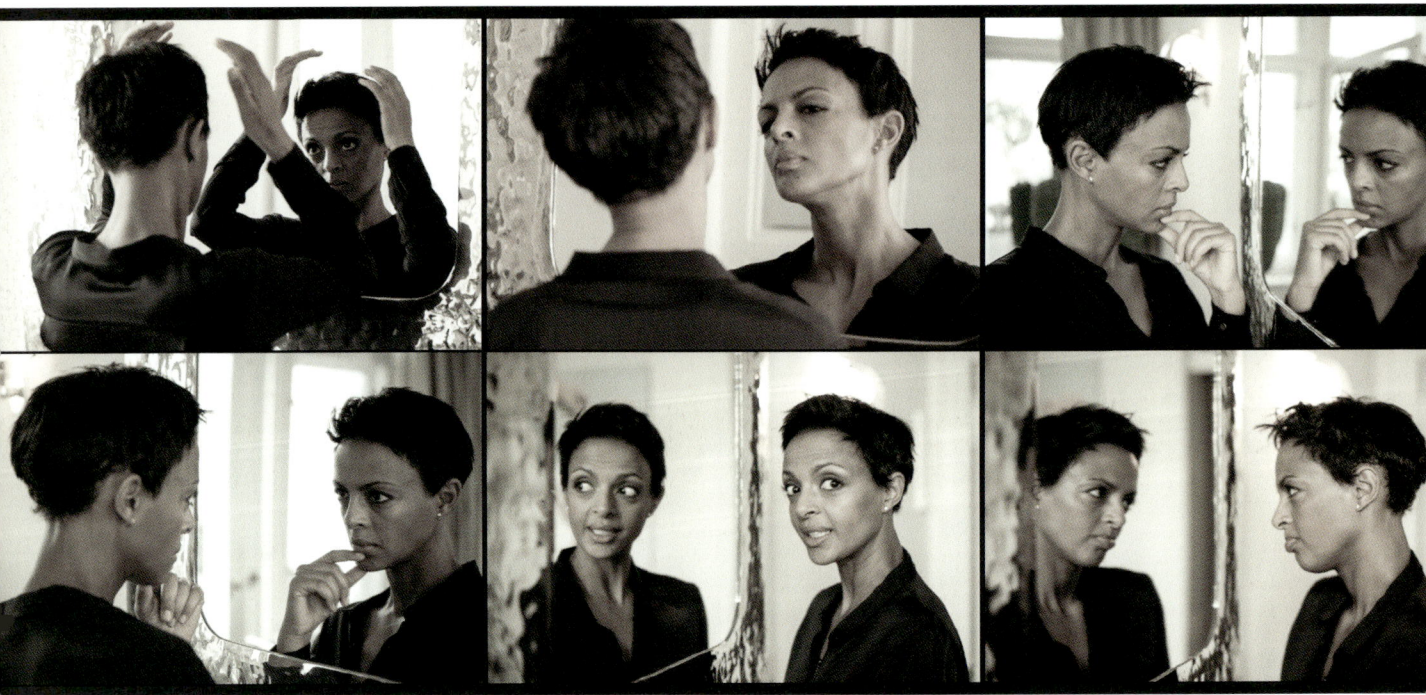

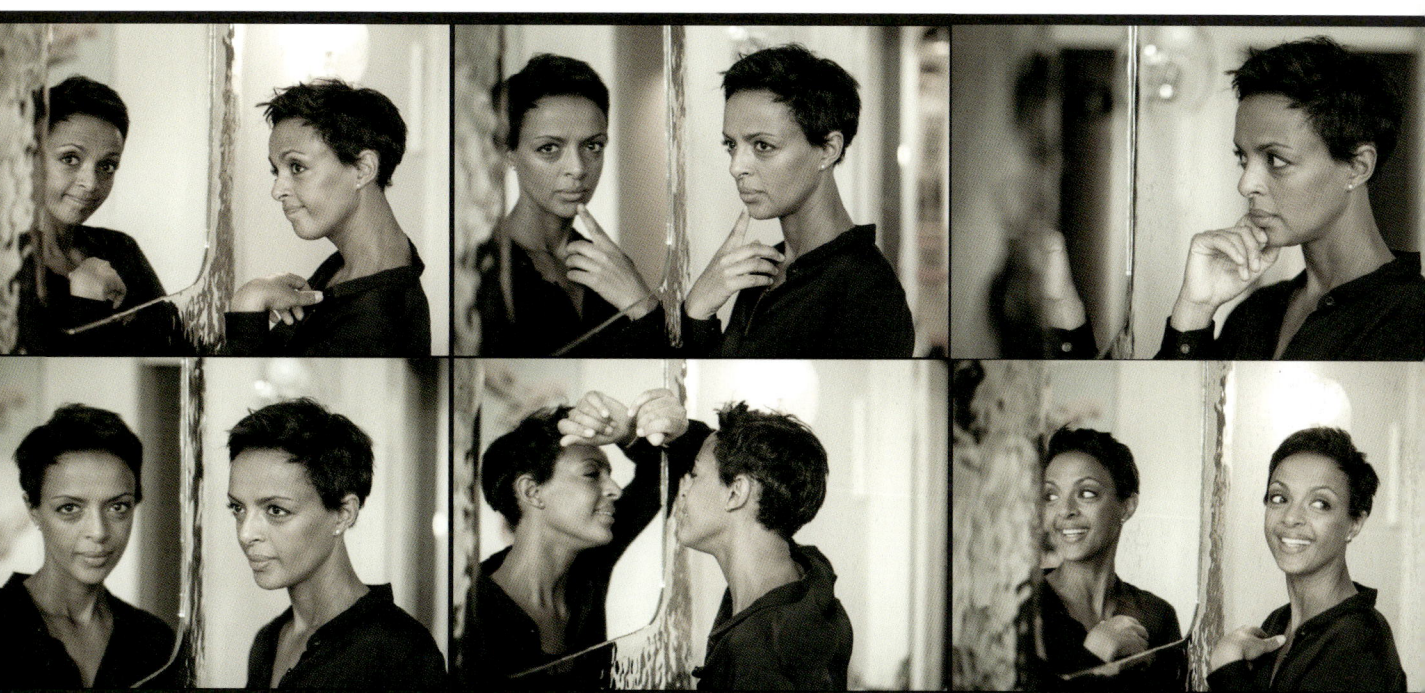

sah in den Spiegel und dachte mir sofort: Oje, wie sehe ich denn heute aus? So mag ich nicht unter Leute gehen! Ich konnte es mir nie recht machen oder anders gesagt: Ich war mir selbst nie recht. Unzufriedenheit – und da bin ich sicher nicht die Einzige – zieht sich wie ein roter Faden durch mein Leben, durch unser Leben. Sie hat immer etwas mit unserer inneren Einstellung zu tun.

Sich im Badezimmerspiegel anzuschauen und einfach zu sagen: „Hey du, good morning! Schön, dass es dich gibt. Wasch dir das Gesicht und schenk dem Tag ein Lächeln!" – ich glaube, damit sollten wir wirklich anfangen. Sich positiv ins Gesicht oder auf den Körper schauen, uns annehmen, wie wir sind.

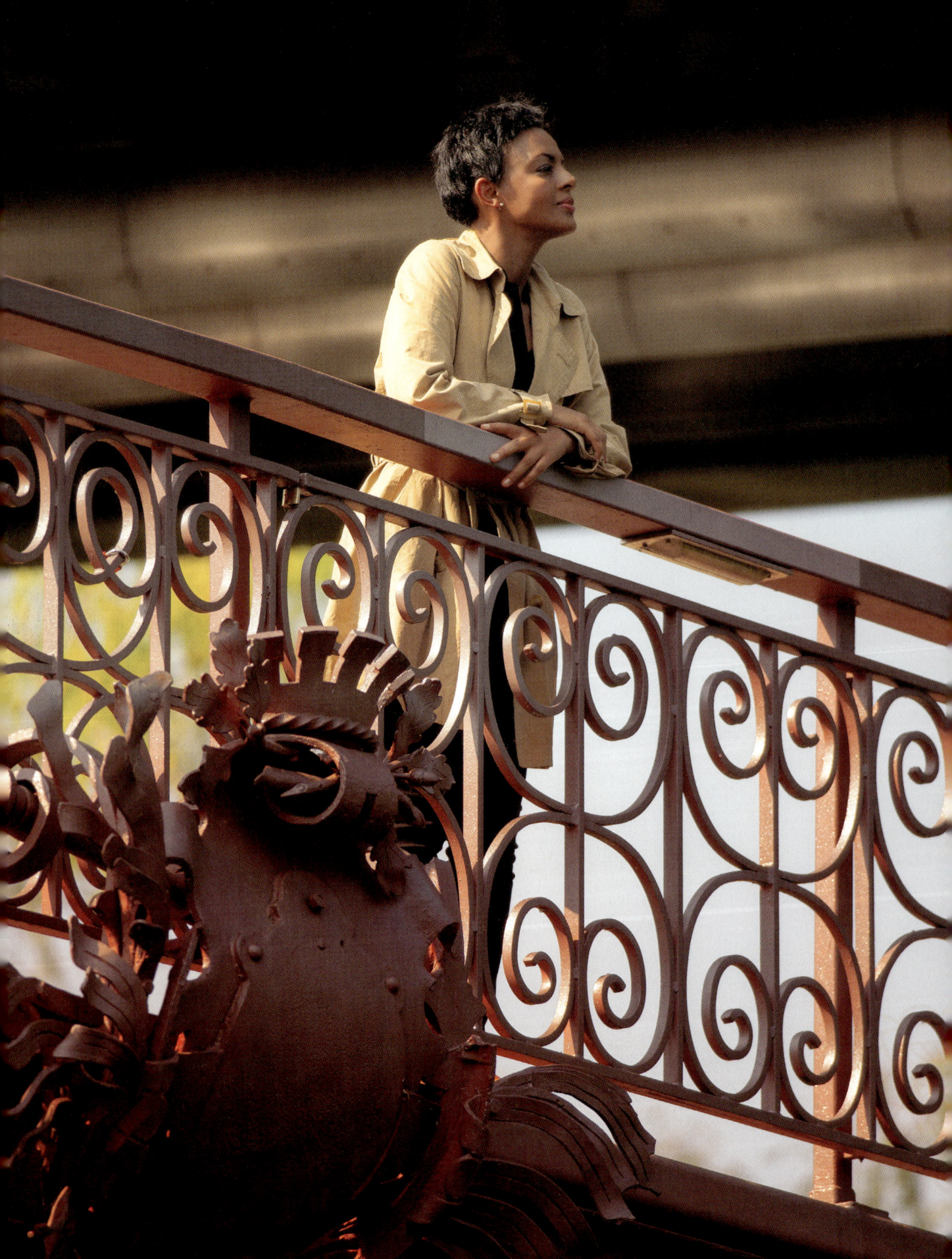

Was ist Glück?

Wenn ich sage „Heute bin ich gut zu mir", geht es natürlich auch um das Thema Glück. Was ist Glück? Wann empfinden wir es? Ich glaube, das Glück, das sind diese kleinen flüchtigen Momente, in denen man sich ganz bewusst ist, dass man im Jetzt und Hier ist. Glück ist ja bekanntlich etwas, das wir nicht festhalten können. Was wir in bestimmten Momenten einfach plötzlich empfinden. Und ich habe gemerkt, dass ich durch das Innehalten, durch das Anhalten der Geschwindigkeit manchmal ein Stück weit Glückseligkeit empfinde. Das kann sich schon einstellen, wenn ich wieder einmal nur den Flur in meiner Wohnung entlanglaufe, aus dem Fenster auf die Bäume schaue und das Grün der Blätter sehe.

Glück kann auch entstehen, indem ich mit Energien gut umgehe, Energien, die von außen kommen, und Energien, die ich in mir habe und über die ich mir bewusst werden muss. Was sind eigentlich meine Wünsche, was sind meine Ziele? Und je weniger Blockaden ich habe, je weniger Störfelder, Hindernisse, desto harmonischer wird der Weg sein. Damit wäre Glück auch nicht so eine undefinierbare Größe. Sondern etwas sehr Greifbares. Man sagt gern: Ich hab Glück gehabt. Ich glaube aber, dass es zu einem großen Teil eine Frage der Ausrichtung unserer Energie ist. Die Achtsamkeit auf die positiven Aspekte des Lebens zu lenken, ist für mich der richtige Weg. Und das nenne ich dann Glück.

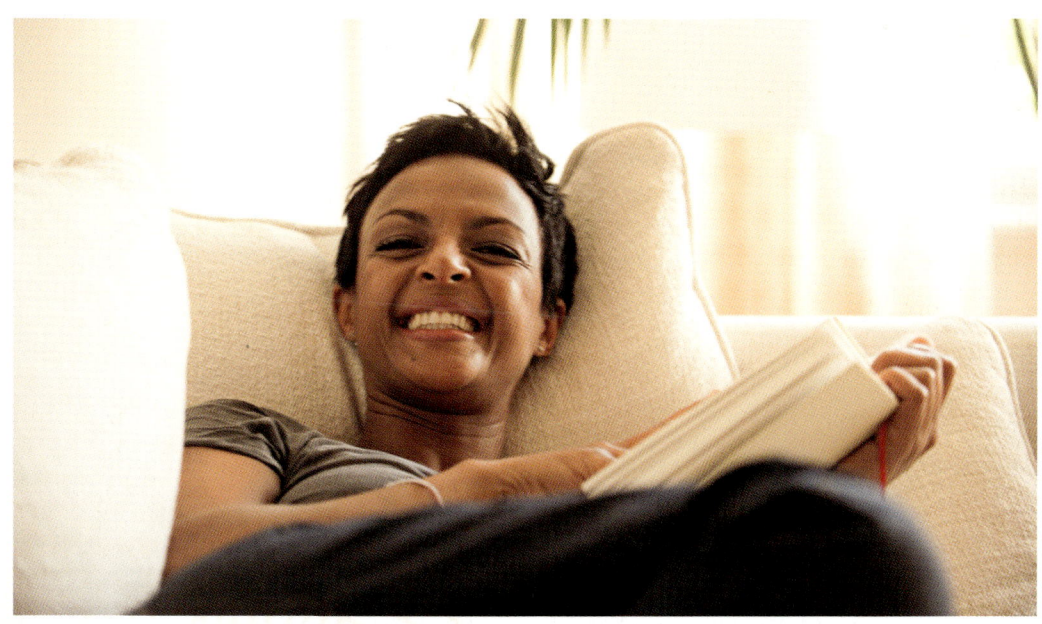

> „Glück – der Zustand des still
> lachenden Einsseins mit der Welt."
>
> *Hermann Hesse*

Das kann ich nur unterschreiben, genau das ist mein Thema. Dieses Nichtswollen, Nichtswünschen und Nichtsdenken, das macht die schönsten Momente aus. Das lässt mir auch Raum, um mich wieder zu besinnen, den eigenen Standpunkt besser zu bestimmen. Wichtig ist mir, dass ich mich so akzeptiere, wie ich bin, dass ich mich vorbehaltlos annehme. Selbstbewusstsein ist nicht nur meine kritische Instanz, die über mir steht, sondern auch ein Ausdruck von Selbstakzeptanz. Ich merke das immer, wenn ich ganz nah bei mir bin, wenn ich nicht mehr im Außen bin. Dann ist das, was ich spüre, Glück. Manchmal brauche ich natürlich auch Impulse von außen. Mir helfen die Ayurveda-Kuren, fokussierter zu sein, mehr Aufmerksamkeit, Achtsamkeit zu entwickeln, besser die Balance zu halten und Ruhe in mein Leben zu integrieren.

Glück stellt sich bei mir nur ein, wenn sich die Welt nicht schnell dreht, wenn ich zur Ruhe komme. Dann bin ich überwältigt von dem Augenblick, vom Gefühl des Daseins, des Am-Leben-Seins, ohne dass mir sofort die ganzen Einschränkungen des Lebens in den Sinn kommen: mögliche Krankheiten, Unfälle und Ähnliches. Sobald solche Gedanken auftauchen, ist das Glücksgefühl auch schon wieder weg. Es ist eben sehr flüchtig. Wenn ich an nichts denke, einfach nur bin, mich so akzeptiere, innehalte und versuche, nicht zu denken, fängt das Glücklichsein an, mich zu ergreifen.

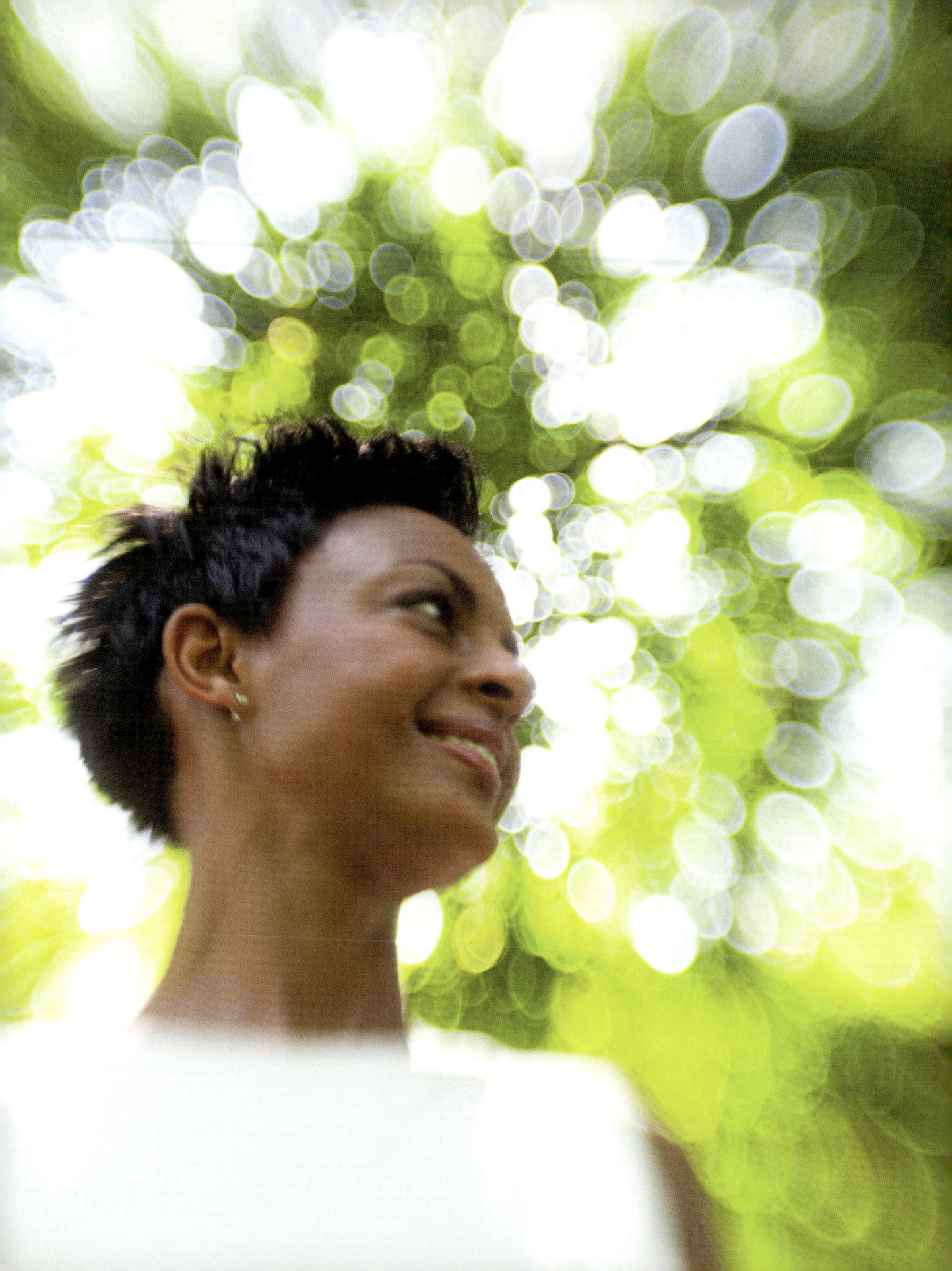

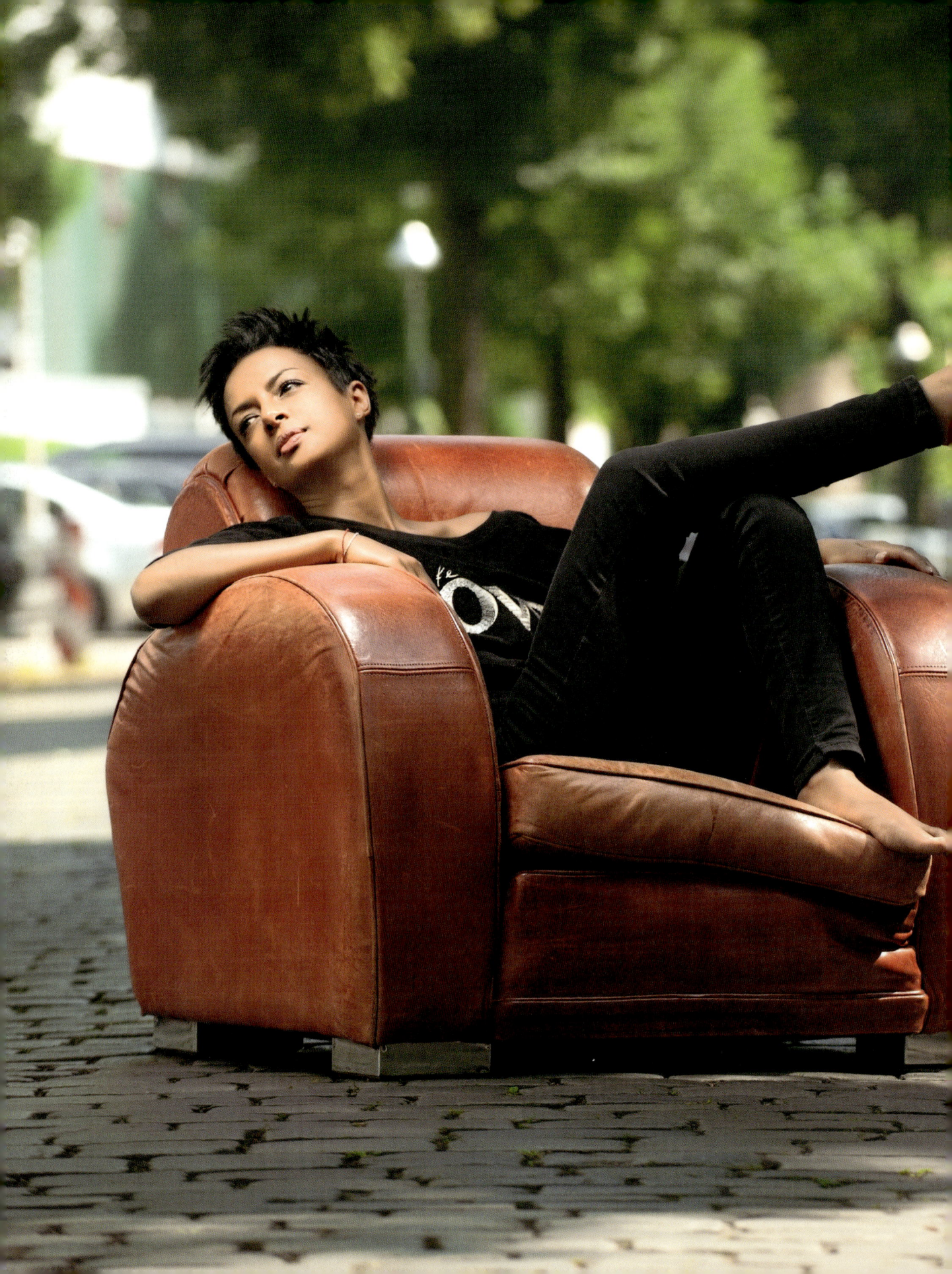

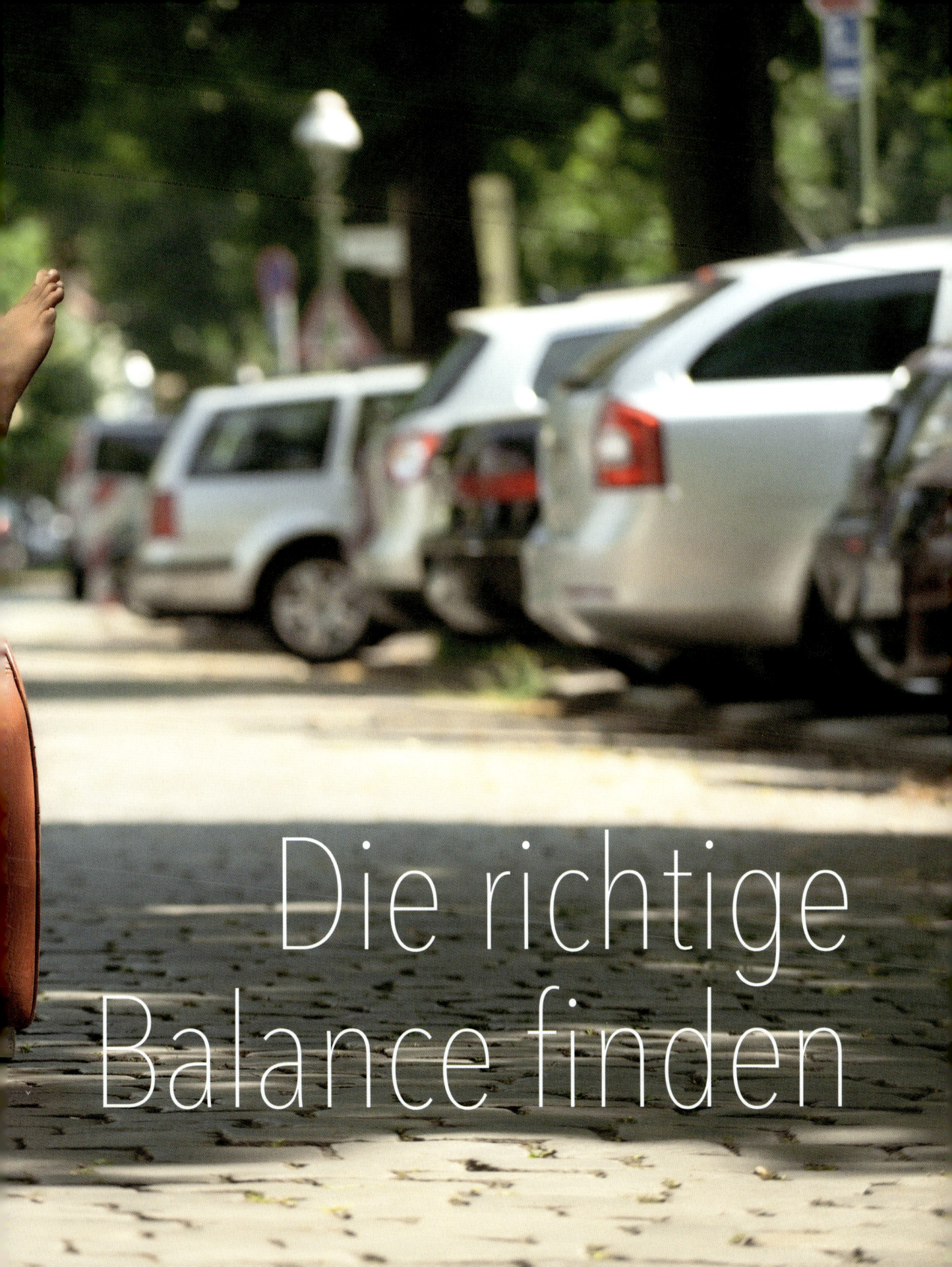

Die richtige
Balance finden

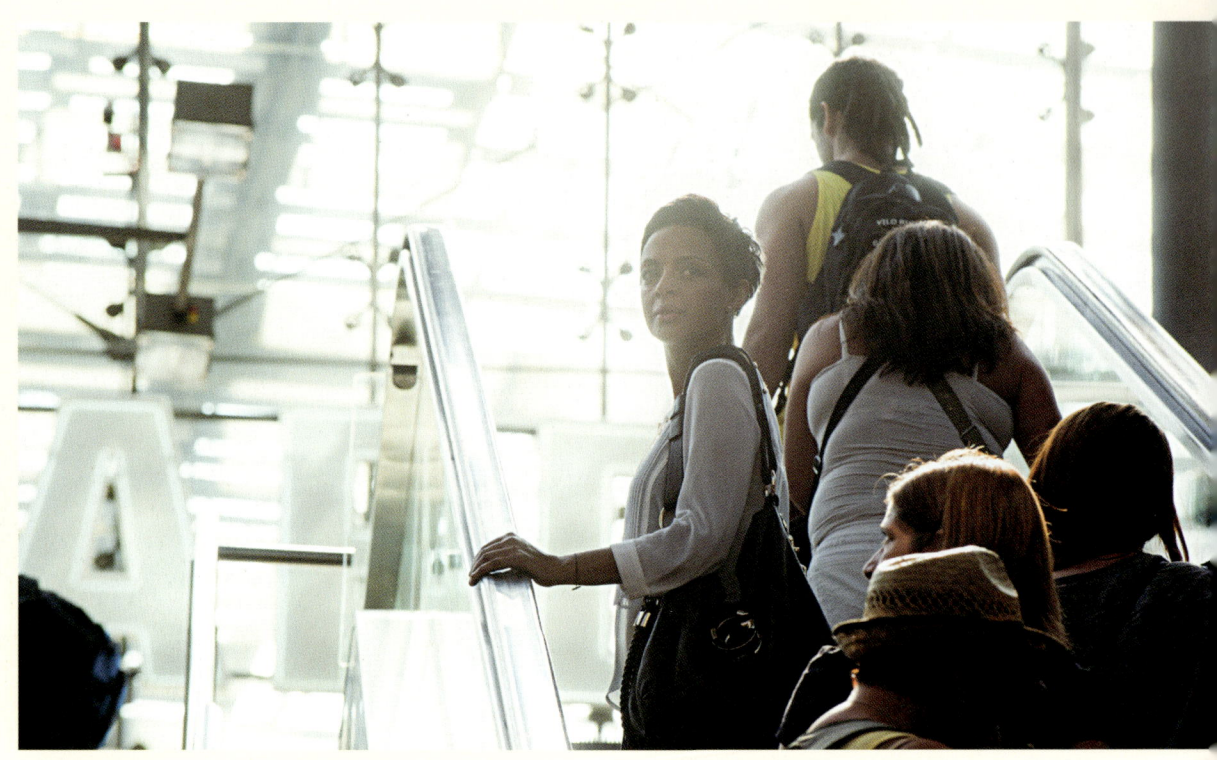

Wo bleibt die Zeit?

Mein großes Ziel mit Blick auf mich, meine Arbeit, meine Gesundheit ist es, ein selbstbestimmtes Leben zu führen. Das tue ich schon im Großen und Ganzen, aber es gibt auch viele Einflüsse, die mich daran hindern. Und da bin ich sicher kein Einzelfall. Wir leben in einer Zeit, in der alles immer schneller geht, in der wir so viel weniger auf *uns* achten. Wir haben Probleme, mit der Geschwindigkeit des Alltags mitzuhalten. Und drehen selbst immer mehr am Tachometer, indem wir versuchen, Dinge noch schneller zu erledigen oder verschiedene Sachen gleichzeitig zu machen. Gelegentlich habe ich sogar das Gefühl, dass alles gleichzeitig passieren muss.

Und ich ertappe mich dabei, dass ich voller Gedanken ins Auto einsteige und dann hinterher gar nicht mehr genau weiß, wie ich von A nach B gekommen bin. Manchmal sind es regelrechte Automatismen, dass ich im Auto gleich den Ohrstöpsel vom Handy einstecke und schon das nächste Telefonat am Laufen habe, den Verkehr beobachte, emotional noch in den Proben stecke, doch mental schon im nächsten Termin bin. Letztens war es

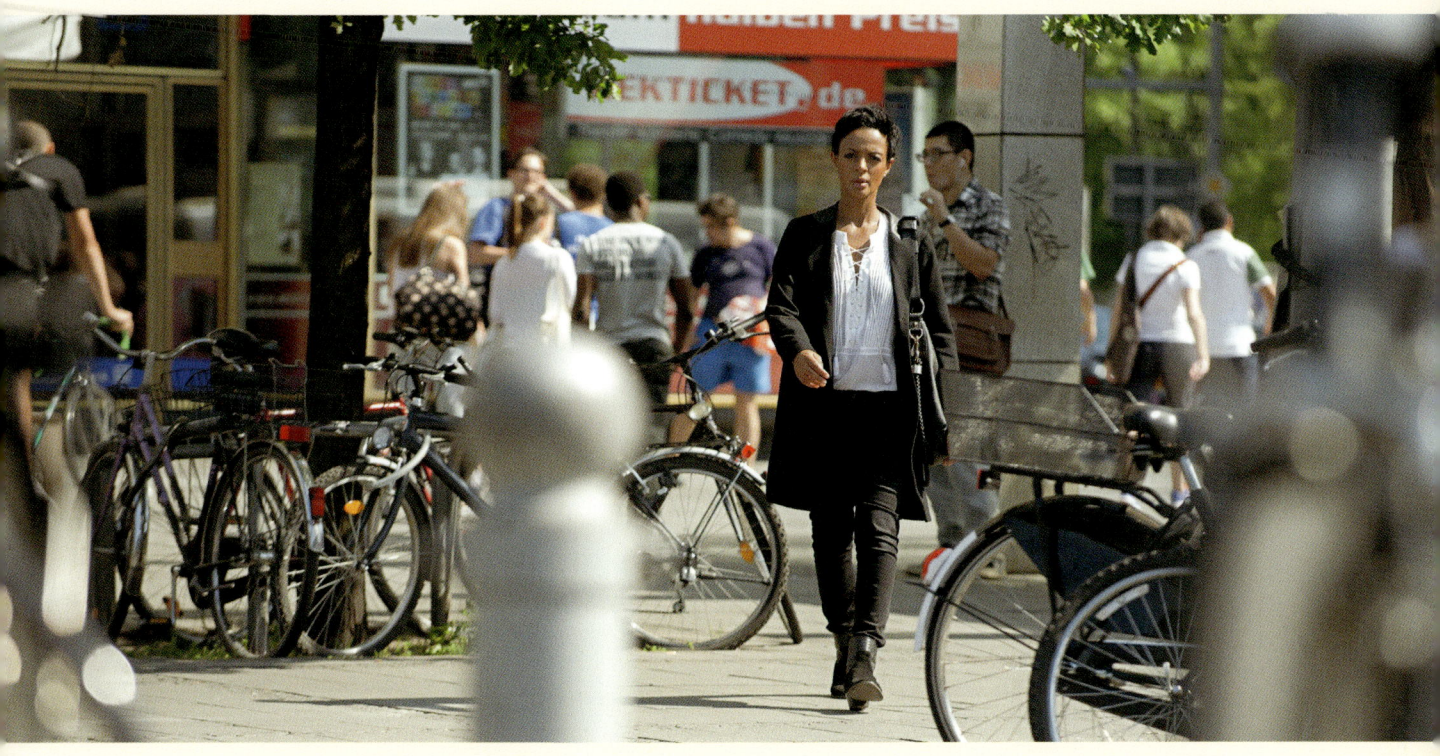

z. B. so, dass ich beim Autofahren nicht nur telefoniert habe (mit Headset natürlich), und an der roten Ampel noch schnell E-Mails checkte, sondern an der nächsten roten Ampel dann tatsächlich auch noch auf dem Lenkrad meine abgesplitterten Nägel lackierte.

Natürlich geht es jetzt nicht um meine Fingernägel oder um die Frage, ob ich beim Auto-fahren wirklich telefonieren muss, sondern darum, warum ich mich selber so unter Strom setze, warum ich alles möglichst schnell und gleichzeitig erledigen will, möchte, muss. Geht's noch? Habe ich mit der Person ein wirklich aufmerksames Gespräch am Telefon geführt? Kann mich das Lesen einer Mail und die Freude bzw. Verärgerung über den Inhalt vielleicht beim Fahren beeinflussen? Die Fingernägel lackieren wäre eine schöne entspannende Tä-tigkeit für zu Hause gewesen, und das Ergebnis wäre sicher auch besser. Zu viele Aktionen passieren parallel und keine so richtig bewusst. Das macht mich über kurz oder lang unzu-frieden, weil ich hinterher denke: Du warst nicht so aufmerksam, wie du hättest sein können. Fazit: Weniger ist manchmal mehr!

Weniger Alltagsstress

Mein Lebenstempo ist häufig sehr hoch. Ich gehe nicht, ich renne aus der Haustür, springe in mein Auto und hetze zum nächsten Termin. Das kann ja mal passieren, aber wenn es sich häuft, mache ich mir inzwischen meine Gedanken, wo das hinführt. Ich bin keine zwölf Jahre mehr, wo man andauernd springt und rennt. Es macht mich unzufrieden, wenn ich merke, dass ich immer auf dem Sprung bin, und ich frage mich: Wie kriege ich mehr Balance in meinen Alltag? Ich sehe das auch in meinem Freundeskreis. Jeder versucht, immer mehr in den Tag hineinzuquetschen, tausend Dinge zu erledigen und dann auch noch die Freizeit sinnvoll zu verplanen. Unverplante Mußestunden – geht gar nicht! Richtig abschalten findet kaum mehr statt. Manchmal frage ich mich am Ende des Tages: Wo ist die Zeit nur geblieben? Was hast du eigentlich getan?

Das Bewusstmachen dieser Belastung ist immerhin schon ein Anfang. Ich bemühe mich schon lange, nicht mehr so viel gleichzeitig zu machen, z. B. die klassische Falle am Frühstückstisch zu vermeiden: essen, Zeitung lesen, das Telefon griffbereit daneben und dann auch noch drangehen, wenn's klingelt. Allein das Einhalten der Essenszeiten ist für den Körper immens wichtig, denn die Nahrung wird nicht zu jeder Zeit gleich gut verarbeitet. Ich bemühe mich, möglichst zu festen Uhrzeiten zu essen. Diese Regelmäßigkeit tut mir gut, ich lasse jetzt so gut wie keine Mahlzeit mehr aus.

Früher habe ich morgens im Bett sofort die Nachrichten auf dem iPad oder die Zeitung gelesen. Danach fing ich an, bei einem Kaffee Mails zu beantworten und eine nach der anderen abzuarbeiten. Ein paar Erledigungen noch, und plötzlich war es Mittag. Dementsprechend fiel meistens das Frühstück aus. Dafür habe ich mit Vorliebe noch spätabends gegessen. Meinen Magen, so dachte ich zumindest, hat das nicht gestört. Magenschmerzen kannte ich nicht. Aber Müdigkeit nach dem Essen sehr wohl. Was ein deutliches Zeichen dafür ist, dass das Essen zu schwer ist und mir nicht bekommt. Wer kennt nicht Völlegefühl oder Müdigkeit nach dem Essen? Seit ich darauf achte, merke ich, dass ich nach dem Essen nicht mehr meinen zehnminütigen Mittagsschlaf brauche. Ich höre auf meinen Körper, nehme ihn wahr und merke mir die Reaktionen auf alles, was ich ihm zuführe.

Kochen hat also eine besondere Bedeutung bekommen. Nicht nur, was man kocht und wie man es kocht, sondern auch, mit welcher Einstellung man überhaupt kocht. Wie heißt es doch: „Wenn mit Liebe gekocht wird, schmeckt es am besten." Oder: „Liebe geht durch den Magen." Genau so versuche ich die Nahrung zuzubereiten und auch zu essen.

Ich weiß, dass heute viele Termine mit Frühstücks-, Mittagessen- oder Abendessen-Meetings verknüpft werden. Wir drücken damit auch dem Gegenüber unsere Wertschätzung aus. Gleichzeitig wird aber Business gemacht und viel besprochen. Haben Sie schon mal während des Essens gestritten? Da verschlägt es sicher nicht nur mir die Sprache, mir vergeht komplett der Appetit und das Essen liegt mir wie ein Kloß im Magen.

Es ist also wichtig, für eine entspannte Atmosphäre zu sorgen. Ohne große geistige Tätigkeit. Weder das Zuhören noch das Sprechen sind der Verdauung förderlich. Ich habe mir angewöhnt, mich die 15 bis 20 Minuten auf das Essen zu konzentrieren. Dabei merke ich genau, wann ich satt bin. Ich war früher wie viele Leute eher ein „Schnell-schnell-Reinstopfer". Und habe weder gemerkt, wie gut oder schlecht etwas geschmeckt hat, noch wann ich wirklich satt war. Es gab Zeiten, da war mir Nahrungsaufnahme fast lästig und nur notwendig, damit ich genug Energie hatte. Und alles war meiner gefühlten Zeitnot geopfert.

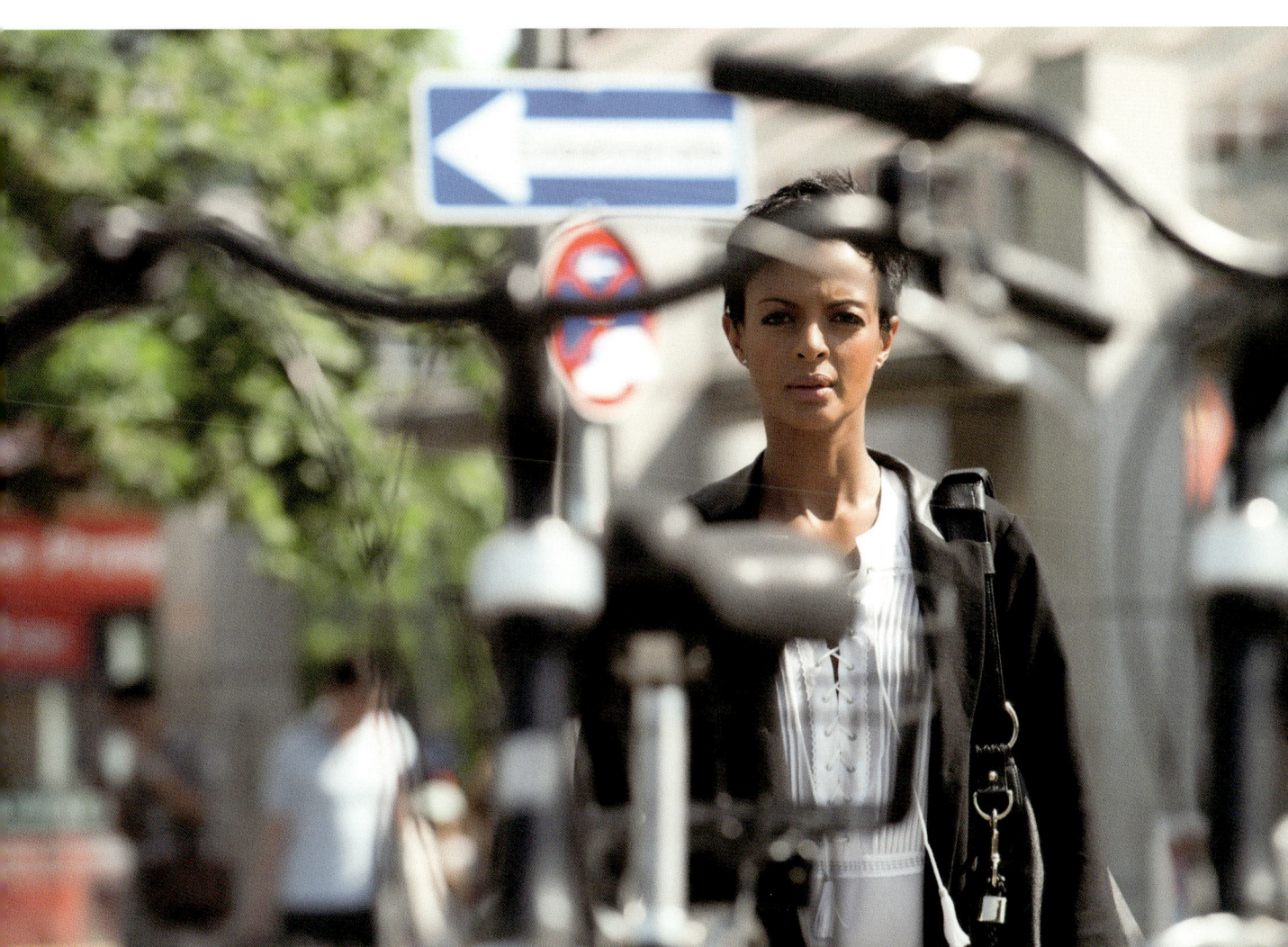

Runter von der Überholspur!

In einer guten Mischung von Achtsamkeit im Innen und Außen liegt die wirkliche Balance. Dafür muss man sich Zeit nehmen, den richtigen Raum, die richtige Stimmung schaffen. Wünschen wir uns nicht alle den Zustand, wenn wir nach einem fordernden Tag heimkommen, die Haustür hinter uns ins Schloss fällt, wir durchatmen, die Schuhe abstreifen und auf Strümpfen durch die Wohnung gehen, auf den Balkon, die Geräusche von draußen hören, die Baumkronen und den Himmel sehen und denken: Schön, jetzt muss ich nichts mehr machen, jetzt habe ich eine Stunde nur für mich, bis der Partner oder die Familie heimkommt und Aufmerksamkeit braucht. Ich entspanne mich mit heißem Wasser, vielleicht noch mit ein bisschen Zitrone. Das ist dann keine Belohnung für

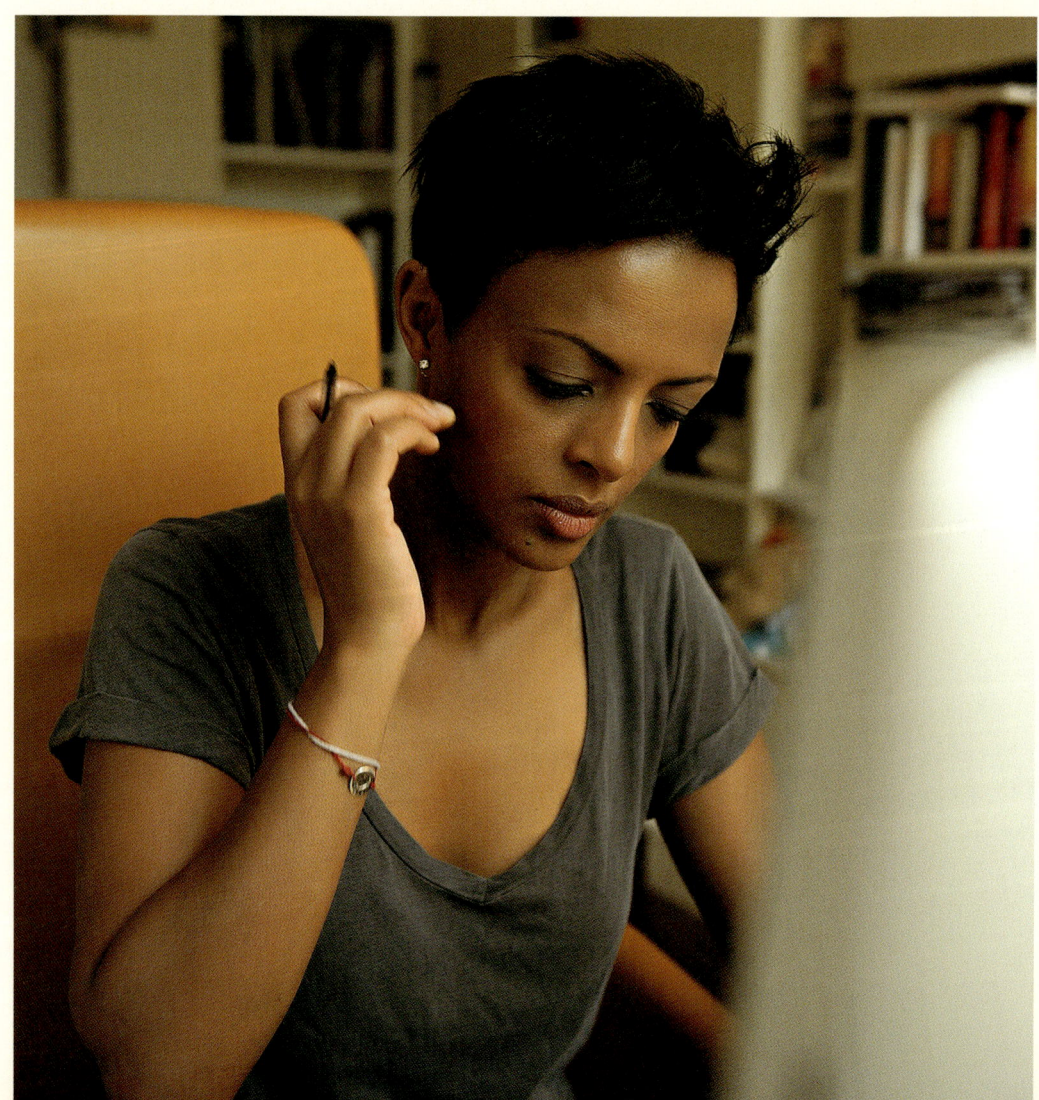

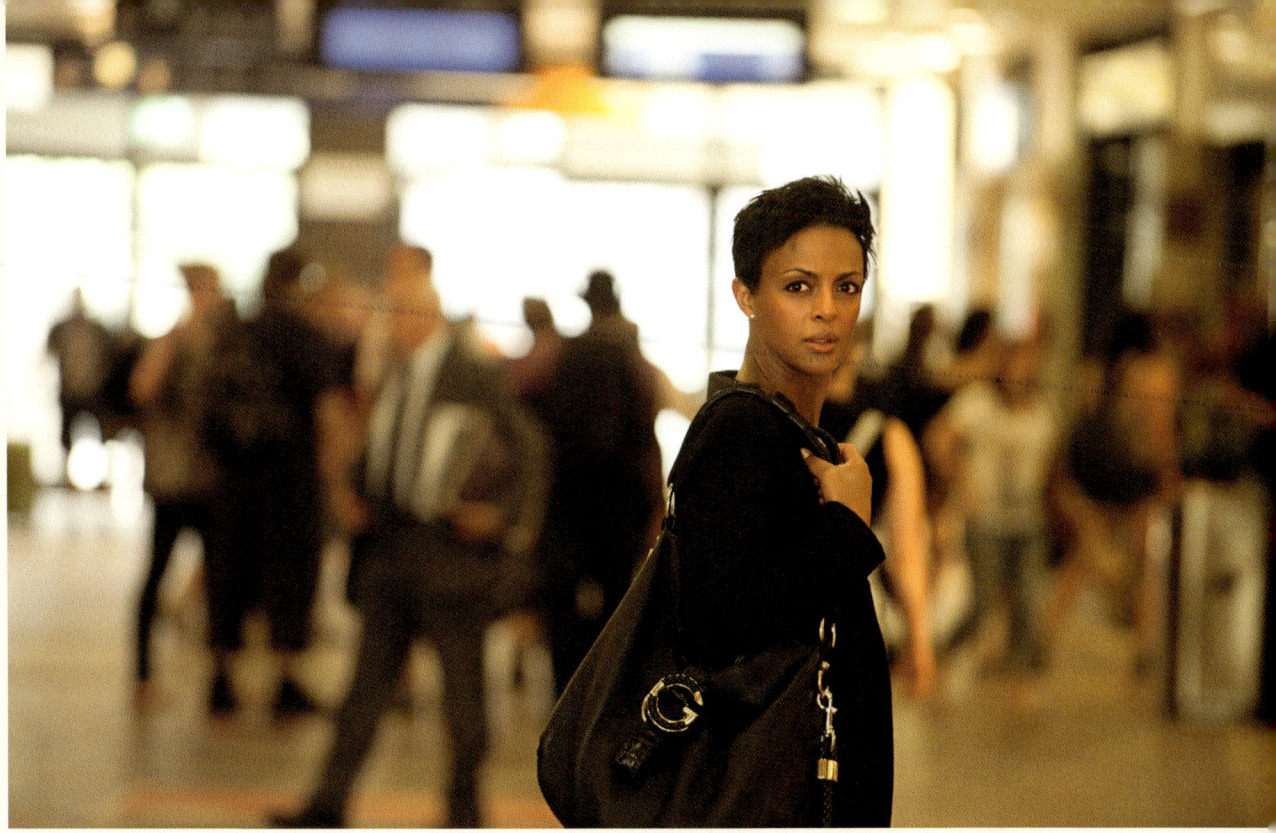

erbrachte Leistungen, sondern ein wenig Zeit für mich ganz allein. Keine Rechtfertigung, keine schweren Gedanken, kein Handy, einfach nichts. Nur ein bisschen still dasitzen und die Welt sich selbst überlassen.

Ich mag diese Leerstellen, von denen es leider viel zu wenige gibt. Ich mag auch das Glück und die Zufriedenheit am Ende eines ereignisreichen Tages. Und ich muss mir diese Pausen, diese Besinnung manchmal einfach verordnen. Momentan z. B. habe ich irre viele Baustellen, es gibt viele Themen, die ich gerade bearbeite, und der Tag mit seinen 24 Stunden reicht einfach vorn und hinten nicht. Im schlechtesten Fall bin ich kurz davor zu sagen: Ich kann nicht mehr, ich schaff das jetzt nicht. Und dann hilft mir immer die ganz einfache Lösung: das Tempo rausnehmen, von der Überholspur runterkommen. Ich stell mir dann vor, dass mich ein Band von hinten am Rücken zieht und mich zurückhält. Dann verlangsame ich die Schritte, bis ich merke: Das ist jetzt mein eigenes inneres Tempo. Und setze Prioritäten.

Natürlich sind ganz viele meiner Baustellen schöne Baustellen, die alle irgendwie mit meinem Beruf zusammenhängen, bei dem ich auch tolle Leute kennenlerne, einen großen Input habe von Filmen, Musik und Büchern. Das alles ist sehr inspirierend. Ich liebe dieses Feuerwerk an kreativem Input, weil ich neugierig bin. Ich möchte das alles wissen und erfassen. Aber es gibt auch Momente, in denen ich diese Eindrücke verdauen muss. Das sind Momente des Innehaltens, die ich mir antrainieren musste.

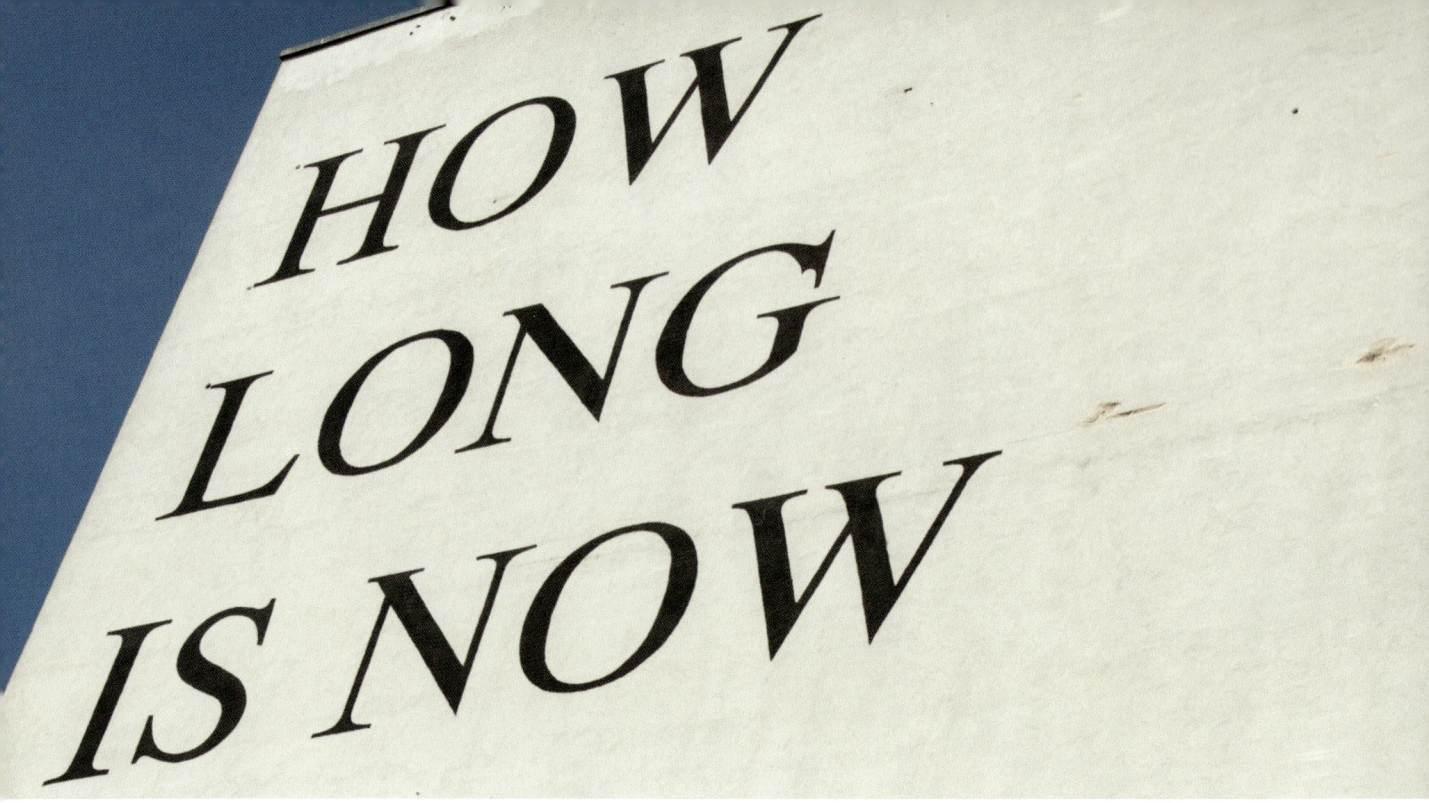

Genieße den Leerlauf!

Wenn ich zu hochtourig unterwegs bin, bestrafen Körper und Geist das sofort oder kurz danach. Ich komme dann nicht auf den Punkt oder fühle mich körperlich müde. Deshalb ist Entschleunigung wichtig. Dieses „Ich bin dann mal weg", sich einfach eine Auszeit nehmen und sich auf die schönen Dinge besinnen, ist großartig. Ich denke gerne an meine Kindheit, wie ich mit dem Rücken im Gras liege, das Grün der Wiese, die Blüten der Blumen und das Blau des Himmels betrachte. Es ist wichtig, sich eine Auszeit vorzunehmen und diesen Schritt dann auch wirklich umzusetzen: zehn Minuten auf die Parkbank setzen, einfach nur gucken, die Wärme der Sonne spüren, die Geräusche hören, das Summen der Stadt, das Rauschen der Baumwipfel, das Lachen der Kinder auf dem Spielplatz. Alles aufnehmen, was sich um einen herum tut, und dabei selbst keine Rolle spielen – das tut unheimlich gut.

Leere Zeit auch mal leer zu lassen, spüren, wie geht es mir, nicht auf dem Sprung zu sein, nicht überlegen, was noch zu erledigen ist. Das ist ein schöner Gedanke, eine Aufgabe, die zweckfrei ist. Solche Freiräume bewusst herbeiführen und sie nicht pragmatisch als verlorene Zeit bewerten, sondern als Möglichkeit, Raum zwischen den einzelnen Aufgaben und Erlebnissen frei zu lassen, das erscheint mir sehr erstrebenswert und als eine Form von Glück.

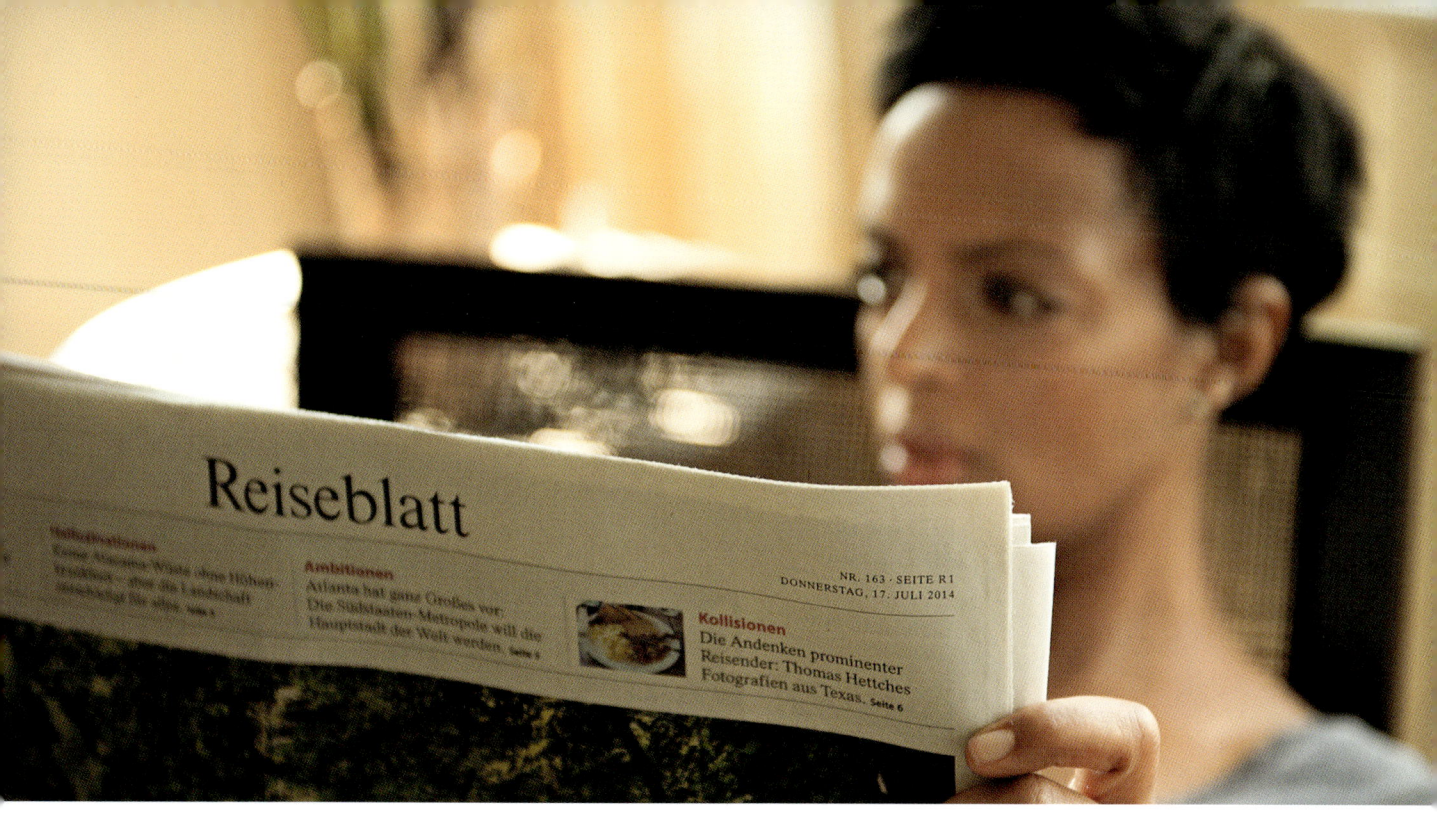

Früher habe ich mich mit einer Zigarettenpause belohnt (ganz schlechte Angewohnheit!), heute belohne ich mich nicht mehr für eine besondere Leistung, abgesehen davon, dass ich auch nicht mehr rauche. Es geht nicht um die Mahnung „Ohne Fleiß kein Preis". Die Langsamkeit oder die Auszeit, die ich brauche und mir gönne, verdiene ich nicht durch Erbringung einer bestimmten Leistung, ich nehme sie mir nach Gefühl. Das ist eine intuitive Sache. Und das muss man erst einmal zulassen. Dieses und jenes muss erledigt werden, das muss klappen, damit ich mir eine Pause auch verdient habe. Aber das nimmt der Auszeit ihren Reiz, das Zwanglose. Ich versuche jetzt, viel mehr darauf zu achten, Pausen dann einzulegen, wenn ich sie wirklich brauche. Speziell wenn ich merke, dass ich mich gerade wieder einmal selbst überhole.

Ich frage mich, ob es auch biografische Gründe dafür gibt, dass ich so pragmatisch eingestellt bin, gerne und viel organisiere und mich manchmal dabei überfordere. Als Älteste von drei Geschwistern bin ich in die Situation reingewachsen, immer als Erste alles zu können, für alles eine Lösung parat zu haben und immer kompetent zu sein. Da meine Eltern berufstätig waren, musste ich bereits mit zehn Jahren Verantwortung für meine jüngeren Geschwister übernehmen. Ich habe auf sie aufgepasst, sie vom Kindergarten abgeholt und nach Hause gebracht. Das erfüllte mich mit Stolz, aber es war auch eine kleine Bürde. Heute empfinde ich es jedoch auch mal als schön, mir zu erlauben, etwas nicht zu können.

Meine Säulen der Balance

Wie komme ich in Balance? Auch mir gelingt es mal mehr und mal weniger gut. Aber sich im Klaren über seinen eigenen Zustand sein, spüren, wenn etwas nicht in Balance ist, ist ein Anfang.

Durch meinen Beruf und auch durch meine Konstitution begünstigt, führe ich einen unsteten Lebenswandel. Ich habe weder einen geregelten Tagesablauf noch eine geregelte Arbeitswoche, meine Projekte sind ein Teil von mir und beschäftigen mich Tag und Nacht. Das Schöne daran ist, dass ich seit Ewigkeiten keine Langeweile mehr kenne. Ich habe allerdings gemerkt, dass Routine und verlässliche Strukturen für mich notwendig sind. Damit meine ich ganz simple Dinge im Tagesablauf, z. B. am Morgen: aufstehen, mich reinigen, ein bisschen Yoga, frühstücken und erst dann an den Computer oder in den Arbeitsalltag gehen.

Wichtig finde ich, dass ich mir ganz ohne Ablenkung etwas Zeit für mich selbst nehme. Das mache ich besonders beim Mittagessen und beim Abendessen. Meine festen Essenszeiten stellen die **erste Säule** von dreien dar, die mir Halt im Alltag geben: dreimal am Tag wirklich bewusst zu essen, nicht abgelenkt durch Nachrichten, Gespräche, Dinge, die man noch schnell fertig machen will. Früher habe ich gerne das Frühstück ausgelassen und um 13 Uhr meine erste richtige Mahlzeit zu mir genommen. Durch diesen Lebensstil habe ich gar nicht mehr bemerkt, wann ich wirklich Hunger hatte. Daher sind diese drei festen Mahlzeiten für mich einfach ganz wichtig. Mein Hunger- und Sättigungsempfinden haben sich, neben der Verdauung, reguliert und funktionieren, was mein Wohlbefinden betrifft, richtig gut. Während meiner Morgenroutine fange ich immer mit dem Trinken von heißem Was-

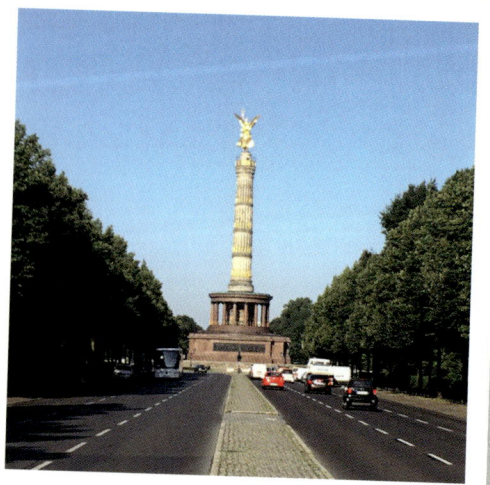

ser an. Das klingt ein bisschen langweilig, so ganz ohne Tee, Ingwer oder Zitrone, aber wenn man sich einmal daran gewöhnt hat, dann ist das in Ordnung. Schließlich trinken wir ja auch kaltes Wasser und fragen uns nicht, warum da keine Geschmacksstoffe drin sind. Heißes Wasser trinke ich den ganzen Tag über, was insofern gut für mich passt, weil ich schnell friere. Generell trinke ich über den Tag verteilt zweieinhalb bis drei Liter Wasser und tue das sehr bewusst. Dabei merke ich, dass mein Hungergefühl, gefolgt von Zwischendurch-Naschen, sich gar nicht mehr so in den Vordergrund spielt, wie es früher der Fall war.

Dass ich mich wirklich auf diese drei Mahlzeiten und das Trinken von Wasser beschränken kann, gibt mir Struktur. Ich achte auch auf die richtigen Abstände der Mahlzeiten, was zumindest beim Drehen nicht ganz einfach ist. Ich packe mir inzwischen lieber auch mal selbst gesunde Sachen ein (Obst, Mandeln, getrocknete Pflaumen, Reiscracker) und esse sie dann, wenn ich es für richtig halte, und nicht, wenn gerade etwas zur Verfügung steht. Diese Form der Tagesroutine hilft mir, kraftvoll den Tag zu meistern.

Die **zweite Säule** ist die Bewegung bzw. der Sport. Egal welcher. Ob Tanzen, Schwimmen, Fußball – Hauptsache, der Puls geht hoch. Ich achte darauf, dass ich mindestens zweimal in der Woche eine Form von Sport mache. Kleinigkeiten erledige ich zwischendurch so oft wie möglich mit dem Fahrrad. Regelmäßig spiele ich Tennis. Ich bekomme dabei den Kopf frei und ich mag das Spielerische, auch wenn ich dabei einen gewissen Kampfgeist entwickle.

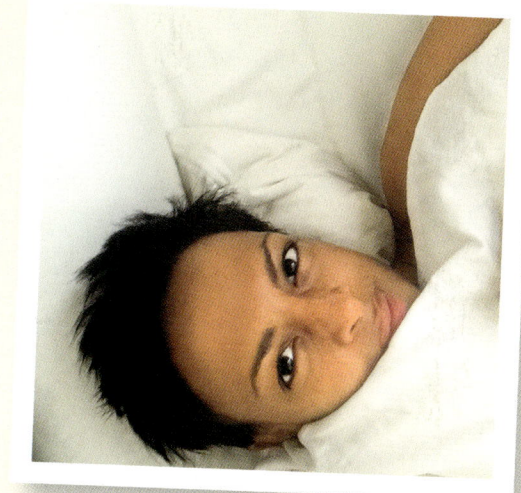

Meine **dritte Säule** ist der Schlaf. Früher konnte ich immer ohne Probleme schlafen, an jeder Ecke, in jedem Stuhl, in jeder Position. Ich habe einfach die Augen geschlossen und konnte mich ausruhen. Das klappte irgendwann überhaupt nicht mehr, weil mein Kopfkino nicht aufhörte, sich zu drehen. Eines Tages musste ich Wege finden, um mein Schlafproblem zu bewältigen. Der wichtigste und oft unterschätzte Punkt ist beim Thema Schlaf die Ernährung – erst durch eine Ernährungsumstellung (feste Zeiten, die richtigen Mengen …) hat sich mein Schlaf fundamental verbessert. Weiterhin sind auch Meditation, Yoga und Atemtechniken tolle Wege, um runterzukommen und um am nächsten Tag mit neuer Lebensenergie und einem ausgeschlafenen Körper und Geist wieder aufzuwachen.

Diese drei Wege zu mehr Balance habe ich durch Ayurveda gelernt, alles unter dem Blickwinkel des achtsamen Umgangs mit mir selbst. Wie gesagt, es fällt mir nicht immer leicht in meinem unsteten Leben, aber zumindest bin ich so weit, die Folgen zu erkennen. Heute achte ich wesentlich mehr auf mich.

Meditier doch mal!

Meditation kenne ich nun schon seit langer Zeit. Leider gab es aber auch lange Phasen, in denen ich nicht drangeblieben bin. Die ersten Erfahrungen habe ich mit Transzendentaler Meditation gemacht. Ich belegte einen Kurs (und der war nicht billig) und bekam zum Schluss ein Mantra mit auf den Weg, das ich niemandem verraten durfte. Heute kann man Mantras im Netz nachlesen und Einführungen in die Meditation sind kostenfrei.

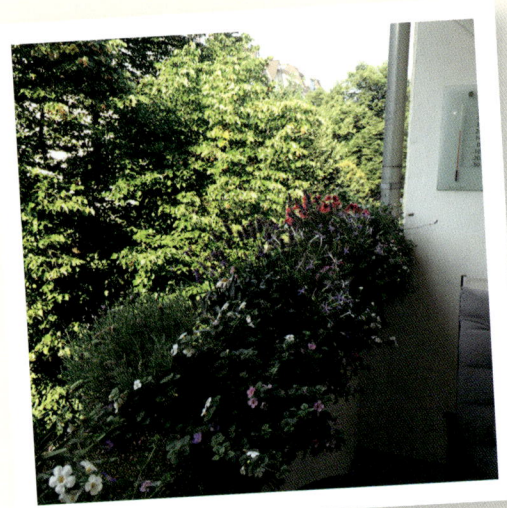

Ja, die Zeiten ändern sich. Diesen „heiligen" Ablauf beizubehalten, fiel mir nicht leicht, und irgendwann habe ich gänzlich die Lust daran verloren. Ich glaube, das Leichte und Spielerische an der Meditation fehlten mir ganz einfach. Wobei ich die Stille und dieses Ganz-bei-sich-Ankommen immer sehr geschätzt habe. Leider ist aber auch die Frustration darüber, wenn mein Kopfkino nicht aufhört zu laufen, sehr groß. Doch gerade dagegen hilft Meditation.

Meditation bedeutet kurz gesagt: den Verstand zu beobachten, ohne sich zu involvieren, ohne an den Gedanken festzuhalten, ohne zu bewerten. Gedanken sind ein ewig fließender Fluss. Innerhalb der 24 Stunden eines Tages gehen uns zwischen 50.000 und 60.000 Gedanken durch den Kopf, die unsere Denkweise bestimmen und unseren Verstand beschäftigen. Und das an jedem Tag! Wir leben also 24 Stunden mit unserem Kopf und unserer Denkweise. Und die erste Eigenschaft unserer Gedanken ist, uns permanent in die Zukunft oder in die Vergangenheit zu katapultieren. Wir sind fast ausschließlich mit dem einen oder dem anderen beschäftigt. Das ist die Aufgabe der Gedanken. Es ist aber auch das Dilemma von vielen Menschen, dass wir das Jetzt, diesen Augenblick, schlicht und einfach verpassen. Ein Beispiel: Stellen Sie sich vor, Sie stehen am Straßenrand einer vierspurigen Schnellstraße. Die Autos, die Busse fahren an Ihnen vorbei und Sie kommentieren doch auch nicht jedes Fahrzeug: „Ein rotes Auto, schau mal, ein Bus." Oder: „Der Lastwagen ist ja groß." Die Fahrzeuge sind wie unsere Gedanken, wir lassen sie vorbeiziehen. Der Verstand nimmt uns jedes Mal in die Vergangenheit, die schon vorbei ist, oder in die Zu-

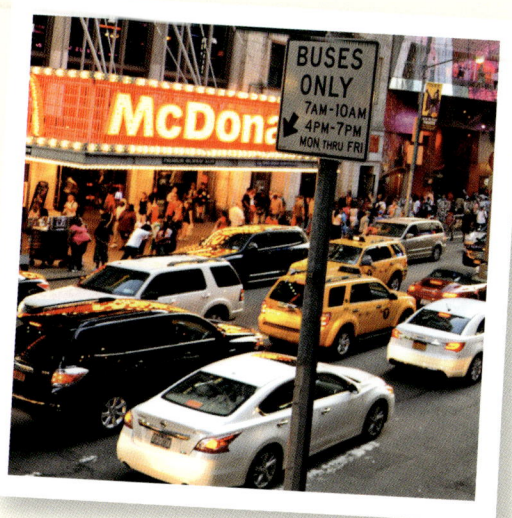

kunft, die wir nicht kennen. Meditation bedeutet, jeweils im jetzigen Augenblick zu leben, von Moment zu Moment. Das ist der Zustand der Meditation.

Ich praktiziere zwei grundlegend verschiedene Meditationsformen. Es gibt die aktive Meditation, bei der getanzt, der Körper geschüttelt oder anders bewegt werden kann. Bei dieser Meditationsweise geht es darum, den Körper zu bewegen, um anschließend in eine Form der Entspannung zu kommen und schließlich in die Meditation einzutreten. Denn solange unser Körper nicht entspannt ist, können wir uns dem Geist (dem Kopf oder der Denkweise) nicht richtig zuwenden, denn die Gedanken können uns so schnell umtreiben, dass wir nicht den Zustand des Moments erreichen.

Bei der nicht aktiven Meditation sitze oder liege ich und konzentriere mich auf das Einströmen und Ausströmen meines Atems. Dabei kann man verschiede Dinge ausprobieren: etwa mit oder ohne Musik meditieren (indische Meditationsmusik, z. B. mit Mantra). Richtiger Gesang wirkt allerdings schnell ablenkend.

Ich sitze dabei auf einem Meditationskissen, etwas erhöht, im Schneidersitz. Das ist vorteilhaft, damit ich längere Zeit ohne unruhige Bewegung verharren kann. Auf jeden Fall sollten sich die Füße berühren, sie können auch gerade ausgestreckt sein. Die Hände sollten ineinanderliegen oder sie liegen auf den Knien auf und es berührt einer der vier Finger (Zeigefinger, Mittelfinger, Ringfinger, kleiner Finger) den Daumen.

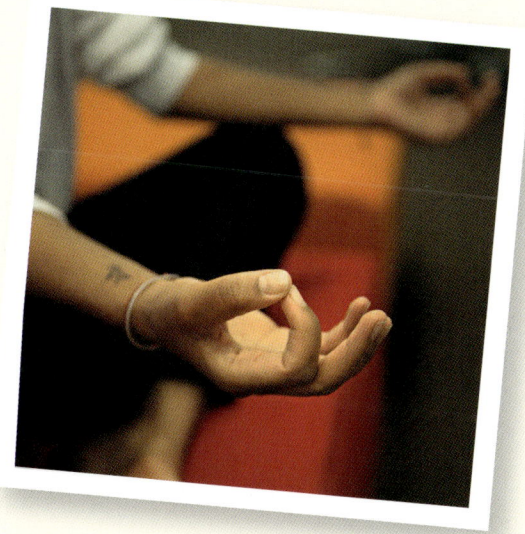

Bei dieser Handhaltung geht es um einen geschlossenen Energiekreislauf. Die Energie soll im Körper bleiben. Das ist die Ausgangsposition. Man kann sie auch im Liegen einnehmen. Dann achte ich nur auf den Atem, manchmal begleite ich das auch mit meiner inneren Stimme: „einatmen – ausatmen", um mich auf den Vorgang des Atmens zu konzentrieren.

Ich habe mit fünf Minuten angefangen, dann steige ich (ohne körperliche Betätigung) für weitere fünf Minuten in den Zustand der Meditation ein.

Nach dem Meditieren stehe ich auf und gehe sehr langsam und bewusst im Raum umher, mit leicht geöffneten Augen. Dabei bleibe ich ganz und gar bei mir, mein Sichtradius beträgt etwa einen Meter vor meinen Füßen. Und ich setze und rolle bewusst jeden Fuß auf und ab. Ich beobachte, wie mein Fuß die Erde berührt und wie er sie wieder verlässt. Denn man kann auch gehen, ohne zu gehen. Ich kann mein Gedankenkarussell für einen kleinen Moment anhalten. Wie gesagt, es ist wichtig, die Gedanken ziehen zu lassen. Nichts festzuhalten. Dem Atem zu folgen.

Finden Sie Ihren eigenen Weg zur Meditation

Nehmen Sie die Meditation niemals zu schwer, zu ernsthaft. Lassen Sie sie spielerisch sein. Machen Sie sie aufrichtig! Wenn Sie eine halbe Stunde meditieren wollen, nehmen Sie sich auch eine halbe Stunde Zeit. Ernsthaftigkeit ist wichtig, Verbissenheit verkehrt. Meditation wird uns passieren, wir können sie nicht wollen, wir können für den Zustand nur den Raum schaffen. Dafür gibt es verschiedene Methoden. Man kann auch nicht sagen, es sei richtig, nur am Morgen oder nur am Abend zu meditieren. Finden Sie Ihre Zeit. Und die ist für jeden anders. Finden Sie heraus, welche Meditation Ihnen Freude und Spaß bringt, auch wenn es nur einmal im Monat sein sollte. Sie werden die Zeit, die Ihnen guttut, nach einer Weile finden.

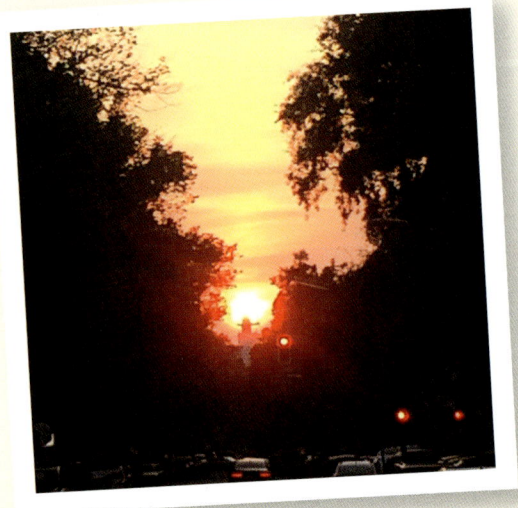

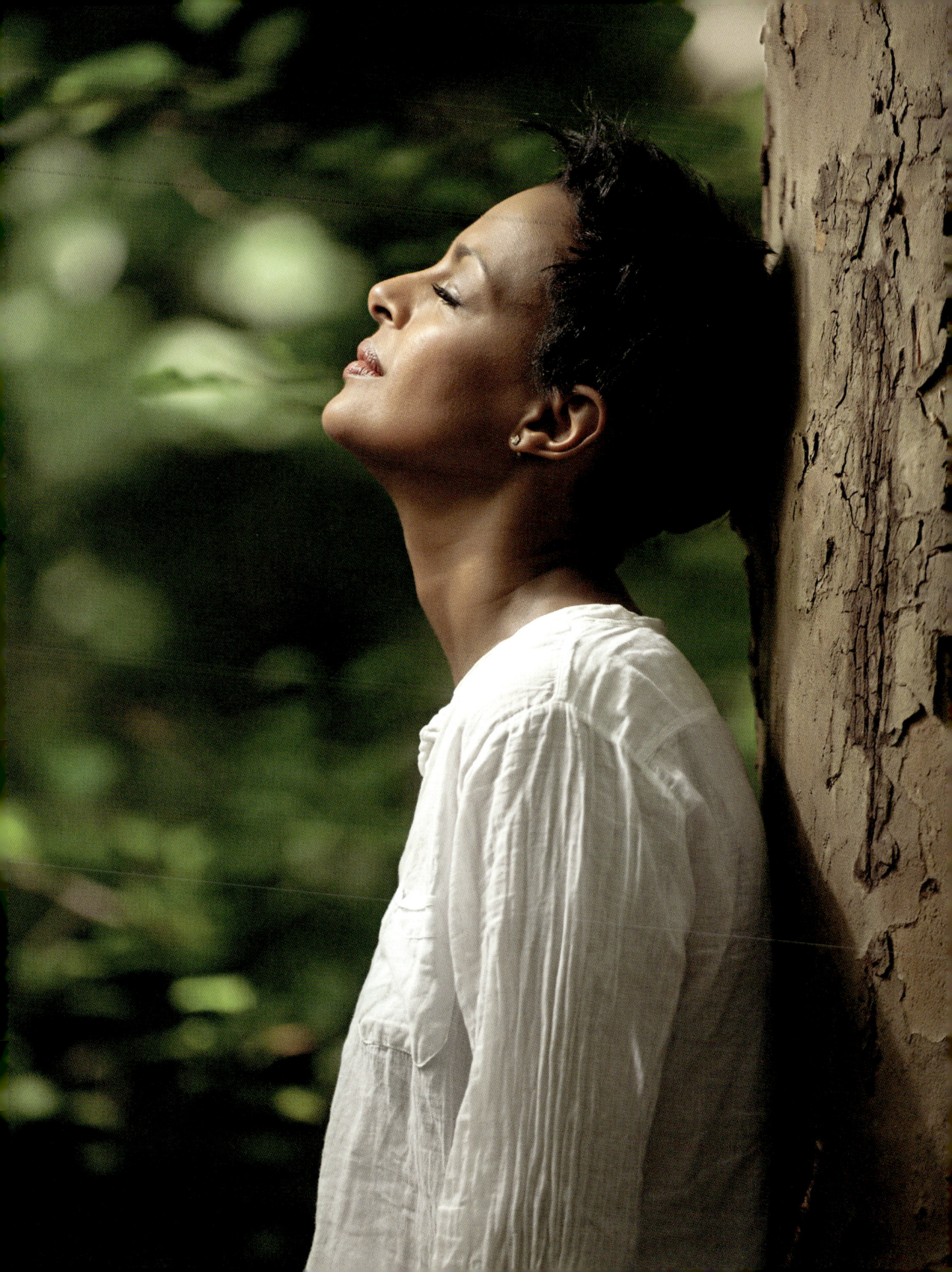

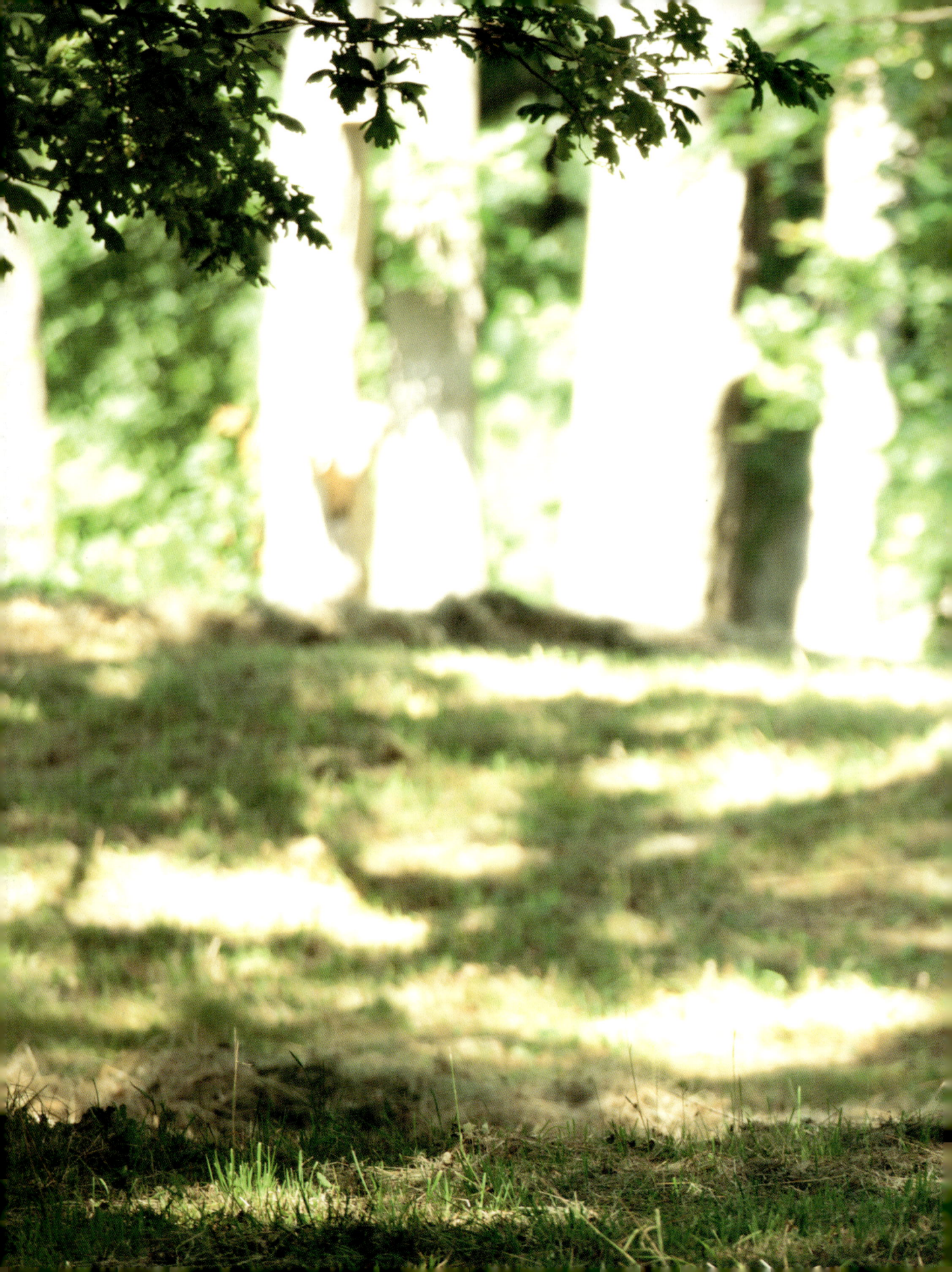

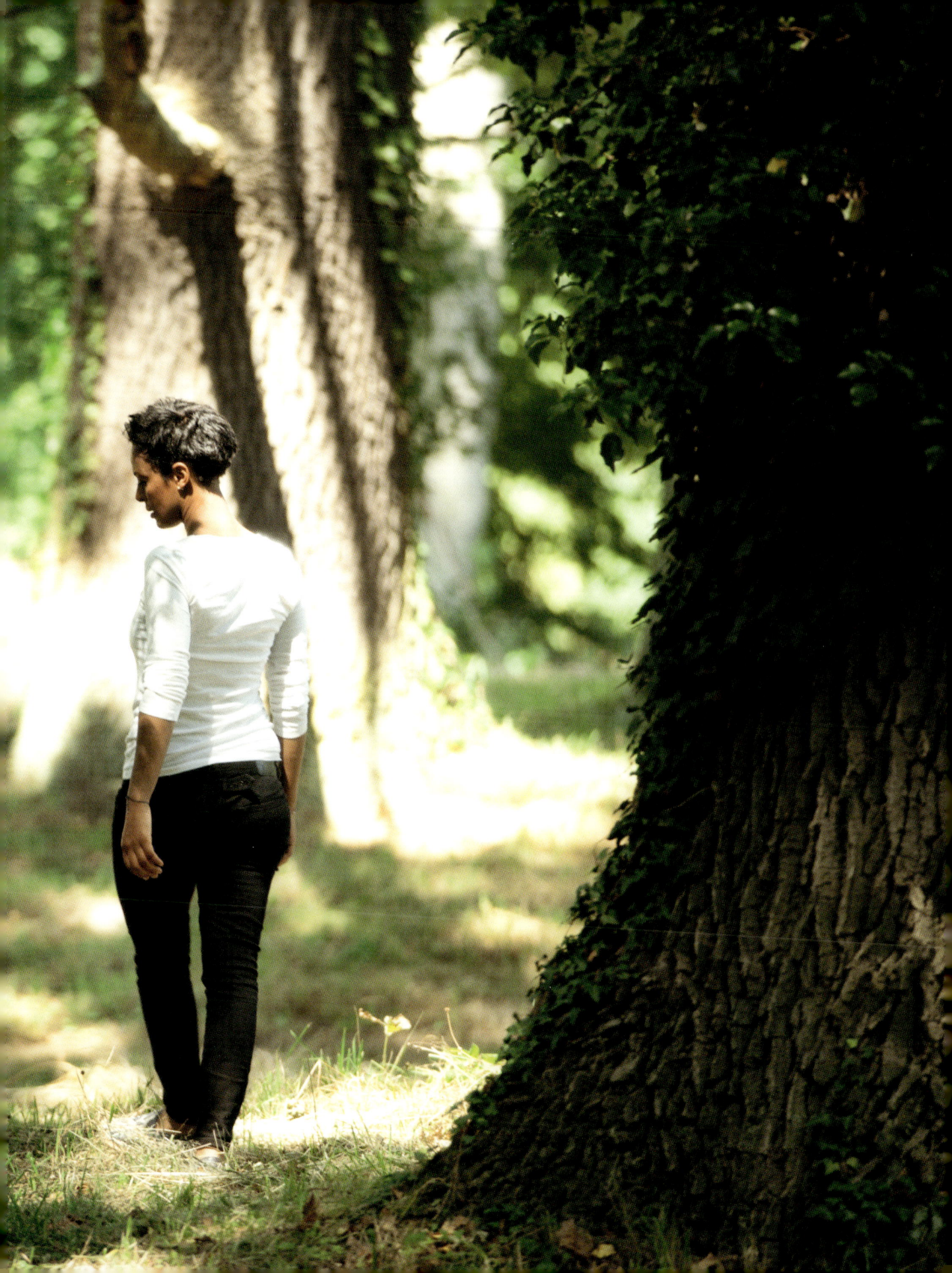

Energiemanagement mit Dr. Bauhofer

Gibt es einen Unterschied zwischen physischer und psychischer Energie?

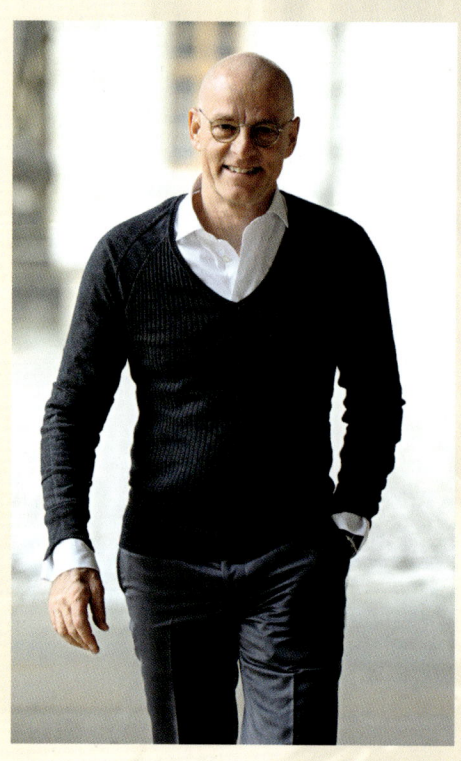

Im ayurvedischen Verständnis bilden Geist und Körper eine Einheit. Mentale Prozesse werden stets von entsprechenden physiologischen und biochemischen Vorgängen begleitet. Ein großer Neurowissenschaftler hat es mal so ausgedrückt: „Es gibt keinen aggressiven Gedanken ohne ein aggressives Molekül." Ebenso wenig entsteht kein glücklicher Gedanke ohne ein glückliches Molekül oder einen Molekülcocktail. Bei einem harmonischen Wechselspiel der drei Doshas Vata, Pitta und Kapha fühlen wir uns voller Energie und Kraft, leistungsstark und vital. Unser Geist ist ausgeglichen, zufrieden, fröhlich und zuversichtlich. In der ayurvedischen Terminologie nennt man diesen psychischen energetischen Zustand sattvisch. Denn die sogenannten drei Gunas Sattva, Rajas und Tamas beschreiben unsere mentale energetische Verfassung. Das Spiel der Doshas beeinflusst die Dominanz eines Gunas und umgekehrt. Was immer wir unserem Geist antun, färbt auf unseren Körper ab. Ebenso gilt: Es wirkt sich auf unseren Geist aus, wie wir unseren Körper füttern.

Kann man durch gezieltes Training langfristige und kurzfristige Ziele erreichen? Wie kommt man z. B. runter?

Natürlich. Letztlich ist doch all das, was wir tagtäglich tun, nichts anderes als Training. All unsere Gewohnheiten sind eingeübt – meist durch fortwährende Wiederholung. Dazu gehören unsere Ess-, Trink-, Schlaf-, Bewegungs- oder Aktivitätsgewohnheiten. Man weiß heute, dass die Art, wie wir älter werden, nicht so sehr von unserer genetischen Disposition als vielmehr von unserer Lebensweise abhängt. Darum ist es wichtig, sich über Energiespender und Energieräuber im eigenen Leben bewusst zu werden und darauf zu achten, dass unsere Energiebilanz nicht fortwährend negativ ist. Am sinnvollsten nimmt man sich in kleinen Etappen vor, schädliche Gewohnheiten, also Energieräuber, durch gesundheitsfördernde, also Energiespender, zu ersetzen. Wenn man sich überdreht fühlt, ist ausreichend Schlaf besonders wichtig. Meditation schafft tiefe Ruhe und stärkt die Stressresistenz.

Durch welche Maßnahmen kann man gestörte Doshas harmonisieren? Wie kann man einen Selbstheilungsprozess initiieren, auf psychischer wie physischer Ebene?

Bei einer ayurvedischen Therapie kreist man die Dosha-Störung von so vielen Seiten wie möglich ein und bombardiert sie mit verschiedenen Maßnahmen, die ihr entgegenwirken. Dabei arbeitet man mit einer Fülle von Behandlungsstrategien sowohl auf physischer als auch psychischer Ebene, wie natürliche Heilmittel, Ernährung, Entgiftung, Bewegung, Meditation, Yogaübungen, Aromen, Klänge usw. All diese unterschiedlichen Verfahren greifen ineinander, unterstützen und verstärken sich gegenseitig in ihrer Wirkung. Sie müssen aber für jede Dosha-Störung spezifisch zusammengestellt werden. Darum ist die Therapie nicht für jeden Menschen gleich, sondern auf seine ganz individuelle Situation abgestimmt. Letztlich dient sie dazu, die Selbstheilungskräfte und regulativen Prozesse zu aktivieren und zu stärken, sodass sich das Geist-Körper-System wieder in sein natürliches Gleichgewicht einschwingen kann.

Sind die Stresssymptome bei den unterschiedlichen Konstitutionstypen gleich oder unterscheiden sie sich? Falls sie sich unterscheiden, geht man dann auch unterschiedlich gegen sie vor?

Die Natur hat die Stressreaktion als einen Überlebensreflex konzipiert. Rein physiologisch betrachtet läuft er bei jedem Menschen gleich ab. Der Körper mobilisiert all seine energetischen Ressourcen, um adäquat mit einer Gefahrensituation umzugehen. In der heutigen Zeit ist der Stressreflex jedoch zu einer der bedeutendsten Krankheitsursachen mutiert, sodass die Weltgesundheitsorganisation WHO Stress zum bedrohlichsten Gesundheitsproblem des 21. Jahrhunderts erklärt hat.

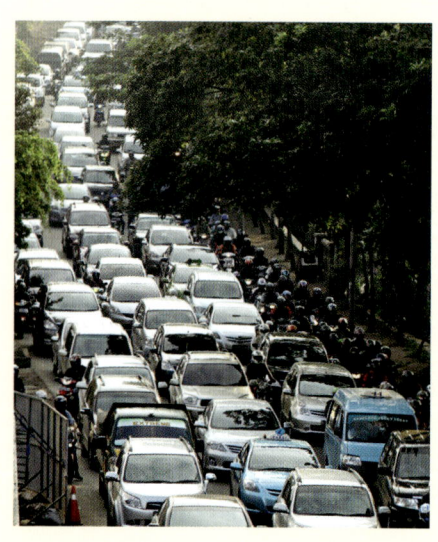

Obgleich beispielsweise in einem Verkehrsstau oder im Büro durch ein unerwartetes Projekt unser Leben nicht in Gefahr ist, reagiert der Körper häufig mit dem Stressreflex. Durch Dauerstress entstehen dann sehr häufig Krankheiten. Dennoch reagieren die unterschiedlichen Konstitutionstypen verschiedenartig auf Stress. Der Vata-Mensch wird eher hektisch und nervös, der Pitta-Mensch aggressiv und gereizt, der Kapha-Mensch bleibt eher gelassen und ruhig. Jeder Konstitutionstyp geht jedoch adäquat mit einer Herausforderung um, wenn seine Doshas in einem für ihn charakteristischen Gleichgewicht schwingen – jeder natürlich seiner Persönlichkeit entsprechend. Wie bei jeder anderen Erkrankung geht man in der ayurvedischen Medizin bei Stresssymptomen dann ganz gezielt und spezifisch gegen die Störung des Dosha-Gleichgewichts vor. Bei einer Kapha-Stressstörung, die sich durch Übergewicht, Trägheit, Antriebslosigkeit oder Entscheidungsunlust äußern kann, sieht die Therapie ganz anders aus als bei einem Pitta-Schub, der sich z. B. durch Gereiztheit, Verdauungsstörungen, Reizmagen, Übersäuerung oder Bluthochdruck manifestiert.

Wie wichtig ist Ernährung? Kann man durch Ernährung den Energielevel heben oder senken?

Unsere Ernährung ist essenziell. Von dem Philosophen und Anthropologen Ludwig Feuerbach stammt der Satz „Man ist, was man isst". Machen wir uns zunächst einmal Folgendes bewusst: Unser Körper hat keine gemeißelte Struktur, er verändert sich unentwegt, erschafft sich ständig neu – er ist ein Prozess. Sieben Millionen Zellen bildet er jede Sekunde, 600 Milliarden jeden Tag. Der Körper, der morgens aufsteht, ist ein ganz anderer als der, der abends ins Bett gegangen ist. Es ist also durchaus nichts Triviales, dass Sie sich morgens im Spiegel immer als die gleiche Person wiedererkennen – obgleich Sie damit an manchen Tagen auch Ihre Schwierigkeiten haben mögen. Nun stellt sich die Frage, aus welchem Material sich unser Körper immer wieder zusammenbaut. Die Antwort bringt uns zu der Ausgangsfrage zurück: aus dem, was wir ihm zum Essen, zum Trinken und zum Atmen geben. Aus den Tomaten, Nudeln, Zucchini, Äpfeln, dem Bier, dem Wein, dem Schnaps oder dem guten Wasser werden unsere Nase, unsere Augen, unsere Leber, unser Herz und unser Gehirn. Wenn wir „Müll" essen, was soll dann aus unserem Körper werden? Zum Ersten ist also die Qualität unserer Nahrung von entscheidender Bedeutung. Zum Zweiten spielt jedoch die Funktionstüchtigkeit unserer Verdauung und unseres Stoffwechsels eine herausragende Rolle. In der ayurvedischen Terminologie sprechen wir von Agni. Wenn Ihr Agni, Ihr Verdauungs- und Stoffwechselfeuer, nicht richtig brennt, verwerten Sie Ihre Nahrung nicht gut. Der Wirkungsgrad der Energieumwandlung aus Ihrer Nahrung ist eingeschränkt. Aus diesem Grund sollten Sie neben der Qualität Ihrer Nahrung auch auf Ihre Verdauungskraft achten und sie pflegen. Sie schwankt je nach Alter, Tages-, Jahreszeit und Wetter, nach augenblicklicher Dosha-Konstellation und nach Konstitutionstyp.

Darum ein kleiner Tipp: Wenn Sie sich nach dem Essen klar, leicht und energievoll fühlen, haben Sie Ihr Agni nicht überlastet. Wenn Sie sich müde, träge und antriebslos erleben, haben Sie – gemessen an Ihrer individuellen Verdauungskraft – zu viel oder zu schwer gegessen. Dann besteht die Gefahr, dass die Art, wie Sie sich ernähren, nicht zu Ihrem wichtigsten Energiespender, sondern zu einem Energieräuber mutiert.

Wie viel Zeit muss man für Umstellungen investieren?

Keine. Unser Leben besteht aus Gewohnheiten. Ayurveda bedeutet „das Wissen vom Leben" oder „das Wissen von den Gesetzen des Lebens". Das beinhaltet natürlich auch das Wissen von gesunden und heilsamen Gewohnheiten. Sich auf eine ayurvedische Lebensweise einzustimmen, bedeutet darum eigentlich nur, in kleinen Schritten Gewohnheiten anzunehmen, die den Gesetzen des Lebens entsprechen. Das erfordert keine zusätzliche Zeit, sondern den Wunsch, sich wieder besser zu spüren sowie respektvoll und achtsam

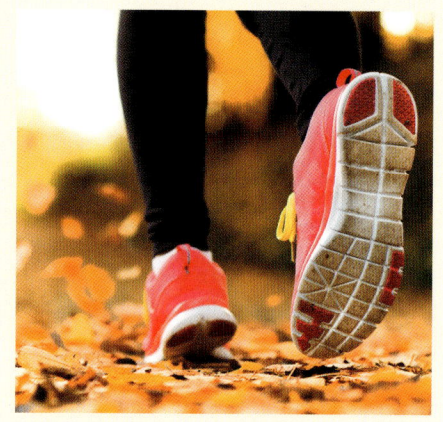

mit sich selbst umzugehen. Genau darum geht es auch letztlich bei einer ayurvedischen Therapie: Sensibilität dafür zu entwickeln und zu stärken, was einem guttut und was einem schadet. Das Konzept dafür heißt im Ayurveda Satmya. Übersetzt bedeutet Satmya „meine Wahrheit". Der eigenen Wahrheit zu folgen, also den Gesetzen, die das Leben in der Balance halten, bildet die Basis für Gesundheit und Wohlbefinden. Dazu gehören all die unterschiedlichen Bereiche unseres Lebens, sei es Ernährung, seien es die Schlafgewohnheiten, seien es Bewegung, Beruf, Partnerschaft, Menschen, mit denen wir uns umgeben, wohin wir in den Urlaub fahren – einfach unser ganzes Leben. Es erfordert also keine zusätzliche Zeit, sich umzustellen, sondern die Bereitschaft und etwas Mut. Auch den Mut, mit möglichen Konventionen zu brechen oder nicht zu tun, was andere von uns erwarten, uns aber schadet. Wichtig dabei ist, sich nicht gleich zu viele Veränderungen zuzumuten, sondern sich in kleinen Schritten immer mehr auf die eigene Wahrheit zuzubewegen. All das fasst Goethe in seinem *Torquato Tasso* so schön zusammen, wenn er die Prinzessin sagen lässt: „Ach, dass wir doch, dem reinen stillen Wink des Herzens nachzugehen, so sehr verlernen! Ganz leise spricht ein Gott in unsrer Brust, ganz leise, ganz vernehmlich, zeigt uns an, was zu ergreifen ist und was zu fliehn."

Adrenalin ist doch nötig, um Aufgaben bewältigen zu können, oder? Ist das nur negativ?

Ganz und gar nicht. Die Natur hat uns ja mit Bedacht mit den Stresshormonen Adrenalin, Noradrenalin und Cortisol ausgestattet. Unterschiedliche Lebensumstände erfordern adäquate physiologische Reaktionen. Wenn wir viel zu tun haben und von Terminen gejagt werden, muss sich der Körper anders darauf einstellen, als wenn wir entspannt am Meer liegen. Wichtig ist dabei stets, dass unser Organismus so flexibel bleibt, dass er sich von einer Beanspruchung auch wieder schnell erholt. Diese Fähigkeit nennt man Resilienz. Aus ayurvedischer Sicht entscheidet das fluide Spiel der Doshas darüber, ob der Organismus in sich unablässig wandelnden Umständen eine stabile und dabei gleichzeitig elastische Balance zu bewahren vermag. Darum sollte man sich nach Phasen der Belastung immer Perioden der Regeneration gönnen, um sein Energiekonto nicht zu strapazieren.

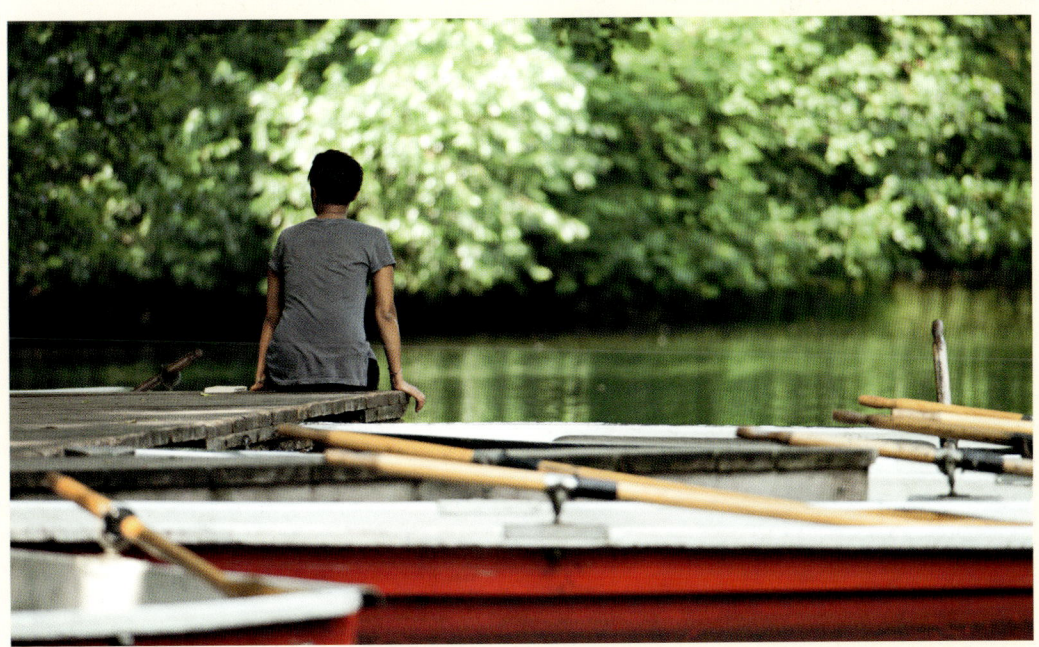

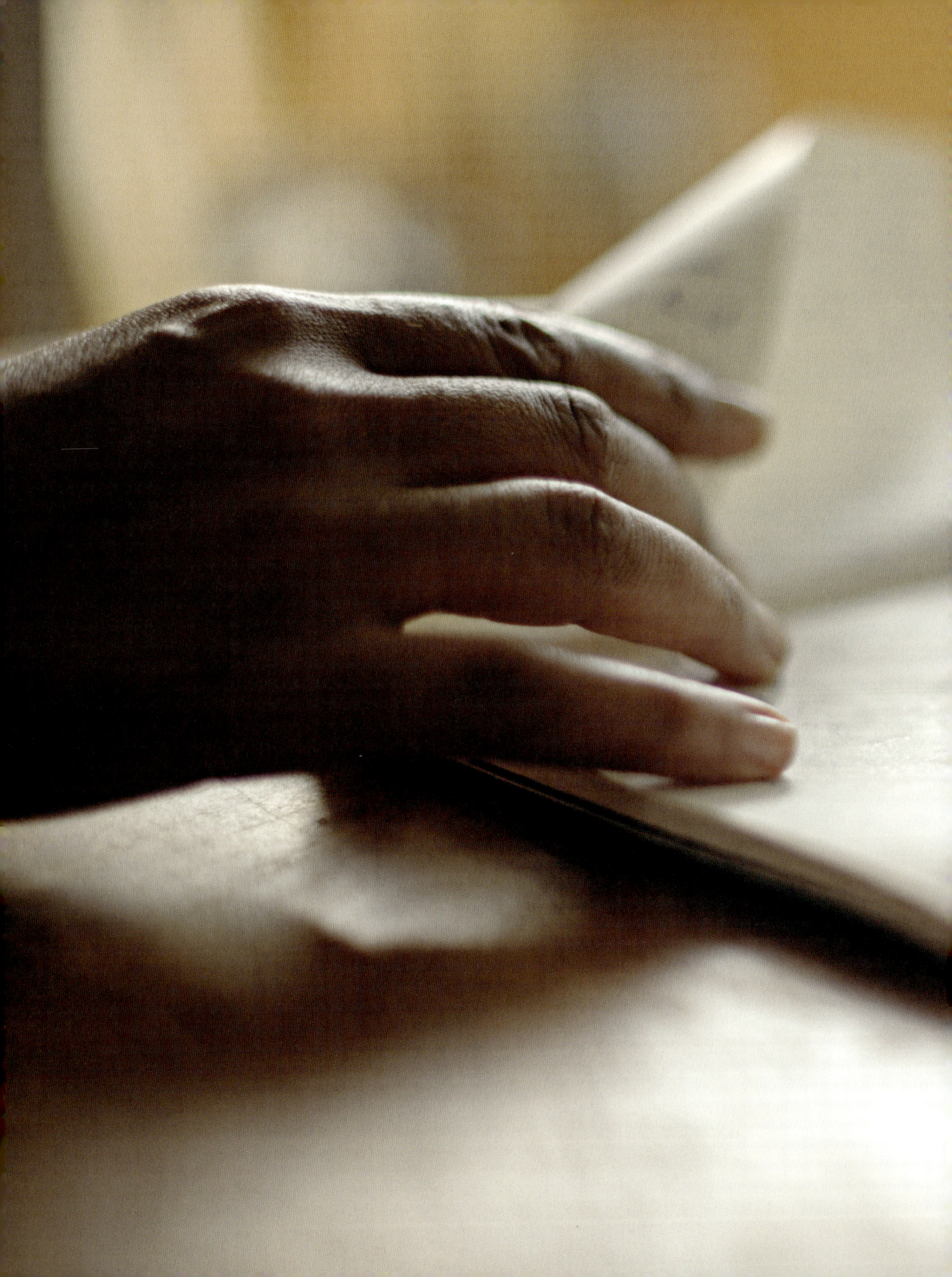

Mein Ayurveda-Tagebuch

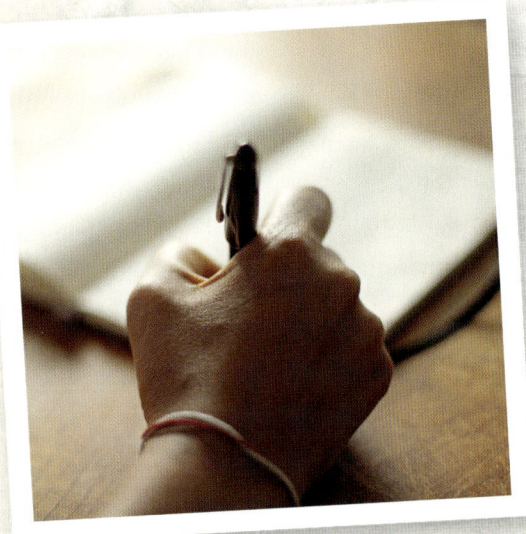

Geht's noch?
Ayurveda in sieben Tagen?

Eine Ayurveda-Kur bedeutet in der Regel zwei bis drei Wochen Auszeit. Bin ich wieder zu Hause, ist ein Leben nach ayurvedischen Prinzipien für mich leider nur zur Hälfte möglich. Manche alten Gewohnheiten schleifen sich schnell wieder ein. Deswegen tut mir eine Auffrischung auch immer wieder gut. Kürzlich hatte ich das Gefühl, dass es dringend nötig wäre. Nur hatte ich eigentlich keine Zeit dafür. Ja, ich weiß, Ayurveda und wenig Zeit sind nicht die richtige Kombination. Aber irgendwie schaffe ich es gerade nicht, langfristig zu planen. Ich bewundere, nein, ich beneide Menschen, die genau wissen, wo und welchen Urlaub sie in acht Monaten oder in einem Jahr machen. In meinem Job ist es schwierig, so weit vorauszuplanen. Das rede ich mir zumindest ein, also organisiere ich alles sehr kurzfristig. Ich meine wirklich kurzfristig. So habe ich schon seit einem halben Jahr vor, wieder eine Ayurveda-Kur zu machen, es kamen aber immer Termine dazwischen. Doch dann schreibt mir plötzlich am Mittwochabend eine Freundin, dass sie jetzt zu einer Kur aufbricht, und ob ich nicht mitfahren möchte …

Mallorca?

In der Nacht wandern die Gedanken von meiner linken Gehirnhälfte zur rechten und zurück. Am Donnerstagmorgen checke ich meinen Kalender, was ich alles absagen muss, darunter ist leider auch der Besuch eines Konzerts von Daniel Barenboim am Klavier mit den Berliner Philharmonikern, dirigiert von Sir Simon Rattle. Darauf hatte ich mich nun wirklich gefreut. Alle Termine ließen sich leicht verschieben. Jetzt bin ich ganz schnell und kontaktiere das Ayurveda-Resort auf Mallorca. Mallorca, ja, richtig gelesen. Hallo? Ich gestehe, das ist bislang nicht wirklich meine Insel, ich habe einen Sack voller Vorurteile, obwohl so viele meiner Kollegen dort ein Apartment oder ein Haus besitzen oder dort immer wieder Urlaub machen. Das 17. Bundesland im Ausland, das wollte ich nun wirklich nicht für meine Kur aussuchen, wo ich doch seit 13 Jahren immer nach Sri Lanka oder Indien fliege, um Körper und Geist zu reinigen. Aber ich frage nach, ob sie ganz spontan von Samstag an für eine Woche ein Zimmer mit Behandlung haben. Ungläubig wird nachgehakt, ob ich den nächsten Samstag – den übernächsten Tag –

meine. Ich bejahe. Es klappt. Nun heißt es Flug buchen. Am Nachmittag steht alles. Ich werde eine Woche abtauchen, um dieses Buch fertig zu schreiben und meine Gedanken zu sortieren. Nun muss ich nur noch meinem Mann Bescheid sagen und meine Eltern informieren, denen ich eigentlich versprochen habe, bei der Wohnungsrenovierung zu helfen: „Ich bin kurz mal weg …"

Den Koffer schaffe ich erst am Samstagmorgen zu packen, ich habe am Freitag noch einen Schauspiel-Workshop, der meine ganze Aufmerksamkeit beansprucht. Aber das Schöne bei einer Ayurveda-Kur ist ja, dass man nicht viel braucht. Leichte Kleidung ganz easy und locker, Flip-Flops, damit nach der Behandlung die Schuhe nicht ölig werden. Und etwas Sportliches für Yoga und Meditation. Manchmal gibt es auch einen Swimmingpool, dort im Ayurveda-Resort auf Mallorca auch, aber eigentlich badet man während der ayurvedischen Behandlung nicht im Pool oder Meer.

Mein Tagesablauf:

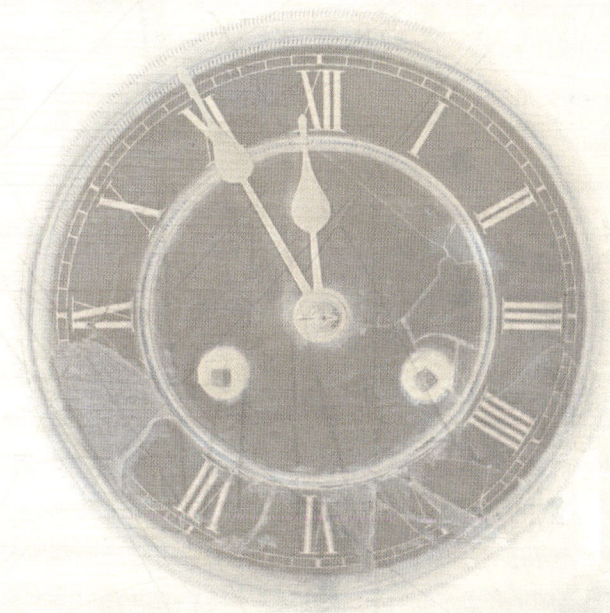

7 Uhr Yoga

8 Uhr Frühstück

13 Uhr Mittagessen

15 Uhr Tee

17 Uhr Meditation

19 Uhr Abendessen

Zwischen Frühstück und Meditation bekommt man seine Behandlungen. Es gibt einen Kochkurs, einen Vortrag über Ayurveda und es wird auch angeboten, einen Ausflug zu unternehmen. Was ich aus eigener Erfahrung allerdings nicht wirklich empfehle.

Das Chaos bleibt zu Hause

Auf dem Flug schießen mir immer wieder dieselben Gedanken durch den Kopf: Geht's dir eigentlich noch ganz gut? Dieses Chaos zu hinterlassen, dann ist auch noch der Fernseher kaputtgegangen und am Montag spielt Deutschland sein erstes WM-Spiel in Brasilien, die Familie kann nicht fernsehen. Kann ich das alles meinem Mann so überlassen? Und doch bin ich überglücklich, diesen Schritt zu tun. Ich versuche, anderen und mir noch einzureden: „Leute, ich ARBEITE, ich RECHERCHIERE. Das ist nicht nur schön." Mein Mann kennt mich lang genug und sagt: „Genieße es, hörst du? Genieße es!" Diese Sätze schwirren in meinem Kopf, als ich im Flugzeug sitze und es endlich abhebt.

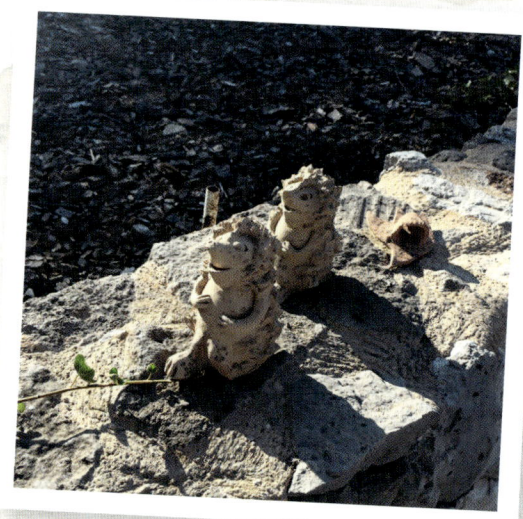

Fazit: Von heute an bin ich gut zu mir!

House of Silence

Am Flughafen soll ich abgeholt werden, am Meetingpoint. Und das auf Mallorca, wo Deutsche, Engländer und Spanier aufgeregt mit Kindern und ohne Kinder durcheinanderwuseln. Plötzlich sehe ich einen gut gelaunten Mann in rotem T-Shirt mit meinem Namen auf einem Schild. Er begrüßt mich überaus freundlich, wir sind gleich beim Du, und er sammelt noch zwei weitere Gäste aus der Schweiz ein, die sich noch schnell das letzte Schlemmerfrühstück im Flughafenrestaurant mit Käse, Schinken und Kaffee gönnen. Für das Schweizer Ehepaar ist es die erste Ayurveda-Kur und beide sind sehr gespannt.

Wir fahren etwa 20 Minuten bis zu unserer Oase. Mallorca ist im Landesinneren ja eher kahl und wüstenähnlich, genau diese Ruhe breitet sich schon während der Autofahrt in mir aus. Und doch bin ich noch nicht ganz angekommen nach meiner überstürzten Abreise aus Berlin.

Bärbel, eine temperamentvolle Frau, begrüßt uns herzlich im Ayurveda Mallorca House of Silence. Geschwind zeigt sie mir die wichtigsten Stationen, mein Zimmer und den Gemeinschaftsraum, in dem für die Rastlosen sogar ein Fernseher steht. Dann gehen wir quer über das Gelände, das mit einzelnen Gärten sehr schön angelegt ist. Überall stehen Elefantenskulpturen. Hinter mir höre ich die Frage, ob es hier auch „echte" Elefanten gibt …

Werde ich da satt?

Nach dem Rundgang begeben wir uns in den Speisesaal. Die anderen Gäste sind bereits beim Mittagessen, es wird auf der Terrasse gespeist, für schlechtes Wetter gibt es einen Innenraum neben der Küche. Wir begrüßen uns, jeder stellt sich mit seinem Vornamen vor, manche sogar mit der Stadt, aus der sie sind. Ulm, Stuttgart und noch jemand aus der Schweiz. Das Essen ist lecker, wir werden am Tisch bedient, es gibt kein Buffet. Über die kleine Portion staune ich, da ich mich mit einem mitleidigen Blick auf den 110-Kilo-Mann aus der Schweiz frage, ob ICH hier satt werde. Man versichert mir gleich, es gebe Nachschlag, wenn man möchte. Während des Essens merke ich jedoch, dass die Menge absolut ausreichend ist. Wieder sind meine Augen größer und im Vorfeld hungriger als mein Magen. Liegt da ein Kindheitstrauma versteckt? Habe ich irgendwann mal Hunger gelitten, weil ich oft glaube, von meiner Essensportion nicht satt zu werden? Wohl kaum.
Fazit: Hör auf, so gierig zu sein!

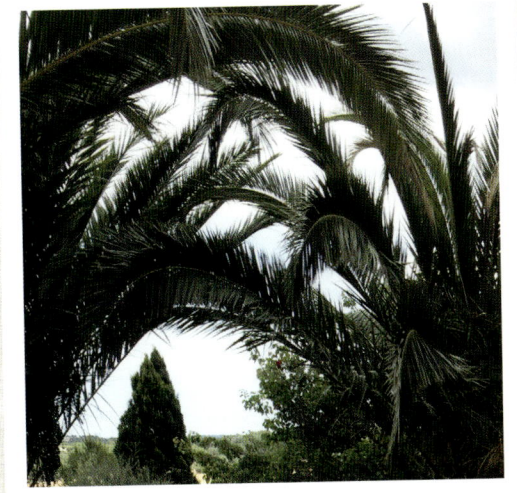

Hallo Doc!

Am frühen Nachmittag habe ich die Konsultation bei Dr. Susil, einem jungen sympathischen singhalesischen Arzt. Ich ertappe mich bei der Frage, welche Erfahrung er denn wohl schon hat. Meine Zweifel legen sich jedoch schnell in unserem Gespräch. Und er sagt, dass ich nach 13 Jahren Ayurveda bereits schon eine von ihnen sei, was mich zunächst irritiert, da ich denke, er hält mich für eine Landsmännin, was im Übrigen nicht wenige in Sri Lanka und Indien getan haben. Wir klären das Missverständnis auf. Er meint ganz einfach, dass er bei mir nicht mehr bei null anfangen muss, weil ich bereits Erfahrungen mit Ayurveda-Therapien habe. Er legt mir einen zweiseitigen Fragenkatalog vor, den ich ausfülle: eigene Krankheiten, Krankheiten in der Familie, Beschwerden, Medikamenteneinnahme, Stuhl, Urin.
Das geht schon sehr ins Detail. Was in Deutschland eine eher unangenehme Sache ist, über die man selten spricht, selbst mit dem Hausarzt nicht. Er will noch meine Zunge sehen, testet meine Haut und fühlt dann – das Wichtigste für den Arzt – meinen Puls. Anhand der Pulsdiagnose stellt er das Ungleichgewicht meiner Doshas fest.

Am Nachmittag ist eine Fußmassage zur Einstimmung auf die nächsten Tage vorgesehen. Leider verpasse ich meine ersten 40 Minuten, weil ich zu spät komme. Wie kann man in einem Resort, in dem es kaum Ablenkung gibt, zu spät sein? Na ja. Das ist durchaus typisch für mich. Ich, die sonst alle Termine halbwegs im Kopf hat, schaffe es immer, in den ersten zwei Tagen alles durcheinanderzubringen. Ich bin dann zur falschen Zeit am falschen Ort. Typisch, wie gesagt.

Fazit: Alles mit Muße tun.

Ayurveda-Kur: Tag 1

Mücke & Meditation

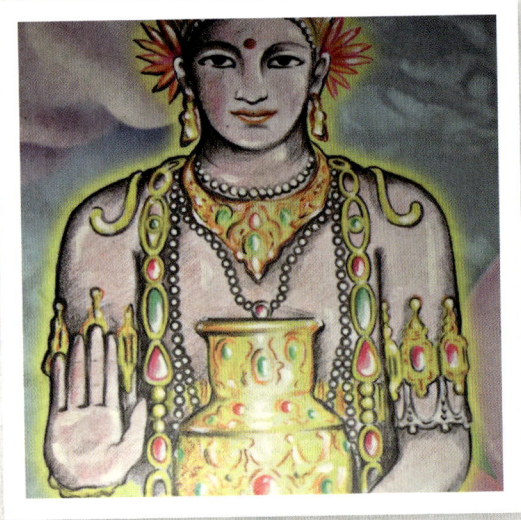

Die erste Nacht ist okay, bis auf eine Mücke, die sich immer wieder für mein Blut und in meiner Fantasie insbesondere für mein Gesicht, meinen Nacken und Hals interessiert. Also Licht an, Licht aus, ich versuche, sie gefühlte 100-mal zu erledigen. Ich weiß, auch sie ist ein Geschöpf Gottes. Aber die Folgen eines Mückenstichs sind für mich zu unangenehm, als dass ich sie nicht erledigen möchte. Ich bin völlig gerädert, als schließlich um 6.45 Uhr der Wecker klingelt. Um 7 Uhr beginnt die Meditation. Ich beschließe hinzugehen, da ich mir vorstelle, dort einfach weiterschlafen zu können.

Wir meditieren draußen, was nach dem Gewitter in der letzten Nacht eine Wohltat ist. Die Luft ist frisch und angenehm auf der Haut. Zehn Minuten atmen und zehn Minuten nur hören, also den Geräuschen lauschen, und dann zehn Minuten bewusstes Gehen im Kreis. Es klingt absurd, auch während ich es gerade aufschreibe, aber es tut so gut. Vor allem dieses langsame, bewusste Abrollen der Füße nach der Meditation. Ich spüre plötzlich, wie langsam ich eigentlich sein kann und wie schön das ist. Ich, die sonst am liebsten rennt, springt und das Tempo vorgibt.

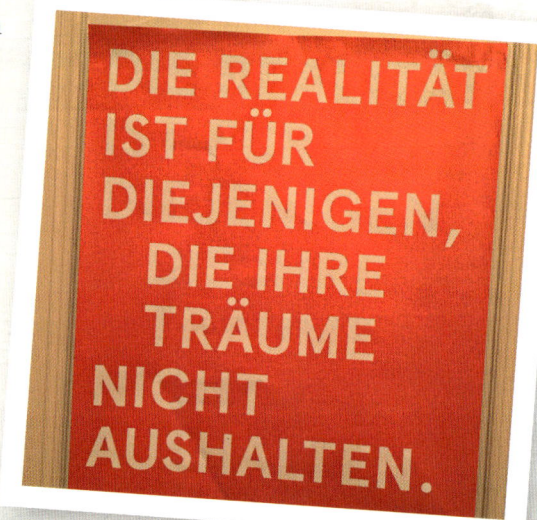

DIE REALITÄT IST FÜR DIEJENIGEN, DIE IHRE TRÄUME NICHT AUSHALTEN.

BabaBuba-Land

Um 14.20 Uhr, nach einem köstlichen Mittagessen, gehe ich – bereits im Bademantel – zum Behandlungshaus wieder quer über das Grundstück. Ich werde von Niluka, der Frau von Dr. Susil, begrüßt. Sie führt mich in einen Raum mit einer Liege. Ein Stuhl steht daneben, dunkelrote Handtücher liegen auf dem Boden. Den Bademantel soll ich ausziehen, mich nackig bis auf den Slip auf den Stuhl setzen. Das ist zunächst ein bisschen befremdlich, schließlich bin ich ihr vor einer Minute das erste Mal be-

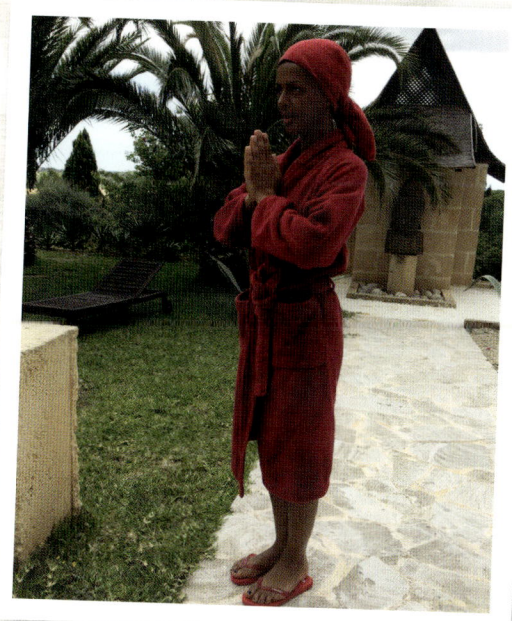

gegnet. Aber sie macht das mit einer Selbstverständlichkeit, die jegliche Scham sofort verfliegen lässt. Warmes Öl wird mir über die Schultern gegossen. Dann beginnt sie mit einer sagenhaften Schulter- und Kopfmassage. Das Öl wird mir auf die Stirn gegossen, eingeklopft und über den ganzen Kopf verstrichen. Zuerst ziept es ganz schön – ich habe sehr trockene Haare und bis die das Öl aufsaugen, dauert es einige Zeit. Dann gebe ich mich einfach nur noch hin und genieße. Ich bin ganz benommen, als ich nach 20 Minuten gebeten werde, mich auf die Liege zu legen. Jetzt ist der ganze Körper dran, nach zehn Minuten bin ich bereits im BabaBuba-Land, wie der Sohn meiner Freundin immer sagte, wenn er schlafen gehen sollte. Niluka knockt mich dermaßen aus, dass ich, als ich mich auf den Bauch legen soll, nicht einmal mehr weiß, wo ich bin. Am Ende der zwei Stunden stehe ich völlig benommen und überglücklich auf und sage ihr: „Wow, you knocked me out!" Was sie im ersten Moment nicht als Kompliment versteht, bis ich erkläre: „No, no, it was very good, very good!"

Fazit: Nichts ist schöner als loslassen.

Ayurveda-Kur: Tag 2
Fluss der Gedanken

Um 6.45 Uhr klingelt wieder der Wecker. Benommen wackele ich zur Meditation. Die Meditation ist „der Hit". Heute machen wir eine „dynamische Meditation". Meditation bedeutet, den Geist zu beobachten, und der Kopf besteht aus dem Fluss der Gedanken, der 24 Stunden am Tag in Bewegung ist. Selbst wenn wir schlafen und träumen. Es gibt zwei verschiedene Meditationen, die wir hier praktizieren: die „aktive Meditation" und die „nicht aktive Meditation". Die nicht aktive bedeutet, dass wir still sitzen und uns auf den Atem konzentrieren oder uns hinlegen. Bei der aktiven Meditation heißt es dagegen: Tanze, schüttle deinen Körper! Da tun wir erst etwas Aktives mit unserem Körper, um auf diesem Weg in einen Zustand der Meditation zu kommen. Die aktive und nicht aktive Mediation kann man täglich abwechseln.

Ich bin ja soooo sensibel …

Nach dem Mittagessen möchte ich mich kurz mal in die Hängematte legen und einfach nur in den Himmel schauen. Das habe ich als Kind so oft gemacht. Im grünen Gras liegen und nur den blauen Himmel ansehen. Das liebte ich, in diesen Momenten habe ich die ganze Welt um mich herum vergessen. Also, auf in die Hängematte! Beim dritten

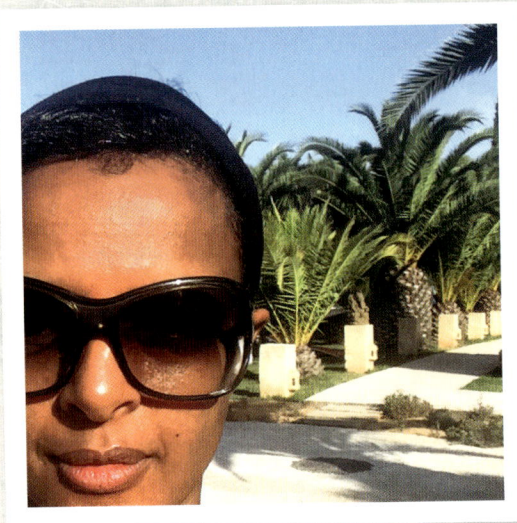

Anlauf – ich schiebe es auf meinen mittlerweile etwas trägen Körper – komme ich so halbwegs in die Hängematte, nur um drei Sekunden später eine 180-Grad-Drehung Richtung Erde zu machen. Mit einem lauten Rums liege ich am Boden. Für einen Moment weiß ich nicht, wo oben und unten ist, und der einzige blöde Gedanke, der mir durch den Kopf geht, ist: Hoffentlich hat das jetzt keiner gesehen! Der zweite Gedanke: Mein Arm ist gebrochen! Ich habe mir noch nie etwas gebrochen, aber die Schmerzen beim Aufstehen sind groß. Mir ist nicht klar, wie dieses biestige Ding mich abwerfen konnte. Zum Wundenlecken begebe ich mich auf die nächste Liege und diagnostiziere „bestimmt eine Gehirnerschütterung". Ich bin eigentlich nicht so wehleidig, aber in diesen Momenten einer Ayurveda-Kur, auch wenn ich erst den zweiten Tag hier bin, bin ich sooo sensibel. Am Nachmittag bekomme ich eine Extra-Massage für meinen lädierten Rücken. Schon mal zur Vorbeugung. Am Abend kommt dann mit vier Stunden Verspätung wegen Gewitter meine Schweizer Freundin Yolanda an. Es gibt viel zu erzählen und ich bin froh, hier eine Vertraute zu wissen.

Fazit: Auch Abhängen will gelernt sein.

Ayurveda-Kur: Tag 3
Ausgerechnet Yoga!

Die Nacht ist der Horror. Ich bin vom Yoga überdehnt, das passiert mir leider immer wieder, wenn ich nach längerer Pause wieder mit Yoga anfange, und ich beschließe zum hundertsten Mal, jetzt wieder täglich Yogaübungen zu machen und nicht wieder für ein halbes Jahr auszusetzen. Ich weiß nicht, wie ich liegen soll, verfluche alles. Mein ganzer Rücken schmerzt, krampft. Am liebsten würde ich jetzt eine Tablette nehmen, aber dann brauche ich diese Kur ja nicht machen. Also muss ich da jetzt durch.

Ich bin sogar noch vor dem Wecker wach, denke, dass Meditation jetzt guttut. Als ich im Kursraum erscheine, wird mir eröffnet, dass heute Morgen Yoga dran ist. Ausgerechnet! Okay, also Augen zu und durch. Es hilft ja nichts und es kann ja nur besser werden. Ich bewege mich wie eine alte Oma, die eine Gehstütze braucht. Alles schmerzt. Die Stunde halte ich nur durch, weil ich ans Frühstück denke, von dem ich heute definitiv zwei Portionen verdrücken werde. Ich bin ein guter Esser, wenn es mir nicht gut geht. Dann brauche ich die Energie. Beim Frühstück nasche

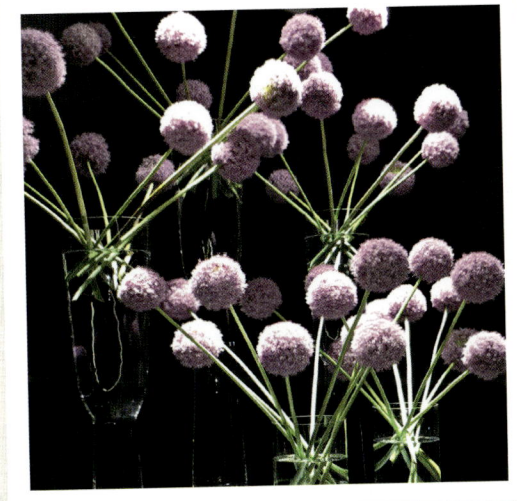

ich, nachdem ich mein eigenes aufgegessen habe, erst bei meiner Freundin Yolanda. Bis mir angeboten wird, dass ich ruhig noch einen Nachschlag bekommen kann. Ich weiß, ich wirke verfressen, aber das macht mir nichts. Ich brauche das jetzt.

Die Massagebehandlung ist wieder einmalig: Gesichtsmassage, Körpermassage, Stirnguss, bei dem mir das warme Öl zehn Minuten lang über die Stirn fließt und mich wirklich in einen geistigen Ruhezustand bringt. Ich will aber auch ehrlich sein und erinnere mich: Bei meinen ersten drei Kuren war ich davon kein Fan. Mal war mir das Öl nicht warm genug, mal der Guss zu unregelmäßig. Ich glaube, mein Geist hat früher Ruhe äußerst ungern zugelassen. Das gelingt mir jetzt hervorragend. Ich bin gleich abgetaucht. In einen Zustand zwischen Schlaf und Meditation. Einfach herrlich!

Kochen mit Liebe

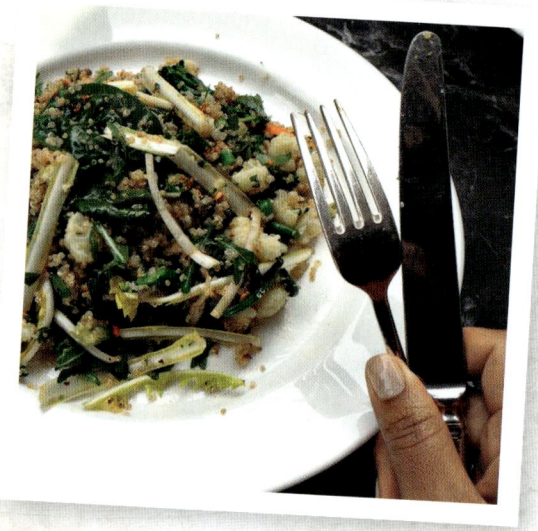

Am Nachmittag wird ein Kochkurs angeboten.
Rakesch, unser Koch, weist uns in die Grundlagen
der ayurvedischen Ernährung ein. Wir kochen gemeinsam unser Abendessen für elf Personen, das
heißt, vor allem er kocht und erklärt, während wir
assistieren und zuschauen. Es ist ein heiteres Bei-
sammensein und Rakesch bleibt ganz gelassen,
als wir fünf Frauen immer wieder staunend naive
Fragen stellen. Bislang hat es doch auch geschmeckt, oder? Das Abendessen nehmen
wir auf meine Initiative hin wieder draußen ein. Die vielen Gewitter, die gern am Nachmittag oder in der Nacht runterkommen, zwingen uns oft, im Haus zu essen. Heute nicht
– es ist eine herrliche Nacht, alle sitzen draußen.
Fazit: „Genieße es, hörst du? Genieße es!"

Ayurveda-Kur: Tag 4
Mal nicht funktionieren

Beim nach unten schauenden Hund im Yoga habe ich mich so überdehnt, dass mein
unterer Rücken immer noch schmerzt. Ich weiß gar nicht, wie ich sitzen oder liegen
soll. Klar, dass ich jetzt nicht unbedingt scharf auf Yoga bin, deshalb werde ich heute den
Wecker nicht stellen und einfach sehen, was passiert. Wache ich früh genug auf, dann
gehe ich hin. Ansonsten gönne ich mir das Ausschlafen. Da ich früh im Bett bin, habe
ich leider eine hellwache Phase gegen 3.30 Uhr morgens. Ich hasse das, es macht mich
wütend, weil ich nichts schöner finde, als tief und fest zu schlafen und vor allem durchzu-
schlafen. Das ist ein Geschenk. Ich schnappe mir ein Klatschblatt und lese, bis ich wieder
einschlafe. Mein mitgebrachtes Buch will ich nicht lesen, weil mein Gehirn um diese Zeit
nicht wirklich zum Verarbeiten anspruchsvollerer Inhalte fähig ist. Das Rein-Raus und
Wieder-Vergessen bei der Zeitschriftenlektüre kommt mir entgegen. Etwa um 5.30 Uhr
schlafe ich wieder ein. Aus dem Schlaf werde ich vom Toktoktok des Rasensprengers
gerissen. Es ist 8 Uhr. Ja, ich habe Yoga geschwänzt, ein kleines Triumphgefühl stellt sich
ein. Ich bin zufrieden, mal nicht funktioniert zu haben.

Es brennt wie Hölle!

Heute schmeckt mir gar nichts. Also lasse ich das Frühstück angeknabbert stehen. Nach einer wohltuenden Massage von Rosa wird mein Gesicht für eine leichte Form von Nasyam vorbereitet. Da ist eine Warnung angebracht, denn hierbei werden vier Tropfen eines Öls in das Nasenloch geträufelt und einmassiert – das Besondere: Es brennt wie Hölle. Die Nebenhöhlen, die Stirn, die Nase, der Rachen – alles brennt für zehn Minuten. Ich verfluche Rosa innerlich, ich kenne dieses Verfahren zwar schon, aber ich dachte, heute stünde die leichte Variante auf dem Programm. Von wegen! Anschließend muss ich alles in ein Schälchen ausspucken, was sich da so ansammelt. Und der Arzt schaut sich das an. Ich kenne wahrlich Schöneres, aber wenn es hilft … Nach 15 Minuten, einer gefühlten Ewigkeit, ist der Schmerz weg. Ich fühle mich total erschöpft und darf mich noch weitere zehn Minuten erholen. Weitere Anweisung: zwei Stunden nicht in die Sonne, nicht in den Wind, am besten ab ins Bett und ruhen. Das lasse ich mir nicht zweimal sagen und schleppe mich aufs Zimmer. Ich muss zugeben, danach sind die Sinne wirklich frei und ich fühle mich richtig gut.

Alles, alles geht vorbei!

Eine Ayurveda-Kur und ihre Anwendungen können je nach bestehendem Gemütszustand für gewisse Emotionsausbrüche sorgen. Das weiß ich aus eigener Erfahrung. Heute ist Blondie dran, eine patente Frau in den Vierzigern vom Tegernsee. Sie fühlt sich wie in die Pubertät zurückgeworfen, mit großen Gefühlsschwankungen, vor allem nach unten. Ich merke es an ihrer Beharrlichkeit, wie sie auf Ihrem Arzttermin besteht, als der sich etwas verschieben soll. Dabei haben wir eigentlich alle Zeit der Welt. Es ist es doch kein Problem, eine halbe Stunde zu warten! Nein, jetzt ist sie dran, sie warte eh schon 20 Minuten, sagt sie und macht einen kleinen Aufstand. Für mich kein Problem. Dr. Susil und ich unterbrechen unser Gespräch. Zugegebenermaßen haben wir etwas überzogen. Ich kenne das mit den Emotionen. Bei meiner ersten Ayurveda-Kur auf Sri Lanka habe ich ja drei Tage durchgeheult und mich in meinem Weltschmerz gesuhlt. Danach konnte ich alles abschütteln und es ging mir wunderbar. Das muss man einfach wissen, so etwas kann passieren; es *muss* nicht passieren, aber es *kann*. Und wichtig ist auch: Es geht vorbei! Dr. Susil sagt mir zu diesem Thema, dass er oft Patienten hier habe, die sich beklagen, sie seien schließlich nicht hier, damit es ihnen schlechter gehe, sondern besser. Und die drohten dann damit, ihre Kur kurz entschlossen abzubrechen und abzureisen. Er kann aber mittlerweile die Dauer solcher Emotionen ganz gut einschätzen und bittet sie, einfach abzuwarten, ob es am nächsten oder übernächsten Tag nicht besser werde. Dann könnten sie immer noch abreisen. Nach zwei oder drei Tagen sei der Spuk meistens vorbei und bislang sind alle geblieben. Lektion des Tages: Auch der schlimmste Zustand geht vorüber!

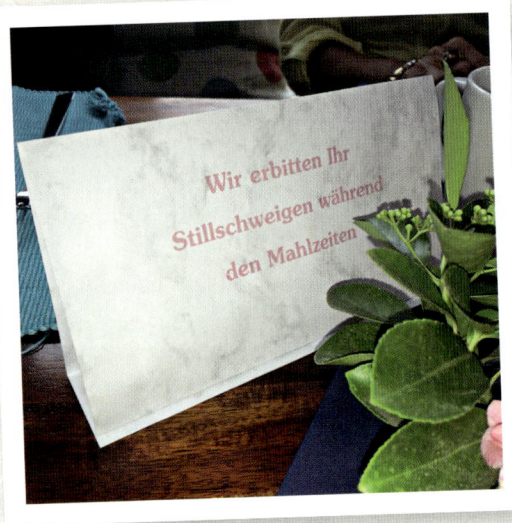

Ayurveda-Kur: Tag 5
Silentium!

Es ist 6.15 Uhr und ich wache von ganz allein auf! Gestern Abend habe ich noch lange mit Gina und Petra, zwei Österreicherinnen, geratscht. Irgendwie rächt sich das heute. Ich sehne mich nach Ruhe, ich möchte, dass meine Gedanken bei mir bleiben und um mich und in mir kreisen. Also beschließe ich, nach dem Yoga beim Frühstück allein zu sitzen. Denn an diese wunderbaren Schilder auf den Tischen mit der Aufschrift „Wir erbitten Ihr Stillschweigen während der Mahlzeiten!" hält sich keiner. Heute wünsche ich mir Stillschweigen. Ich gebe den anderen Bescheid, dass ich heute schweigen möchte, damit sie mich nicht für ganz durchgedreht halten, und setze mich allein zum Frühstück.

Im Schwitzkasten

Die Behandlung heute ist wieder großartig, ganz anders, aber klasse. Erst bekomme ich wieder eine Kopfmassage, bei der mir Öl aufs Haupt geklopft wird. Meine Haare ziepen jetzt auch nicht mehr. Sie sind bereits von Öl durchtränkt. Dann wird mein Körper mit einer warmen Massage vorbereitet, damit ich im Anschluss die Pindasveda-Stempel-Massage erhalten kann. Dabei werden handtellergroße, mit Kräutern gefüllte Kissen in sehr warmes Öl getränkt und auf dem Körper abgedrückt. Am Anfang sind die Kissen noch sehr heiß. Nach und nach kühlen sie ab und werden auf dem Körper entlanggestrichen. Das fühlt sich herrlich an! Diese Massage mochte ich schon immer, auch wenn ich mich währenddessen immer ein bisschen wie ein Stempelkissen fühle. Anschließend werde ich in den Schwitzkasten genommen. Ein sargähnliches Gehäuse wird aufgeklappt und ich lege mich auf eine Liege mit einem Handtuch. Dann wird die Kiste zugeklappt. Oben schaut nur noch mein Kopf raus, unten werden Töpfe mit heißem Wasser und Kräutern platziert und der Dampf steigt auf. Ich liebe Dampfbäder, soll diese aber wegen meiner Pitta-Störung eigentlich nur in Maßen genießen. Ich mache es auch nur kurz, damit die Toxine aus dem Körper geschwemmt werden. Mein Kopf wird durch kalte Tücher geschützt. Die Behandlung wird mit einer Fuß-Bein-Massage beendet

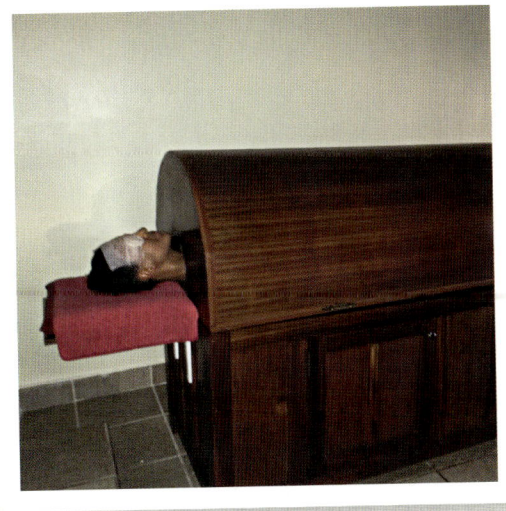

und hinterher fühle ich mich wie im siebten Himmel. Beim Essen ist mir noch immer nicht nach Unterhaltung, also lasse ich mir kurzerhand ein bisschen Watte geben und stecke sie mir in die Ohren. Fazit: Nimm deine Bedürfnisse ernst.

Ayurveda-Kur: Tag 6
Yoga mit Rosa

Der Wecker klingelt mich wieder aus meinem Traum und so sehr ich mir Mühe gebe, mich an meinen Traum zu erinnern, es klappt nicht. Kurz nach dem Aufwachen scheint alles noch so klar und deutlich. Nach dem ersten Hasten ins Bad, zum Zähneputzen und auf die Toilette, habe ich leider alles vergessen. Schade, wird doch gesagt, dass die Träume deinen momentanen Zustand widerspiegeln. Und momentan träume ich schon recht viel. Wenn ich mich nur erinnern könnte … Also, auf zur Yogastunde bei Rosa. Ich frage mich, warum man Yogis immer schon auf zehn Meter Entfernung erkennt. Das ist natürlich ein Klischee, aber Rosa trägt tatsächlich meist weite weiße oder schwarze Puffhosen, ihr Haar hat sie rundherum geschoren, nur am Hinterkopf ist es noch schulterlang, meistens bindet sie es zu einem Zopf oben zusammen und hält es mit einem farbigen Gummi, was dann aussieht wie ein Krönchen. Ich habe sie gefragt, wie sie sich ernährt. Sie ist Vegetarierin, isst Eier und ab und zu trinkt sie auch mal Milch. Und ehrlich gesagt: Man sieht es ihr an. Sie sieht so rein, so klar und weise aus. Sie ist eine klasse, sehr sanfte und sensible Therapeutin. Sie ist diejenige, die mir meinen lädierten Rücken wieder richtet. Und hat tolle Atem- und Yogaübungen für uns am Morgen bereit. Meine anfänglichen Schmerzen im unteren Rücken sind dank der Massagen weg, aber ich scheue mich, ein paar Übungen mit voller Kraft zu machen. Auch das darf mal sein. Dafür mache ich heute die vorbereitenden Übungen zur Brücke. Die habe ich bisher immer nur in Indien hinbekommen. Es scheint, als würde sich mein Körper daran erinnern.

Es sollte auch mal gesagt sein, dass Yoga im ursprünglichen Sinn der Vorbereitung zur Meditation diente. Also dieses ganze Power Yoga und so weiter, das mag ja als Sport ganz gut sein, aber eigentlich gilt es vor allem, den Körper durch den tiefen Atem für die Meditation vorzubereiten. Und die Meditation ist ein wichtiger Bestandteil des Ayurveda, das Wissen vom Leben. Logisch oder?

Fazit: Immer schön langsam!

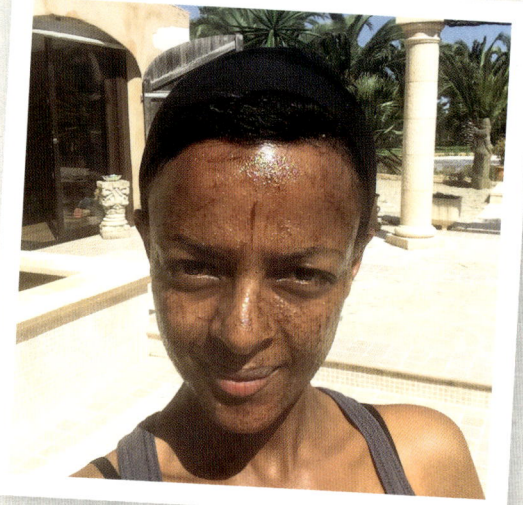

It's no dirt!

Heute steht meine letzte Behandlung für diesen Aufenthalt an und ich werde noch mal so richtig bearbeitet: Wirbelsäulenmassage, Stempel, heiße Wickel und ein Kräuterbad, das im ersten Moment wenig attraktiv wirkt. Wer sich ein schönes Schaumbad in Weiß vorstellt, irrt! Ich steige in eine braune Brühe, und es liegen undefinierbare Wurzeln, Blätter und Kräuter im Badewasser. Mit Rosa scherze ich, sie möge doch bitte den Schmutz aus der Wanne entfernen, worauf sie mich mit großen Augen ansieht und sagt: „De'nescha, (ja, sie lässt immer eine Silbe mitten in meinem Namen weg, hängt dafür immer noch ein a hintendran, was ich ganz reizend finde.) IT IS NO DIRT!!!" Um dann in ein lautes Kichern auszubrechen.

Mir ist fad...

Beim Mittagessen stelle ich erstaunt fest, dass einige sich so sehr langweilen, dass sie sich ein Auto nehmen, um in die Stadt zu fahren. Blondie vom Tegernsee war gestern so unruhig, dass sie darauf bestand, sofort in die Stadt gefahren zu werden, um sich ein Mietauto am Flughafen zu nehmen. Manno, denke ich, der Sinn einer Ayurveda-Kur besteht doch auch gerade darin, sich selbst mal auszuhalten, sich selbst zu begegnen. Ja, wenn man sich selbst begegnen soll, da kann man den Schreck seines Lebens bekommen. So erging es mir auch bei meiner ersten Kur. Das Gute darin ist: Es geht vorbei! Was immer passiert. ES GEHT VORBEI!

Heute finde ich es richtig befreiend, mal nur zu sein, nichts zu wollen, nichts zu müssen! Nur da zu sein. Gina und Petra haben gestern auch gesagt: „Mei, heut ist's aber wirklich fad", und wir lachten. Ja, was passiert denn, wenn wir die Langeweile einfach mal aushalten? Was kommt dann hoch?

Fazit: Mach nichts und begegne dir selbst!

Ayurveda-Kur: Tag 7
Achtung, Yoga!

Gestern habe ich wieder zu lange mit den beiden Österreicherinnen zusammengesessen und Karten gespielt. Das bedeutet, dass mich auch heute der Wecker aus meinem Traum reißt. Zumindest kann ich mich heute noch an die letzten Sequenzen erinnern. Yoga bei Rosa ist großartig, mit dem Sonnengruß, den wir zum ersten Mal alle gemeinsam machen, und dem Asana Kopfstand. Eigentlich auf meinen Wunsch hin, weil ich wissen wollte, was gut gegen meine Schulterschmerzen sei.

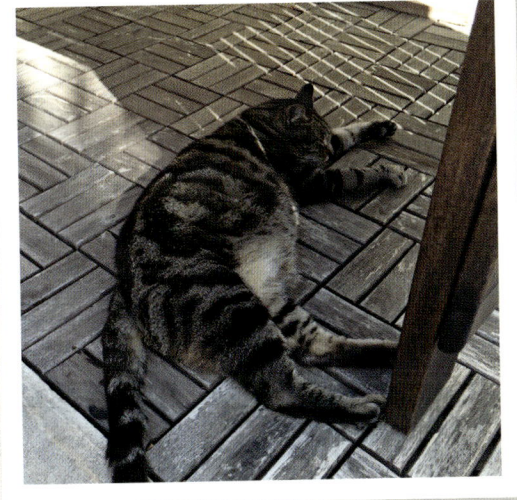

Alle sollen ihn einzeln vorturnen, damit Rosa a) Hilfestellung geben kann und b) keine Verletzungen passieren. Petra, meine österreichische Bekannte, wird als Letzte fast übersehen und will sich drücken. Schließlich muss sie aber auch noch ran. Sie ist so eifrig, alles endlich hinter sich zu bringen – schließlich ist es nicht jedermanns Sache, mit dem Kopf nach unten im Mittelpunkt zu stehen –, dass sie beim Aufrichten Rosa mit dem rechten Fuß dermaßen ins Gesicht schlägt, dass wir alle denken, die komplette obere Zahnreihe habe es zerlegt. Ich stand nur einen halben Meter von Rosa entfernt und sah alles, trotz der Schnelligkeit, in Zeitlupe – wie eine Actionszene im Film. Ich hielt Petras Beine fest, damit sie nicht umfiel. Alle waren geschockt. Zum Glück ist nichts passiert. Fazit: Kopfstand mit Bedacht und Genauigkeit ausführen, es kann sonst zu Unfällen kommen.

Last words

Beim Frühstück ergibt es sich, dass das Schweizer Ehepaar, Blondie und ich am Tisch übrig bleiben und wir uns über die Behandlungen austauschen. Ich denke einen Moment nach und entschließe mich, sie ein bisschen an meinen Erfahrungen teilhaben zu lassen. Über das wirkliche Einlassen auf die Kur und die wenigen Ablenkungen (mit dem Auto nach Palma fahren usw.). Ich ermutige sie, sich doch mal der Langeweile hinzugeben. Es gibt erstauntes Kopfnicken und es findet eine angenehme Annäherung statt. Vielleicht bleibt ja was hängen und sie wagen die restlichen Tage etwas mehr. Ich wünsche jedenfalls viel Erfolg dabei.

Die Abschlusskonsultation rührt mich und frustriert mich zugleich. Ich erwarte immer viel zu viel. Die Unausgeglichenheit meiner Doshas haben sich zwar verringert, was ja schon mal klasse ist, allerdings mein Hauptproblem, das des erhöhten Pittas, das hätte sich schon ein wenig mehr verbessern können. Was verlange ich nach nur einer Woche von meinem Körper? Säße jetzt eine andere Frau vor mir und erzählte mir so etwas, ich würde wahrscheinlich den Kopf schütteln und sagen: „Sachte, Mädchen, das wird schon!" Also versuche ich das nun auch mir selbst zu sagen. Ich höre es zwar nur leise, aber ich bin auch nur ein Mensch. Und ein ungeduldiger noch dazu. Dr. Susil nimmt sich wirklich Zeit für mich. Wir gehen auch die Lebensmittel durch, die ich vermeiden soll. Abschließend betet er für mich und bindet mir dabei ein weißes Gebetsbändchen um das rechte Handgelenk, (das bekam er von seinem Lehrer in Sir Lanka, für den Schutz seiner Heilkunst und seiner Patienten im Ausland). Eine schöne Geste zum Abschluss. Die letzte Fuß-Bein-Massage bei Barbara befördert mich ganz schnell wieder ins Baba-Buba-Land.

Dirk, der Ehemann von Geschäftsführerin Astrid, fährt mich nach kurzer Verabschiedung vom gesamten Betreuungsteam zum Flughafen. Es ist für mich immer wieder erstaunlich, wie nah ich mich den einzelnen Personen fühle. Ist es eine Gabe, so ein Vertrauensverhältnis aufzubauen, oder einfach nur gefühlsduselig? Jedenfalls bin ich schon gerührt beim Abschied, es liegt aber auch sicher daran, dass alle hier etwas für mich getan haben. Ich freue ich mich nicht nur darüber, sondern ich bin auch wirklich von Herzen dankbar.

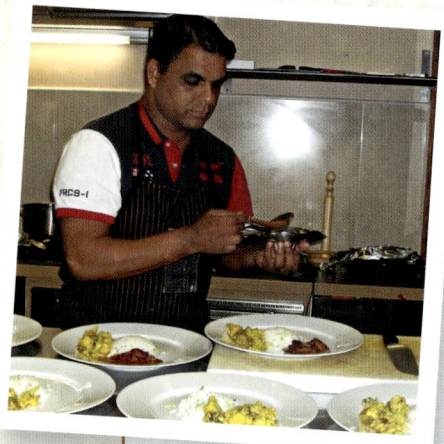

Rakesh, unser Ayurveda-Koch im Ayurveda Mallorca

Rakesh, kannst du ganz kurz umreißen, worum es aus deiner Sicht bei der ayurvedischen Ernährung geht und wie man die Lebensmittel vielleicht in einzelnen Gruppen nach ihrer Wirkung unterscheiden kann?

Ay bedeutet **„Sense of life"**, bestimmt durch die drei Doshas Vata – Luft, Pitta – Feuer, Kapha – Wasser/Erde. Wenn diese drei Doshas in unserem Körper ausgeglichen sind, leben wir in Harmonie mit uns selbst und unserem Planeten Erde. Wenn aber eines dieser drei Doshas nicht ausreichend in uns vorhanden ist, werden wir krank. Das ist wie in der Natur. Wenn es zu viel regnet, gibt es Überschwemmungen, wenn es zu viel Winde gibt, wird die Natur zerstört, etwa durch Orkane. Jeder Mensch hat seine ganz eigene Konstitution. Um die notwendige Ausgewogenheit zu erhalten, sollte jeder darauf achten, dass die Nahrung seiner Konstitution angemessen ist. Im Ayurveda wird das Essen ganz grob in drei Grundarten unterschieden:

Sattva oder sattvisches Essen = pur/rein: Darunter fallen frisches Gemüse, alle Linsen-, Getreide-, Reis-, und manche Nusssorten. Diese Nahrungsmittel sind gut für den Kopf (Mind), sie geben dem Gedächtnis Energie, die Kraft, Dinge anzugehen, Entscheidungen zu treffen, sich zu reorganisieren. Diese Nahrungsmittel sind Wachmacher.

Radjah radjeci Food = Nahrung für den König: Dazu gehören rotes und weißes Fleisch, Fisch, Eier, Käse. Diese Nahrungsmittel produzieren viel Pitta, also Feuer. Sie bringen den Körper in Schwung, jedoch nicht den Kopf. Der Körper agiert schneller als der Kopf. Dieses Essen war den Kriegern vorbehalten – oder modern gesprochen: ist Nahrung für Sportler.

Tamas = Trägheit: Diese wird gefördert durch rotes und weißes Fleisch, Fisch (aus nicht klaren Gewässern, z. B. aus dem Schwarzen Meer oder vietnamesischen Gewässern), Eier, Käse. Hier verhält es sich wie bei Radjah in Kombination mit Alkohol oder Drogen. Von diesen Nahrungsmitteln heißt es, dass sie nicht kreativ machen; die Lebensenergie wird bei diesen Nahrungsmitteln nicht aktiviert. Das Gegenteil ist der Fall.

Meine Lieblingsrezepte von Rakesh:

Gemüse à la Ayurveda Mallorca

Zutaten: Allerlei Gemüsesoerten, je nach Lust und Laune (Paprika, Karotten, Bohnen, usw.), 1 TL Ghee, 1 TL Sesamöl, Salz, Pfeffer

Zubereitung: Alle Gemüsesorten in einem Topf mit heißem Wasser 5 Minuten lang kochen. Danach Probe, ob das Gemüse auch noch bissfest ist. Dann Wasser abgießen und Gemüse mit kaltem Wasser abschrecken, damit das Gemüse die Farbe behält. Etwas Ghee und Sesamöl in eine Pfanne geben. Beides erhitzen und das Gemüse hineingeben. Anschließend salzen und pfeffern.

Dinkelbrei

Zutaten: 100 g Flocken (Dinkel, Hafer etc.), 150 ml Milch (Soja-, Reis-, Hafermilch), 100 ml Wasser, 10 g Ingwer, 50 g Rosinen (alternativ: Apfel, Birne, Aprikose), 10 g Vanillezucker, Honig, Zimt

Zubereitung: Milch und Wasser aufkochen. Ingwer hineingeben. Rosinen, Vanillezucker und Flocken zugeben und bei geringer Hitze 5 Minuten köcheln lassen. Topf vom Herd nehmen und den Brei 5 Minuten ziehen lassen. Kurz vor dem Servieren den Brei noch mal erwärmen, in ein Schälchen geben und etwas Honig und Zimt darübergeben.

Lassi

Zutaten: ¼ Mango, 2 Becher Joghurt, 150 ml Milch (Sojamilch), 150 ml Wasser, 3 EL brauner Zucker, ½ TL Zimtpulver, 1 Prise Kardamom

Zubereitung: Mango, Milch, Joghurt und Wasser in den Mixer geben und fein mixen. Anschließend Zucker, Zimt und Kardamom hinzufügen. Lassi etwas ruhen lassen, damit die Aromen sich entfalten. Vor dem Servieren noch einmal kurz umrühren. Variation: Lassi kann man auch mit anderen Obstsorten zubereiten: Bananen, Avocado, Erdbeer …

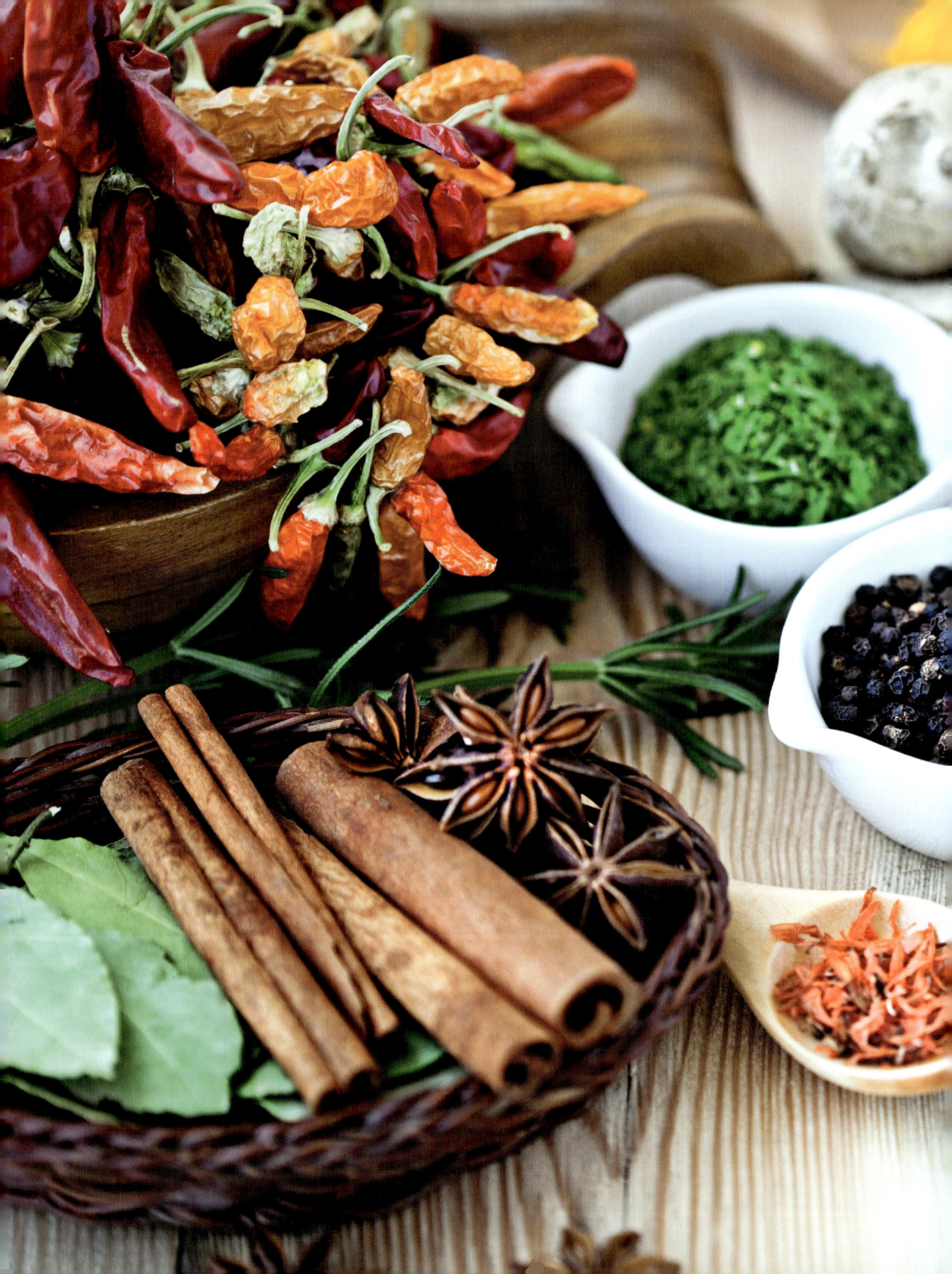

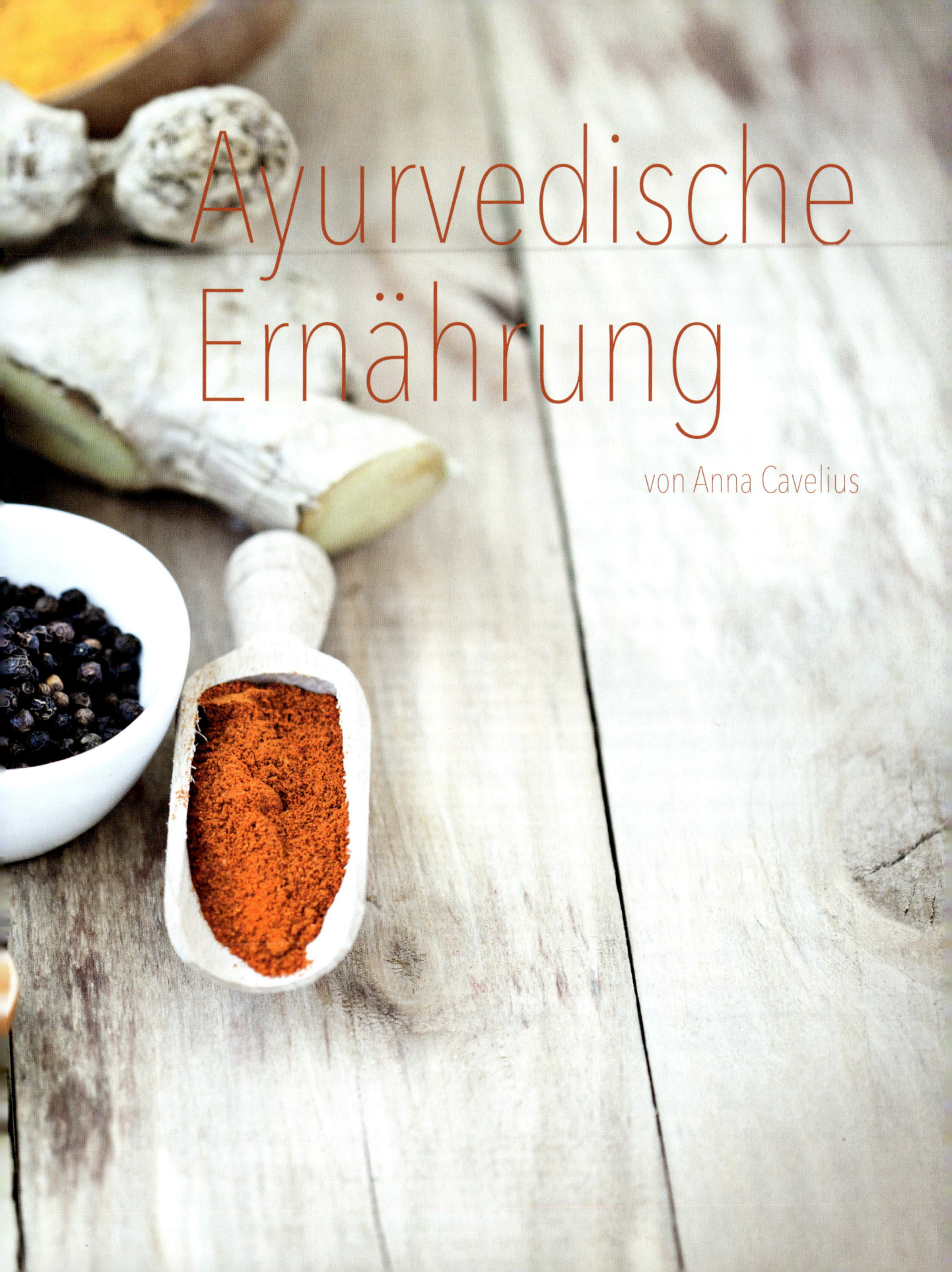

Ayurvedische Ernährung

von Anna Cavelius

Grundregeln ayurvedischer Ernährung

Unser Atem und unsere Nahrung erhalten uns am Leben und durchziehen jede Sekunde unseres Lebens. Je nachdem, was wir zu uns nehmen, fühlen wir uns energiegeladen oder matt, leicht oder beschwert, beschwingt oder niedergeschlagen. Unsere Verdauung arbeitet gleichmäßig, oder wir leiden unter Beschwerden wie Blähungen, Verstopfung oder Durchfall.

Doch nicht die Lebensmittel, die wir essen, sind unsere Nahrung. Alles, was wir über unsere fünf Sinne aufnehmen, gehört zu unserem „täglich Brot". Auch diese Eindrücke – Geräusche, Lärm, Licht, Gerüche, Gespräche, Gefühle – müssen wir ebenso wie unser Frühstück oder unser Mittagessen verdauen und verarbeiten. Die vedischen Schriften lehren uns, dass eine reine Haut, die Klarheit des Geistes, Konzentrationsfähigkeit wie auch körperliche Kraft und Ausdauer das Ergebnis einer aufbauenden, reinen Ernährung sind. Rein ist eine Mahlzeit dann, wenn sie unsere Sinne auf angenehmste Weise anspricht, mit einer Farbe, die dem Auge gefällt, einem guten Geschmack, einem wohltuenden Geruch und einem schönen Gefühl im Mund. Ein derart bekömmliches Gericht wird schnell in den Dhatus verstoffwechselt und wirkt balancierend auf die Doshas. Ein Essen, das diese Qualitäten nicht besitzt, verursacht genau das Gegenteil. Jetzt werden die Doshas gestört, die Körpergewebe geschwächt und giftige Substanzen sammeln sich im Körper und im Geist an. Der Ayurveda unterscheidet daher zwischen

Pathya – einer gesunden Ernährung – sowie

Apathya – einer ungesunden Ernährungsweise.

Um gesund zu bleiben, sollten etwa 75 Prozent der täglichen Mahlzeiten nach den Grundlagen von Pathya kombiniert werden. Auf diese Weise können wir unser körperlich-seelisches Wohlbefinden steigern und fühlen uns wach und vital. Denn nur in der positiven Erfüllung unserer natürlichen Bedürfnisse liegt die Quelle von Gesundheit und Glück. Bei Krankheiten und Beschwerden wird eine Ernährung nach den Prinzipien von Pathya als Therapeutikum eingesetzt, um Heilungsprozesse anzuregen.

Wer in seiner Mitte und aus ayurvedischer Sicht gesund ist, weiß intuitiv, welche Lebensmittel in welcher Zusammensetzung ihm bekommen und welche eher nicht. Alle seine Sinne geben ihm Auskunft über die Rasas – das sind die sechs Geschmacksqualitäten der Nahrungsmittel (süß, sauer, salzig, bitter, scharf und zusammenziehend) – sowie über die Gunas, die physikalischen Eigenschaften (schwer, leicht, kalt, warm, ölig etc.).

So wird dieser Mensch genau die Lebensmittel bevorzugen, die gut für seinen Konstitutionstyp sind. Schulen Sie daher bei jeder Mahlzeit immer wieder Ihren Geschmacks- und Geruchssinn und nehmen Sie sich viel Zeit dafür. Nehmen Sie den Geruch der Speisen auf Ihrem Teller wahr und kauen Sie jeden Bissen gut durch, um seinen genauen Geschmack herauszufinden. Nach einer gewissen Zeit wissen Sie genau, was Ihnen bekommt und was weniger. Insofern fällt es mit der Zeit sehr leicht, die ayurvedischen Ernährungsempfehlungen zu befolgen, da unser Körper und Geist wie von selbst dorthin streben.

Einem Gesunden, dessen Doshas in Balance sind, empfiehlt der Ayurveda, sich jeden Tag mit Lebensmitteln aus allen sechs Geschmacksrichtungen (siehe S. 129f.) zu versorgen. Gemeinsam regen sie die Sinne und die Bildung des Magensafts an, man fühlt sich zufrieden nach der Mahlzeit und vermeidet gleichzeitig eine zu einseitige Kost.

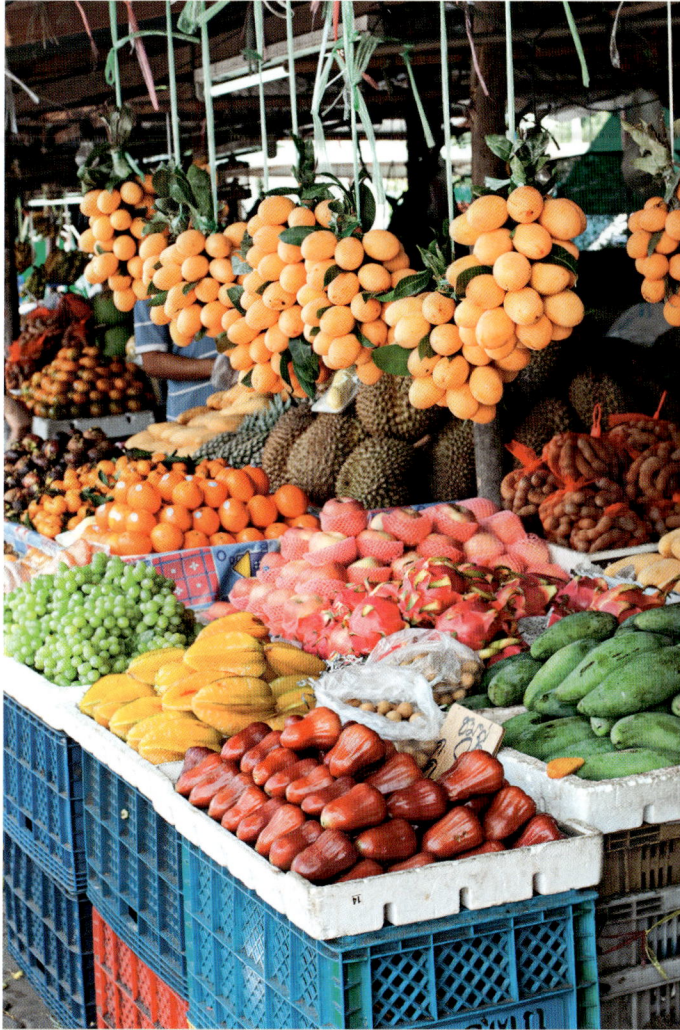

Gesund essen – ganz einfach

Die ayurvedische „Pflege des Lebens" lehrt, dass Gesundheit und Glück da einkehren, wo natürliche Bedürfnisse ihre positive Erfüllung finden. Liegen Störungen vor, können wir durch eine gezielte Ernährung die Selbstheilungskräfte anregen. Wie funktioniert das? Alle drei Doshas gibt es in Gestalt von Funktionsprinzipien auf unterschiedlichen Ebenen, die aber ineinandergreifen: die körperliche, emotionale (seelische) und geistige Ebene. Durch die Doshas werden die fünf Elemente (Mahabhutas: Äther, Luft, wasser, Feuer und Erde) im menschlichen Körper stofflich. Sie dienen als Verbindung zwischen Körper, Geist und Seele. Besteht ein Dosha-Ungleichgewicht, handelt es sich dabei immer um eine Ansammlung von einem oder mehreren Doshas. Es beginnt oder macht sich als Erstes bemerkbar auf der energetischen Ebene – man fühlt sich schlapp oder müde –, geht dann über den Gefühlsbereich – man ist vielleicht traurig oder gereizt – und manifestiert sich schließlich körperlich. Bis beispielsweise aus einer langfristigen Kapha-Störung zehn Kilogramm Übergewicht geworden sind, dauert es eine ganze Weile. Denn eine Störung braucht ihre Zeit, bis sie sich physisch manifestiert. Um also Blockaden oder einer Ansammlung eines Doshas vorzubeugen, ist es hilfreich, ein Gespür für sich, die innere Stimme, die Doshas zu entwickeln. So erkennen Sie intuitiv, ob aktuell ein Zuviel an Vata, Pitta und Kapha vorherrscht, und können die Störung ausgleichen, bevor

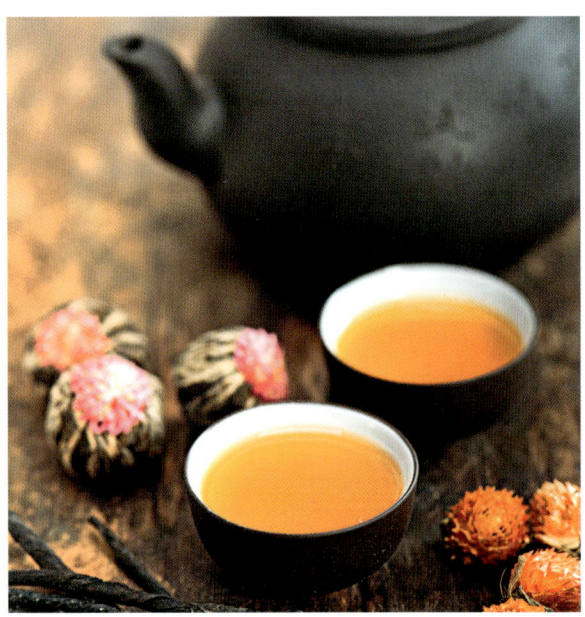

sie stofflich bzw. körperlich wird. Sie erkennen dies an der energetischen und emotionalen Ebene, denn hier herrscht immer eine Wechselwirkung zwischen allen Doshas. Sammelt sich eines an, wird ein anderes verringert. Jede körperliche Störung hat aus ayurvedischer Sicht immer eine seelisch-geistige Ursache, die darin besteht, dass hier ein Bedürfnis nicht gestillt wurde. Dabei ist es so heilsam, alle Wesensanteile unseres Ich zum Vorschein zu bringen und sie sprechen zu lassen. Werden emotionale Bedürfnisse nicht erfüllt, so geschieht dies immer auf einer tiefer liegenden Ebene, die sich mitunter unserem Bewusstsein entzieht. Wir können sie aber wieder spüren lernen, auch hierbei hilft eine ayurvedische Ernährung. Doch wie spüren wir den Mangel auf?

- **Eine Ansammlung von Kapha** ist oft mit einer Dysbalance von Vata verbunden, die wiederum aus einem Mangel an Lebensenergie rührt. Sieht man es vonseiten der Elemente, fehlen Äther und Luft. Der Äther bedeutet dabei Leere, wie sie beispielsweise in der meditativen Versenkung entstehen kann. Wir haben dann das tief liegende Bedürfnis nach mehr emotionaler Tiefe und spirituellen Momenten in unserem Alltag. Um die innere Leere wie auch Reizüberflutung und Überlastung auszubalancieren, greifen wir nach etwas zu essen, nicht selten zu ungesunden fetten Speisen und süßen Schleckereien. Wenn wir uns hingegen unseren wahren Motiven gegenüber offen zeigen, verschwindet dieser „Hunger nach Fülle".

- **Bei einer Pitta-Störung** schenkt man seinem eigenen Ich zu wenig Achtsamkeit und verleiht seinen Bedürfnissen zu wenig Ausdruck. Im Ayurveda erkennt man dies an einem unterdrückten Bedürfnis nach Liebe und auch nach Zuwendung. Es kommt leichter zu Entzündungs- und Autoimmunprozessen.

- **Vata-Symptome** sind ein subtiles Signal dafür, dass wir eine tief gehende Sehnsucht nach Verschmelzung haben. Dies entspricht den Elementen Wasser und Erde. Es fehlt die Kraft und Lebendigkeit dieser Elemente. So verliert man den Glauben an sich selbst und die eigenen Durchsetzungskraft. Sorgen und Ängste nehmen überhand, die in Beschwerden münden können.

All diese Aspekte müssen wir berücksichtigen, wenn wir uns auch in einem übertragenen Sinne ayurvedisch „nähren". Der Ayurveda berücksichtigt beim Thema Ernährung darüber hinaus noch acht verschiedene Prinzipien, die – richtig umgesetzt – dabei helfen, die Gesundheit zu erhalten. Dabei gibt es im Ayurveda kein „Müssen", denn die Lehre besagt, dass jeder Mensch von seiner Grundkonstitution her perfekt ist. Krankheiten entstehen erst, wenn das Dosha-Gleichgewicht gestört ist. Soll dieses wiederhergestellt werden, begeben wir uns intuitiv auf den Weg zu unseren wahren Bedürfnissen zurück.

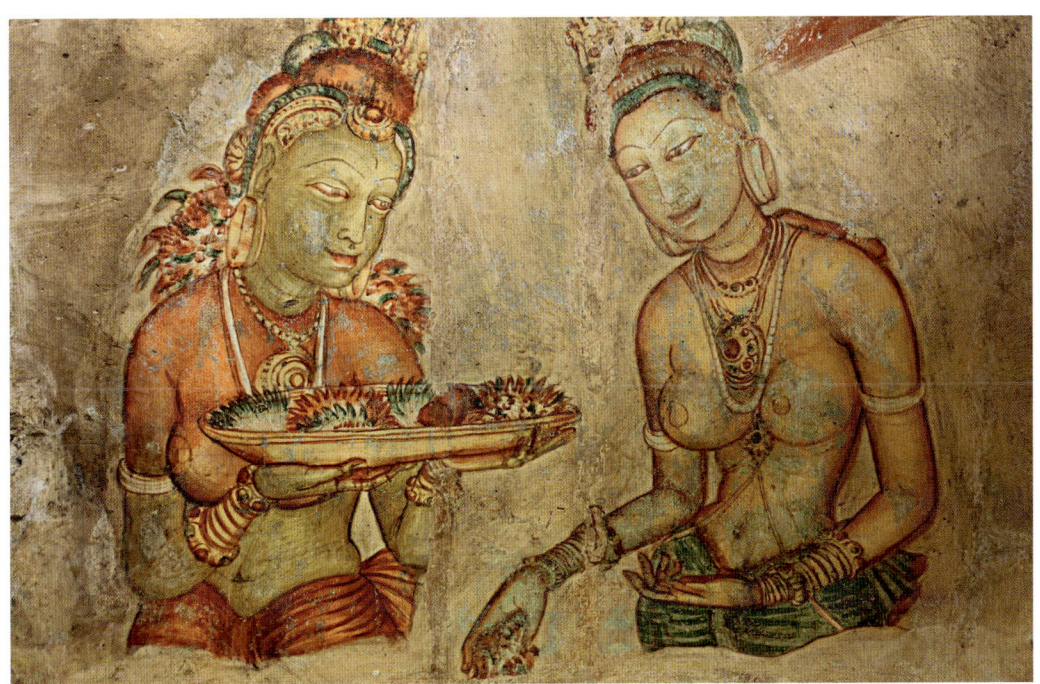

Karana – die Zubereitungsweise

Die Kunst der ayurvedischen Küche besteht darin, dass durch die Art der Zubereitung (marinieren, garen, dünsten, würzen) die Eigenschaften von Nahrungsmitteln verändert werden können. So wird Reis, wenn man ihn mit Ghee anröstet, leicht (statt schwer) und warme Milch besser verdaulich als kalte. Grundsätzlich sollten alle Gerichte, die serviert werden, immer frisch zubereitet und gleich anschließend verzehrt werden. Die Nährstoffe der Lebensmittel sollen während der Zubereitung möglichst erhalten bleiben. Aus diesem Grund sollte frisches Gemüse, Getreide und auch Früchte nicht zu lange großer Hitze ausgesetzt werden, denn durch einen zu intensiven Garprozess werden wichtige Vitamine und Mineralstoffe zerstört. Dünsten oder Garen bei niedriger Hitze mit Pflanzenölen oder Ghee bereitet alle Gerichte optimal auf die Bedürfnisse unseres Körpers und der Doshas vor. Roh ist Gemüse wie auch Obst, insbesondere für Kapha-Typen, wesentlich schwerer verdaulich.

Die Liebe – eine wichtige Zutat

Die wichtigste Zutat zu einem wirklich ausgezeichneten und gut verträglichen Gericht ist im Ayurveda die Liebe, mit der es zubereitet wird, und der Respekt vor bzw. die Freude an den Nahrungsmitteln, mit denen der Koch oder die Köchin in der Küche umgeht. Keine Fertigmahlzeit oder ein Mikrowellengericht ist in seiner Qualität und Wirkung auf Körper, Geist und Seele mit der einer liebevoll zubereiteten Mahlzeit zu vergleichen. Wichtig sind auch die Art der Einnahme (Upeyoga Sanstha) und die Einstellung des Essers (Upyokta). So sollte ein Essen immer in einer angenehmen Atmosphäre stattfinden und wir liebevoll mit unserer Mahlzeit verbunden sein.

Samyoga – die richtige Kombination der Lebensmittel

Die gekonnte Zusammensetzung eines Gerichts will gelernt sein, weshalb die Erfahrung eines Kochs eine nicht unwesentliche Rolle spielt. Ein erfahrener Ayurveda-Koch kennt die Kombinationen von Lebensmitteln, die negativ auf unser Körper-Geist-System wirken und die sich positiv ergänzen. So wird er beispielsweise Hülsenfrüchte immer mit Knoblauch oder ähnlichen Gewürzen anrichten, um die blähende Wirkung abzuschwächen. Denn die Eigenschaften jedes Gerichts können harmonisiert, aber auch gestört werden. Deshalb sollte ein ayurvedisches Menü immer alle Rasas besitzen. Kalte Speisen werden durch wärmende Gewürze leichter verdaulich, ebenso wie andersherum. Ungünstige Kombinationen wie etwa Milch mit Fleisch oder Fisch, Honig mit Rettich, saure Früchte und Gemüse bilden Ama (Schlacken). Milchfreundlich hingegen sind Mangos, Weintrauben, Honig, Ghee, Ingwer, Zucker, Gerste oder Reisflocken. Wichtig ist außerdem eine individuell die Doshas regulierende Lebensmittelkombination, wenn wir Heilprozesse anschieben möchten. Berücksichtigen Sie immer Ihre Konstitution und eventuelle aktuelle Beschwerden bei der Wahl Ihrer Nahrungsmittel.

Rashi – die richtige Menge

Aus ayurvedischer Sicht sollten einzelnen Komponenten einer Mahlzeit (Gemüse, Getreide, pflanzliches oder tierisches Eiweiß etc.) doshagerecht kombiniert werden (ein Vata-Typ sollte bei einem Menü beispielsweise mehr Getreide und Fett essen). Bestimmend für die Verträglichkeit eines Essens ist aber auch die Menge: Wenn wir zwei Teile unseres Mageninhalts mit Nahrung füllen und einen Teil mit Flüssigkeit (dazu gehören Getränke allgemein und auch Suppen) und mit Luft, ergibt dies aus ayurvedischer Sicht eine gesunde Mischung aus fester und flüssiger Nahrung. Der vierte Teil sollte frei bleiben, damit die Verdauungsfunktionen geschont werden. Sie trinken am besten immer erst dann etwas, wenn Sie ein paar Bissen Ihrer Mahlzeit gut durchgekaut und heruntergeschluckt haben. Nehmen Sie das Getränk nur in kleinen Schlucken zu sich und trinken Sie nicht zu viel zum Essen, sonst wird der Nahrungsbrei im Magen zu feucht. Auch nach der Mahlzeit sollte man nicht zu viel trinken. Das fördert eine Gewichtszunahme und bildet Ama. Wer beispielsweise abnehmen möchte, sollte vor der Mahlzeit ein heißes Getränk (Tee, Wasser) zu sich nehmen.

Kala – der richtige Zeitpunkt

Der Zeitpunkt der Einnahme bestimmter Mahlzeiten und Lebensmittel bestimmt ihre Verträglichkeit. Essen Sie vor allem regelmäßig und vermeiden Sie Zwischenmahlzeiten. Durch Pausen zwischen den Mahlzeiten schonen Sie Ihre Verdauungsorgane, und Sie essen erst, wenn die vorangegangene Mahlzeit voll und ganz verdaut ist. Ideal sind drei Mahlzeiten am Tag. Frühstücken sollte man so früh am Tag wie möglich. Der indische Yogi steht so früh wie möglich auf, bei Sonnenaufgang. Jetzt sind die belebenden

Energien besonders stark und wir können viel Prana aufnehmen, das wiederum auch das Agni stärkt. Optimal ist eine Aufstehzeit gegen 6 Uhr, denn jetzt beginnt der Körper mit der Ausscheidung von Ama. Vor dem Frühstück ideal sind Meditation, Yoga (z. B. der Sonnengruß) und alle ayurvedischen Reinigungsmaßnahmen. Die Mahlzeit danach sollte möglichst leicht verdaulich ausfallen und eine anregende Wirkung haben, denn jetzt wirkt Kapha, das einen bei einer schwer zu verarbeitenden ersten Mahlzeit am Tag etwas träge machen kann. Mittags arbeitet Agni am stärksten, denn jetzt ist Pitta am deutlichsten spürbar. Um diese Zeit können Sie auch ein mehrgängiges Menü zu sich nehmen, ohne Gefahr zu laufen, deswegen zuzunehmen. Das Abendessen sollte leichter ausfallen, da die Verdauung jetzt auf ihre nächtliche Ruhephase zusteuert. Im Herbst, Winter und Frühjahr sollte man noch vor 19 Uhr zu Abend essen. Idealerweise sollte man nur dann etwas essen, wenn man entspannt ist und wirklich Hunger hat. Bei Nervosität und Stress sollten Sie sich erst einmal eine Pause gönnen, bevor Sie sich zum Essen setzen. Machen Sie eine kleine Atemübung oder kurze Meditation und freuen Sie sich auf das Essen, das Sie erwartet, als etwas Kostbares und Erfreuliches.

Wie Sie wissen, wirkt zu jeder Jahreszeit ein bestimmtes Dosha verstärkt auf unser Gesamtsystem. Im Frühling sollten Sie daher eine eher Kapha abschwächende Kost zu sich nehmen. Im Sommer sind kühlende Mahlzeiten aus Salaten und Obst angenehm. Je kälter es draußen wird, desto wichtiger wird es, Vata zu dämpfen.

Mit ayurvedischer Ernährung gesund abnehmen

Hier finden Sie Ernährungs- und Verhaltensempfehlungen zur typgerechten Dosha-Balance und langfristiger Gewichtsabnahme:

So reduzieren Sie Kapha:
- Nehmen Sie täglich möglichst drei kleine Mahlzeiten und keine Zwischenmahlzeiten zu sich.
- Greifen Sie zu leichten, trockenen , warmen, scharfen, bitteren und herben Speisen und meiden Sie schwere, fettige, salzige, süße und saure Gerichte.
- Trinken Sie reichlich warmes Wasser und Ingwerwasser.
- Nehmen Sie nach 16 Uhr keine ungekochten Speisen (Rohkost, Salat, Brot) sowie kein oder nur ein leichtes Abendessen ein.
- Meiden Sie möglichst Zucker, Sahne, Weißmehl, Brot und zu viel Salz.

So regen Sie Pitta an:

- Würzen Sie mit scharfen und erhitzenden Gewürzen wie Pfeffer, Chili, Meerrettich, Muskat, Senf und Zimt.
- Stärken Sie Agni, indem Sie Essenspausen zwischen den Mahlzeiten verlängern oder auch eine einmal auslassen.
- Machen Sie nach dem Essen einen Verdauungsspaziergang, sodass Sie gut durchwärmt sind.
- Üben Sie sich so oft es geht im Ausdruck Ihrer Gefühle: Sprechen Sie laut, lachen Sie, weinen Sie, wenn Sie traurig sind, schimpfen Sie, wenn Sie wütend sind, sprechen Sie über Ihre Gefühle – das alles stärkt Pitta.

So gleichen Sie Vata aus:

- Üben Sie einen strukturierten Alltag ein.
- Achten Sie auf Ihre körperlichen Bedürfnisse und geben Sie ihnen nach (regelmäßiger Gang auf die Toilette, trinken bei Durst, gähnen, niesen, schlafen bei Müdigkeit)
- Versuchen Sie so oft wie möglich nach draußen zu gehen und sich viel zu bewegen. Ideal: der Morgenbeginn mit dem yogischen Sonnengruß. Gewinnen Sie im Kontakt mit der Natur neue Energien, das kann bei einem Spaziergang sein, bei der Arbeit im Garten oder bei Ausflügen und Wanderungen in die Natur.
- Geben Sie Ihrer Kreativität Ausdruck: Singen Sie, malen Sie, kochen Sie, fertigen Sie etwas mit Ihren Händen, lernen Sie ein kreatives Hobby.

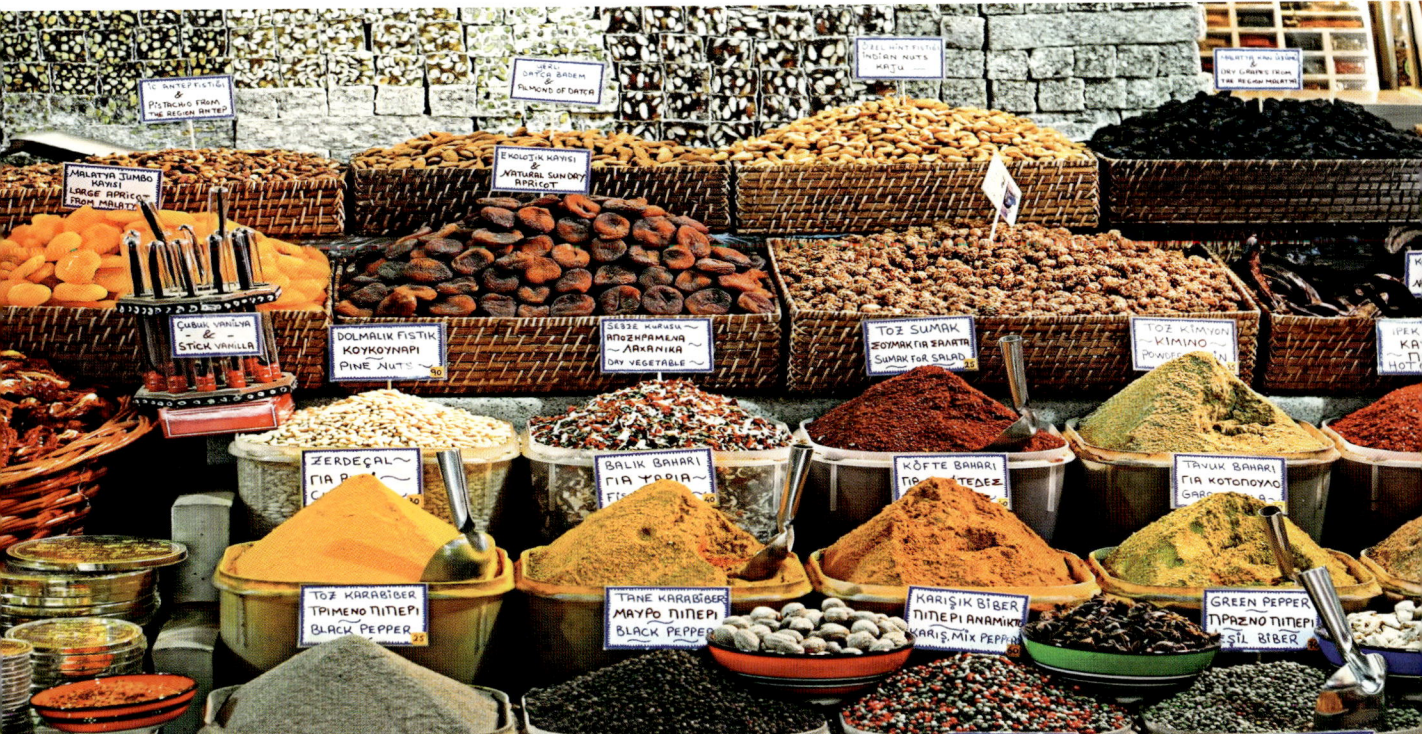

Agni – das Verdauungsfeuer

Agni ist das biologische „Feuer" in unserem Körper. Es fördert strahlende Augen, eine frische Gesichtsfarbe, warme, glänzende Haut. Zu Agni gehören auch der saure, zersetzende Magensaft und die enzymreiche Verdauungsflüssigkeit im Dünndarm. Dort ist der Hauptsitz von Agni. Bestimmte Nahrungsmittel haben die Fähigkeit, Agni anzuheizen, so z. B. scharfe Gewürze. Neben der Ernährung wird Agni auch von der Konstitution, der Lebenssituation sowie von den Tages- und Jahreszeiten beeinflusst. Agni brennt bei Vata unregelmäßig, bei Pitta stark und bei Kapha schwach.

Das Verdauungsfeuer bewirkt im Magen und Darm die Trennung der Nahrung in brauchbare Bestandteile und grobstoffliche Abfallprodukte, die Malas genannt werden. Vom Körper ausgeschiedene Malas sind Kot, Urin und Schweiß.

Arbeitet das Verdauungsfeuer auf Sparflamme, beispielsweise wenn jemand Schwerverdauliches zu sich nimmt oder sich zu wenig bewegt, dann sammelt sich im Körper Unverdautes an. Im Ayurveda nennt man diese Stoffe Ama. Ama kann die Körperkanäle (Srotas) verstopfen, die im Körper für den Transport von Atem, fester Nahrung und Wasser zuständig sind. Im Volksmund spricht man gerne von Schlacken. Ein wesentliches Ziel von ayurvedischer Therapie ist es deshalb, das Verdauungsfeuer so zu stärken, dass es hilft, vorhandenes Ama abzubauen und die Körperkanäle wieder durchlässig zu machen.

Nach der ayurvedischen Medizin ist ein Mensch gesund, solange das Verdauungsfeuer gut arbeitet, solange die Abfallprodukte ausgeschieden werden und solange seine Doshas im passenden bzw. individuellen Gleichgewicht bleiben.

Das Verdauungsfeuer Agni wird gestört oder geschwächt durch

- zu viel und zu häufiges Essen,
- zu schweres und zu eiweißreiches Essen am Abend,
- Ablenkung (Lesen oder Fernsehen beim Essen),
- Stress, unregelmäßige Essenszeiten und hastiges Essen,
- chronische Erkrankungen,
- psychische Einflüsse wie Ärger, Wut oder Trauer sowie
- äußere Einflüsse (ungewohntes Essen, veränderte Essenszeiten, Klimaänderung etc.).

Konstitution und Agni

Die Beschaffenheit von Agni hängt immer mit der individuellen Konstitution zusammen:

- So verfügt ein Mensch mit einem starken Vata-Dosha über ein wechselhaftes Agni (Vishmagni). Dieses brennt mal stark und häufig zu schwach. Heißhungerattacken, eine schwache Verdauung, Reizdarm und Blähungen zeigen diese Vata-Dominanz.
- Ein starkes Kapha führt zu einem schwachen Agni (Mandagni) mit nur wenig Verdauungskraft. Übergewicht, Schweregefühle und toxische Ablagerungen im Organismus (Gefäße, Gelenke) entstehen durch die Überlastung von Mandagni.
- Ein starkes Pitta bildet ebenfalls ein zu starkes Agni (Tikshnagni). Der überaktive Stoffwechsel verursacht Übersäuerung, Durchfall und auch entzündliche Beschwerden im Verdauungstrakt.

Agni ausgleichen, entlasten und stärken

- Während man bei uns die Überzeugung hegt, dass im Rahmen einer Vollwerternährung ein knackiger Rohkostsalat oder ein Müsli ebenso gesund wie ein warmes Gemüsegericht ist, so gibt Ayurveda eindeutig Letzterem den Vorzug. Auch hier steht die Bedeutung des Agni im Vordergrund. Während Rohkost den Organismus überfordert, nimmt Gekochtes dem Körper bereits einen Teil seiner Verdauungsarbeit ab. So kann Agni die schweren Bestandteile der Mahlzeit aufschließen und sie auf diese Weise für den Körper nutzbar machen.
- Mittags ist die beste Zeit, um eine Salatmahlzeit zu verdauen, jedoch zum Abschluss der Mahlzeit oder allein. Schwer verdauliche Lebensmittel sind in Fett Gebratenes, überbackener Käse, Milch, Joghurt und Sauermilchproduckte. Auch Fleisch und Fisch machen der Verdauung mehr zu schaffen als pflanzliche Kost. Vermeiden Sie daher vor allem abends Mahlzeiten aus diesen Zutaten, damit Sie Ihren Schlaf nicht beeinträchtigen.
- Trinken Sie zum Essen wenig Flüssigkeit und wenn, dann leicht angewärmte. Denn warme Flüssigkeiten wirken anregend auf die Verdauung, kalte hingegen produzieren Ama. Wer zu viel beim Essen trinkt, stört den Verdauungsprozess, indem unverdaute Nahrung durch den Flüssigkeitsschub weiter durch den Körper gespült wird. Die Folge sind Völlegefühl, Blähungen oder Müdigkeit.

- Achten Sie generell auf den natürlichen Verdauungsrhythmus Ihres Körpers, der gegen Mittag am stärksten ist und gegen Nachmittag nachlässt. Am Abend ist er sehr schwach und tritt schon in seine Ruhephase ein.
- Gewürze wie Ingwer, Kreuzkümmel, Pfeffer und Chili regen Agni an.
- Belasten Sie den Magen nicht zu sehr. Optimal ist es, wenn Sie ihn zu einer Mahlzeit nur zu drei Viertel füllen und ein Viertel frei bleibt ür eine aktive Verdauung.
- Die Nahrung gründlich kauen und einspeicheln.
- Kurzzeitiges Fasten (z. B. eine Mahlzeit ausfallen lassen oder einen Fastentag einlegen) stärkt Agni.
- Morgens nach dem Aufstehen ein bis zwei Tassen Ingwerwasser trinken.
- Atemübungen und ein anregendes Bewegungsprogramm vor dem Essen regen ebenfalls Agni an.
- Sauna und Schwitzkur zur Entspannung.

Auch der Geschmack unserer Nahrung übt eine starke Wirkung auf Agni aus:
- süß schwächt Agni,
- scharf entfacht Agni stark,
- sauer facht Agni an,
- salzig verflüssigt Ama, zusammen mit Feuer erhöht es Agni,
- bitter erhöht Agni durch seine austrocknende Qualität,
- herb verringert Agni.

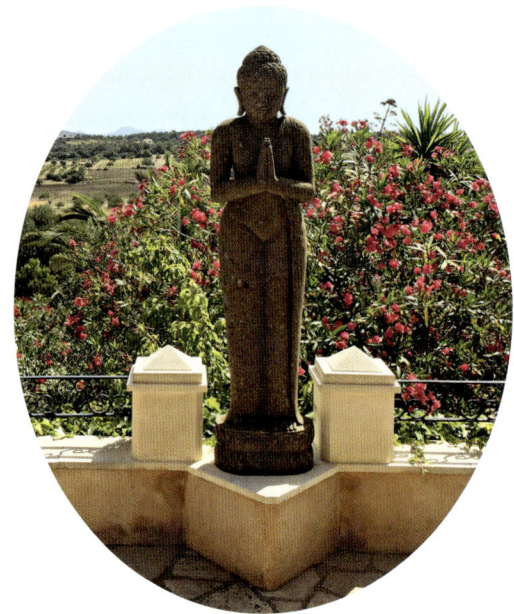

Die sechs Geschmacksrichtungen

Besonders wirksam können wir den Einfluss von allem, was wir essen und trinken, mit dem gezielten Einsatz der Geschmacksrichtungen der verschiedenen Lebensmittel und Gewürze steuern. Dazu beschreibt der Ayurveda die sechs Geschmacksrichtungen (Rasas) mit ihrem jeweiligen Einfluss auf die Doshas, das Verdauungsfeuer (Agni) und den Aufbau von Körpersubstanz (Muskeln, Bindegewebe, Haut) wie auch auf die Seele (Manas). Auch die Qualität, ob ein Nahrungsmittel den Körper befeuchtet oder austrocknet, anregt oder beruhigt, lässt sich unmittelbar von den entsprechenden Geschmacksqualitäten ableiten.

Der Grundgeschmack wird dabei immer von der Nahrungsmittelgruppe bestimmt, so sind beispielsweise Getreide, Nüsse und Fette immer süß, Blattsalate und Gemüse immer bitter und Zitrus- und Beerenfrüchte immer sauer.

Der süße Geschmack (Madhura) wird im Ayurveda aufgrund seiner heilenden und aufbauenden Kraft geschätzt. Süßes nährt das Gehirn, fördert die sexuelle Potenz, wirkt entgiftend und kräftigend. So zählen alle süßen Nahrungsmittel zu den wichtigsten Rasayanas und werden auch gezielt in Anti-Aging-Kuren eingesetzt. Besonders gut sind sie für den Aufbau der Dhatus, das Herz, die Haut und Haare. Im Ayurveda steht der süße Geschmack auch für Liebe und mütterliche Nährkraft. Viele süße Substanzen haben eine anregende Wirkung auf die Psyche und schenken Zufriedenheit, innere Ruhe und Herzenswärme. Wer jedoch abnehmen will und mehr Leichtigkeit in sein Leben hineinziehen möchte, sollte den Verzehr süßer Nahrungsmittel eher eingrenzen.

Alle Hauptnahrungsmittel wie Getreide, Fette, Hülsenfrüchte, Süßmittel und Milch sind süß. Ebenso kennen wir viele aufgrund Ihres Stärkegehalts süß schmeckende Gemüse wie Möhren, Pastinaken, Fenchel, Kürbis, Rote Bete, Kartoffeln sowie süße Früchte wie Bananen, süße Trauben, Äpfel, Mangos, Melonen.

Der saure Geschmack (Amla) regt den Stoffwechsel an und hat eine befeuchtende, appetitanregende und kräftigende Wirkung, die Vata ausgleicht. In der ayurvedischen Schönheitstherapie meidet man dagegen saure Gerichte: Sie übersäuern den Stoffwechsel, können Hautprobleme verursachen und zu verstärkten Wassereinlagerungen führen. Sie belasten die Fortpflanzungsgewebe (Shukra) und damit auch Regenerationsprozesse. Auf die Seele übt der übermäßige Genuss saurer Lebensmittel ebenfalls einen negativen Einfluss aus, da sie Neid und Wut fördern können.

Zu den sauren Speisen zählen Zitrusfrüchte, Ananas, saure Milchprodukte (Joghurt, Quark, Buttermilch) und Essig. Besonders ungünstig sind jedoch die Nahrungsmittel, die nicht unmittelbar sauer schmecken, aber sauer wirken. Zu diesen zählen Fleisch, Kristallzucker, Weißmehl, Kaffee und Alkohol. Aber es gibt auch Ausnahmen: Früchte, die sauer schmecken, aber eine süße bzw. scharfe Wirkung (Vipaka) haben. Sie sind die Könige der Schönheitstherapie, da sie reich an zellschützenden Antioxidantien sind und an anderen Wirkstoffen, die den Fettverbrennungsprozess anregen können. Dazu gehören Amla, Granatapfel und Berberitze.

Der salzige Geschmack (Lavana) wirkt harmonisierend auf das Nerven- und Lymphsystem. Er wirkt befeuchtend, appetitanregend und verdauungsfördernd. Auch bei seelischer Anspannung und Stress wirkt der salzige Geschmack stabilisierend und entspannend.

In der ayurvedischen Schönheitstherapie dagegen empfiehlt man Salz eher weniger. Seine erhitzende Wirkung verstärkt Pitta-Symptome wie Ergrauen, Haarausfall, Hautreizungen und Faltenbildung.

Die Auswahl an Salzen ist groß, im Ayurveda gelten Steinsalz (auch als Himalaya-Salz bekannt) und Meersalz als am besten verträglich.

Der scharfe Geschmack (Katu) wirkt reinigend und anregend. Er wird bei starkem Übergewicht, Typ-2-Diabetes, aber auch bei Husten, Asthma, Erkältungsbeschwerden sowie zur Blutstillung und als Aphrodisiakum (zur Steigerung der Libido) eingesetzt. Scharfes regt den Gewebe- und Fettstoffwechsel an. Die am häufigsten verwendeten Vertreter sind Ingwer, Chili, Pfeffer oder Meerrettich. Auf der Seelenebene macht der scharfe Geschmack wach und aktiv. Bei Zuviel des Guten kann er auch zu Unruhe und Kontrollverlust führen.

Der bittere Geschmack (Tikta) schenkt Körper, Geist und Seele Leichtigkeit und Beweglichkeit. Er wirkt blutreinigend, entgiftend, appetitanregend und verdauungsfördernd, fiebersenkend und entzündungshemmend. Verdauungsstörungen, Übersäuerung und Hautkrankheiten können mit dem bitteren Geschmack wirkungsvoll gelindert werden. Auch Übergewicht kann man unter seinem Einfluss leichter abbauen. Der bittere Geschmack ist optimal zur Linderung von Pitta- und Kapha-Störungen.

Zu den bitteren Lebensmitteln zählen Blattgemüse wie Mangold, Spinat, Chicorée, Radicchio, Salat sowie Artischocken, bittere Kräuter und zahlreiche Gewürze der Ayurveda-Küche.

Der zusammenziehende Geschmack (Kasaya) ist wie der Bittergeschmack ein bedeutsames Rasas in der ayurvedischen Kräuterheilkunde. Er besitzt eine große heilende Kraft, die absorbierend wirkt und Ausscheidungen (z. B. Schweiß) verringert. Zahlreiche Heilkräuter und einige Gewürze wie Kurkuma haben diese Qualität.

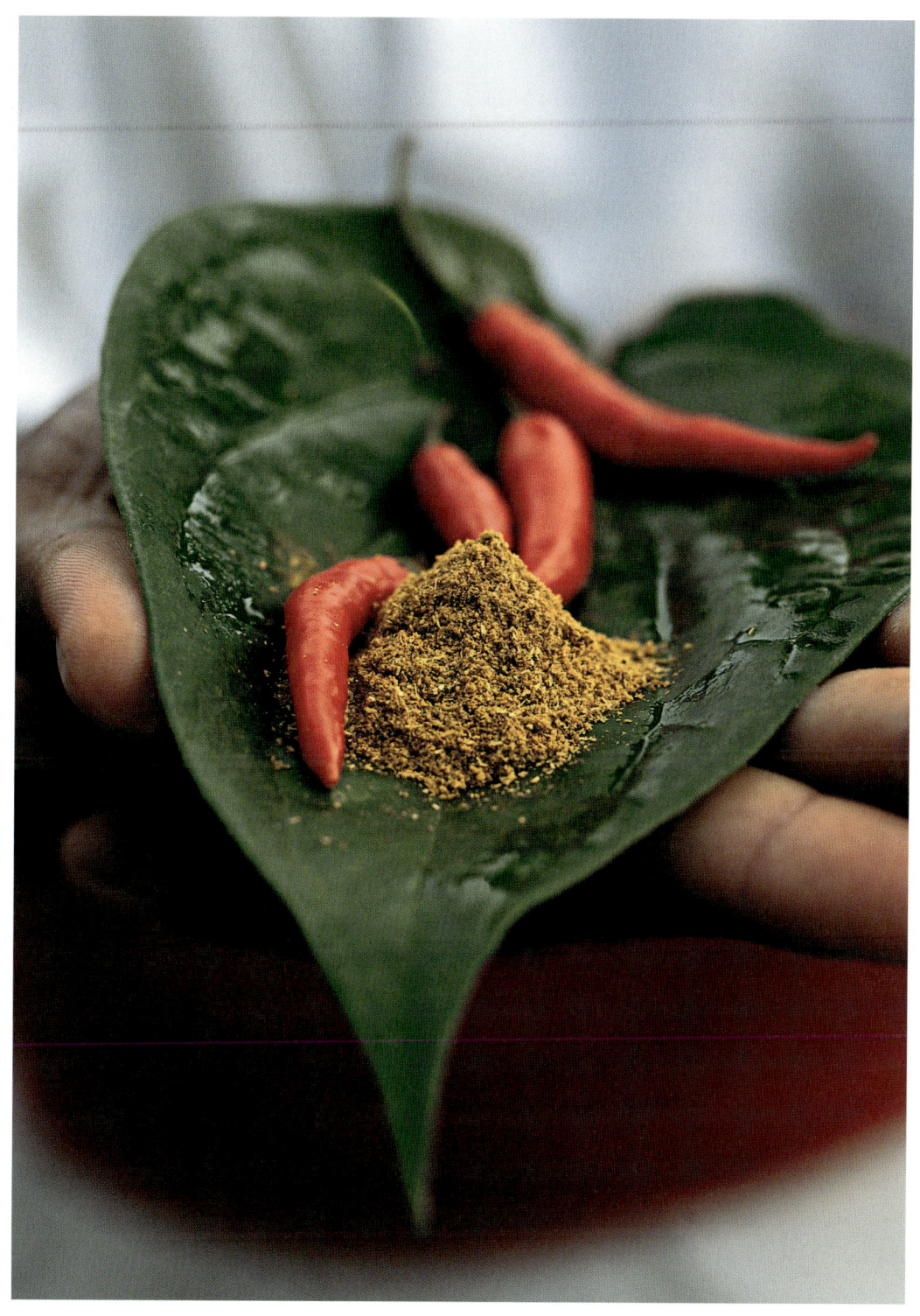

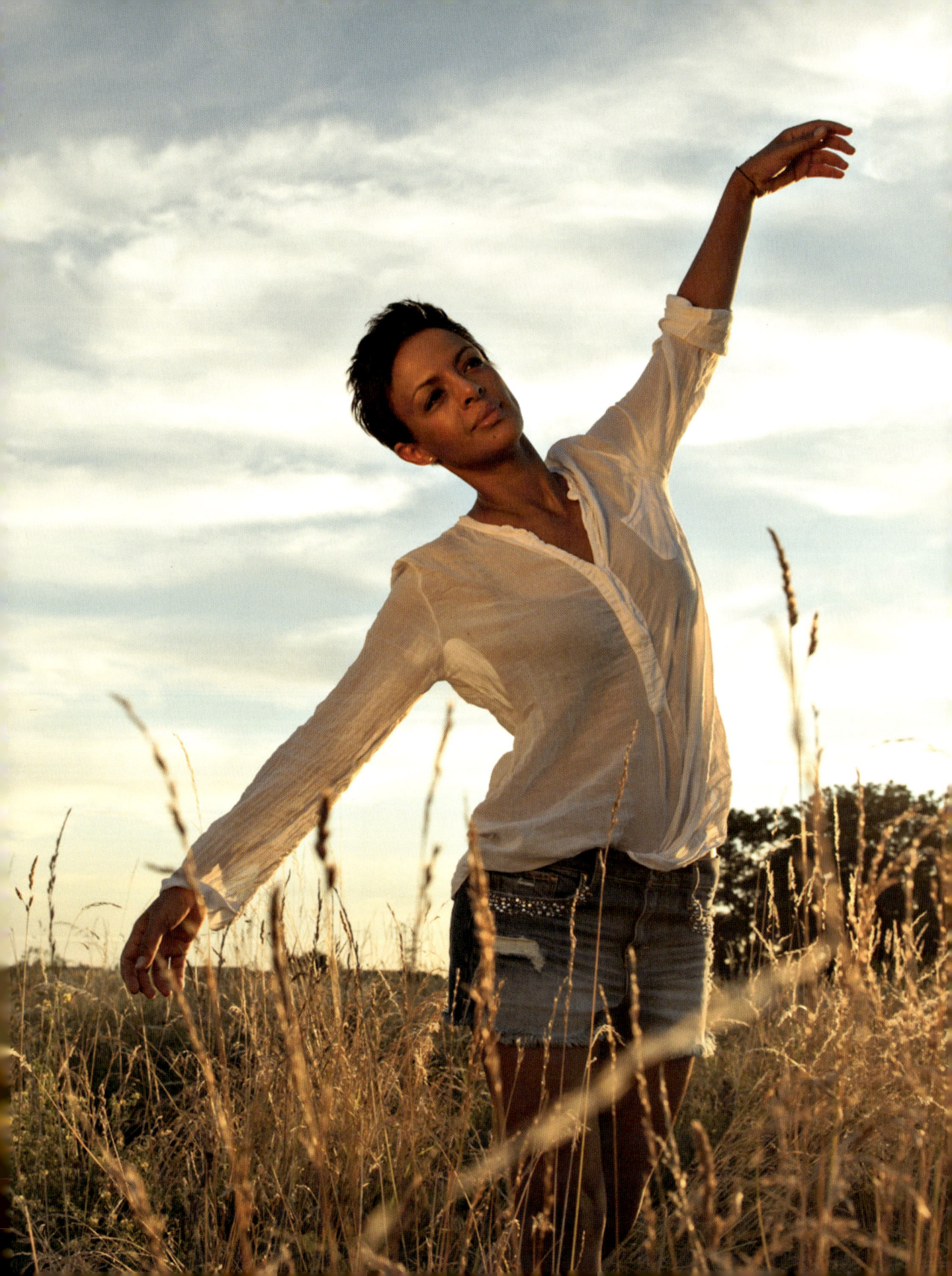

Mit Ernährung die drei Doshas ins Gleichgewicht bringen

Aus ayurvedischer Sicht ist ein Mensch gesund, solange seine Doshas in einem individuellen Zustand der Balance sind. Eine wesentliche Rolle übernimmt hierbei die Ernährung. Je nachdem, welches Dosha vorherrschend ist, sollte man seine Ernährung auch daraufhin abstimmen. Ausgleich ist das Ziel.

Vata ist trocken, kalt. Wer viel Vata hat, sollte Lebensmittel zu sich nehmen, die warm, feucht, fest und ölig sind. Würzige Eintöpfe, kräftige Suppen oder Getreidegerichte mit Gemüse eignen sich. Gut ist süß, sauer und salzig; bittere und herbe Lebensmittel sollten nur einen kleinen Teil des Speiseplans ausmachen. Wichtig sind regelmäßige Essenszeiten und Ruhe beim Essen. Ein Vata-Mensch sollte seine Speisen gut gekocht zu sich nehmen. Flüssige Gerichte sind optimal, sie gleichen das Trockene von Vata aus. Trinken sollte der Vata-Typ zwei bis drei Liter pro Tag. Warme Getränke sind günstiger als kalte.

Da die **Hauptqualitäten von Pitta** heiß, durchdringend und scharf sind, brauchen Pitta-Menschen Lebensmittel, die eher dämpfend und kühlend wirken. Auch wenn sie es eher scharf und kräftig gewürzt mögen, sollten sie sich beim Würzen zurückhalten. Die Geschmacksrichtungen süß, bitter und herb sollte dieser Typ bevorzugen. Getränke haben am besten Zimmertemperatur, Richtschnur sind zwei Liter pro Tag. Der Pitta-Mensch mit kräftiger Verdauung kann auch gelegentlich rohe oder kurz gegarte Speisen zu sich nehmen. Wichtig für ihn sind regelmäßige Mahlzeiten in einer entspannten Atmosphäre.

Als Ausgleich gegen die **Kapha-Grundeigenschaften** schwer, kalt und feucht sollte der Kapha-Mensch Speisen mit viel Stärke, hohem Fett- und Eiweißgehalt meiden. Besser greift er zu Gerichten, die leicht, warm und eher trocken sind. Um das Kapha-Dosha auszugleichen, ist es gut, scharfe, bittere und herbe Geschmacksrichtungen in den Speiseplan einzubauen. Als Kapha-Mensch sollte man immer etwas mehr würzen. Getränke werden am besten heiß genossen, etwa eineinhalb Liter täglich. Günstig sind regelmäßige Fastentage und genug Bewegung.

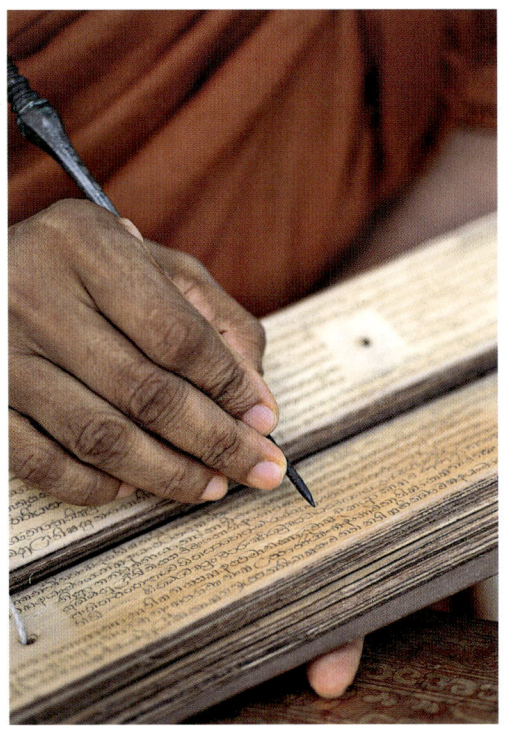

Der Ayurveda kennt eine Vielzahl an individuell auf die jeweiligen Konstitutions- und ihre Mischtypen abgestimmten Ratschlägen und Empfehlungen. Alle haben das eine Ziel, den körperlichen Zustand eines Menschen mit Geist und Seele in Einklang zu bringen. Erst wenn ein Mensch derart „in seiner Mitte" angelangt ist, ist er gesund und besitzt ein unverwechselbares inneres wie äußeres Strahlen. Alle Doshas können über die Ernährung – hier vor allem über bestimmte Gemüse, Früchte und Kräuter sowie Öle und Gewürze – sowie über gezielte Maßnahmen zur Körper- und Schönheitspflege wirkungsvoll beeinflusst werden. Auch unser alltäglicher Lebensstil spielt eine wichtige Rolle dabei. Er steht in engem Zusammenhang mit den natürlichen Rhythmen, der Tages- und jeweils vorherrschenden Jahreszeit wie auch dem individuellen Lebensalter. Eine der bemerkenswertesten Eigenschaften des Ayurveda ist es, sich auf die wechselnden Lebensumstände und Bedürfnisse eines Menschen auch in seinen Entwicklungsphasen einstellen zu können. Diese Lehre ist von Wandel und Fluss durchdrungen, genauso wie das Leben selbst fließt und sich stetig wandelt.

Mit den folgenden Empfehlungen können Sie Ihre Doshas regulieren.

Vata

Ein Zuviel davon ist oft Vorreiter bei der Entstehung von Beschwerden, Abbauprozessen des Bindegewebes, Erschöpfung und dem Verlust an innerem und äußerem Strahlen.

- Pflegen Sie einen regelmäßigen Lebensstil und einen bestimmten Mahlzeitentakt (mindestens drei warme Gerichte täglich) mit ausreichenden Essenspausen dazwischen.
- Bauen Sie Stress, Ängste und Sorgen durch Bewegung (z. B. Yoga) oder durch Meditation oder Atemübungen ab.
- Meiden Sie Reizüberflutung durch zu viele Sinneseindrücke (Lärm, Licht, Elektrosmog, Fernseher, Computer).

- Essen Sie in Ruhe und konzentrieren Sie sich auf Ihre Mahlzeiten.
- Planen Sie nach den Mahlzeiten etwa 15 Minuten Pause ein, um den Verdauungsprozess anzuregen.
- Die Mahlzeiten sollten fett- und eiweißreich sein (z. B. durch Pflanzenöle, Geflügel, Fisch, Eier oder Tofu). Auch sollten Sie darauf achten, dass sie feucht sind, mit Ghee zubereitet und ausreichend gesalzen.
- Trinken Sie über den Tag verteilt ausreichend heißes Wasser, Ingwer- oder Kräutertee.
- Essen Sie Dinkel, Nüsse und Wurzelgemüse. Als Gewürze können Sie Ingwer, Fenchel, Anis, Gewürznelke, Zimt, Cumin, Basilikum, Safran und gedünsteten Knoblauch verwenden.
- Meiden Sie dagegen schwer verdauliche und trockene Nahrungsmittel wie Hülsenfrüchte, Kohl, Pilze, Paprikaschoten, Zwiebeln und rohen Knoblauch, bitter schmeckende Salate, Gemüse und Kräuter oder Getreide wie Hirse oder Gerste.
- Entspannen Sie sich nach dem Abendessen mithilfe einer warmen Ölmassage. Auch gelegentliche Einläufe sind wohltuend.
- Verleihen Sie Ihrem Wunsch nach Kreativität und kommunikativem Austausch Ausdruck.
- Bauen Sie wohltuende Gewohnheiten und Rituale in Ihren Alltag ein.
- Üben Sie sich in Selbstdisziplin, Geduld, Ausdauer und Gelassenheit.

Pitta

Pitta sorgt für Reinheit und Klarheit. Beruhigend wirkt ein ausgeglichener Lebensstil zwischen Aktivität und Entspannung sowie einer festen Tagesstruktur. Beim Essen und bei Genussmitteln sollte Maß gehalten werden.

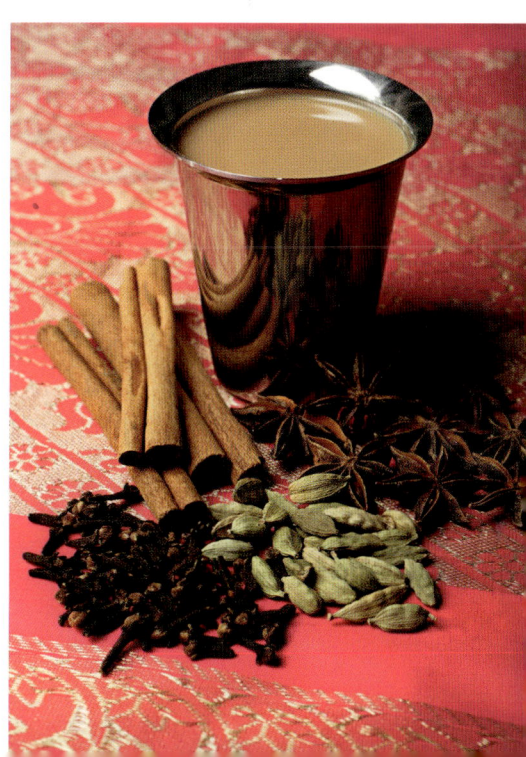

- Essen Sie regelmäßig und versuchen Sie Zwischenmahlzeiten zu vermeiden.
- Das Mittagessen ist die wichtigste Mahlzeit des Tages und sollte aus einer Kombination aus Getreide- und Getreideprodukten (Reis oder auch Nudeln), Gemüse und/oder Salat und Eiweißprodukten (z. B. Tofu, Geflügel) bestehen.
- Essen Sie langsam und kauen Sie jeden Bissen mehrmals, um den Verdauungsprozess bereits in der Mundhöhle anzuregen.

- Bevorzugen Sie Lebensmittel, die kühlen, wie Salate, bissfest gegartes Gemüse, Rohkost. Empfehlenswert sind Gurken, Melonen und Trauben sowie alle grünen Gemüse (z. B. grüner Spargel, Brokkoli, Rosenkohl, Erbsen, Staudensellerie, Okra, grüne Bohnen, grüne Paprikaschoten, Zucchini und Blattsalate). Auch zu süß schmeckenden Gemüsearten (z. B. Wurzel- und Knollengemüse wie Möhren, Pastinaken oder Kartoffeln) dürfen Sie greifen. Ebenfalls harmonisierend wirken alle bitteren, süßen und etwas schweren Gewürze und Kräuter, wie etwa Koriander, Petersilie, Fenchel, Kurkuma, Safran, Thymian, Oregano, Salbei, Kardamom.
- Meiden Sie dagegen alle sauren Obst- und Gemüsesorten (Zitrusfrüchte, Tomaten) sowie Milchprodukte, Essig, Kaffee, alkoholische Getränke wie auch salzige Gerichte. Auch scharfe Gewürze und heiße Nahrungsmittel sind nicht so günstig. Dazu gehören Chili, Pfeffer, Senfkörner, Muskat, Salz und Zimt.
- Um Säure und Hitze auszuleiten, sollten Sie sich regelmäßig durch einen Einlauf entlasten.
- Geben Sie Ihrem Wunsch nach Herausforderungen und Anerkennung Ausdruck.
- Üben Sie sich in innerer Zufriedenheit, Toleranz, Gelassenheit und Hilfsbereitschaft.
- Leben Sie Ihre Potenziale der Intelligenz und Führungskraft auch zum Nutzen anderer Menschen.

Vata-Pitta
- Genießen Sie häufig süße Früchte und Gemüse wie Wurzelgemüse (Pastinaken, Möhren, aber auch Kürbis, Trauben und Bananen.
- Trinken Sie abends eine Tasse warme Milch mit jeweils einer Prise Kardamom, Muskat und Zimt.
- Stressabbauend sind regelmäßige Meditationen, Atemübungen und Yoga.

Kapha
- Kapha verleiht Beständigkeit und das Gefühl innerer Sicherheit. Ausgleichend wirken die persönliche Weiterentwicklung in allen geistigen Bereichen, körperliche Aktivität, eine abwechslungsreiche Arbeit und leichte, warme, kleinere Mahlzeiten.
- Essen Sie regelmäßig und nur so lange, bis Sie wirklich satt sind. Wenn Sie jeden Bissen mehrmals kauen, erleichtert das den anschließenden Verdauungsvorgang und Sie überladen sich nicht beim Essen.
- Trinken Sie morgens ein bis zwei Gläser heißes Wasser oder Ingwerwasser, nach Belieben mit etwas Honig gesüßt.

- Essen Sie abends möglichst vor 19 Uhr und meiden Sie dabei alle kalten Mahlzeiten, Rohkost, Schleim verursachende Gerichte wie Milch und Milchprodukte und auch Fleisch. Ideal sind jetzt Suppen und Eintöpfe.
- Meiden Sie alle süßen, sauren, schweren, öligen, salzigen und kalten Nahrungsmittel sowie gebratene, sehr fettige und zu salzige Gerichte.
- Führen Sie regelmäßige Fastentage und -kuren durch. Auch Nasenspülungen sind wohltuend für diesen Konstitutionstyp.
- Sorgen Sie jeden Tag für Ruhephasen, sodass Sie gelassen und ausgeglichen bleiben.
- Geben Sie Ihrem Gefühl nach Sicherheit und Geborgenheit nach.
- Seien Sie jeden Tag körperlich und geistig aktiv und üben Sie sich in Selbstdisziplin und Wahrhaftigkeit.

Vata-Kapha
- Essen Sie dreimal täglich und nehmen Sie nach 16 Uhr keine kalten und ungegarten Spiesen zu sich.
- Essen Sie langsam, lassen Sie sich nicht ablenken und kauen Sie jeden Bissen gut durch.
- Ideal für den Kapha-Typ sind Gewürze wie Ingwer, Kreuzkümmel, Asafoetida, Zimt, Senfkörner und Pfeffer. Sie wirken wärmend und stärken das Verdauungsfeuer.

Pitta-Kapha
- Empfehlenswert sind alle bitter schmeckenden Gemüse wie etwa Blattsalate, Chicorée, Radicchio, Spinat, Mangold, Artischocken und frische Kräuter.
- Sie können mittags nach Belieben kalt und abends warm essen.
- Meiden Sie dagegen fermentierte und saure Gerichte und Lebensmittel. Dazu gehören alle Zitrusfrüchte, Tomaten, aber auch Joghurt, Fleisch, Brot und alkoholische Getränke.

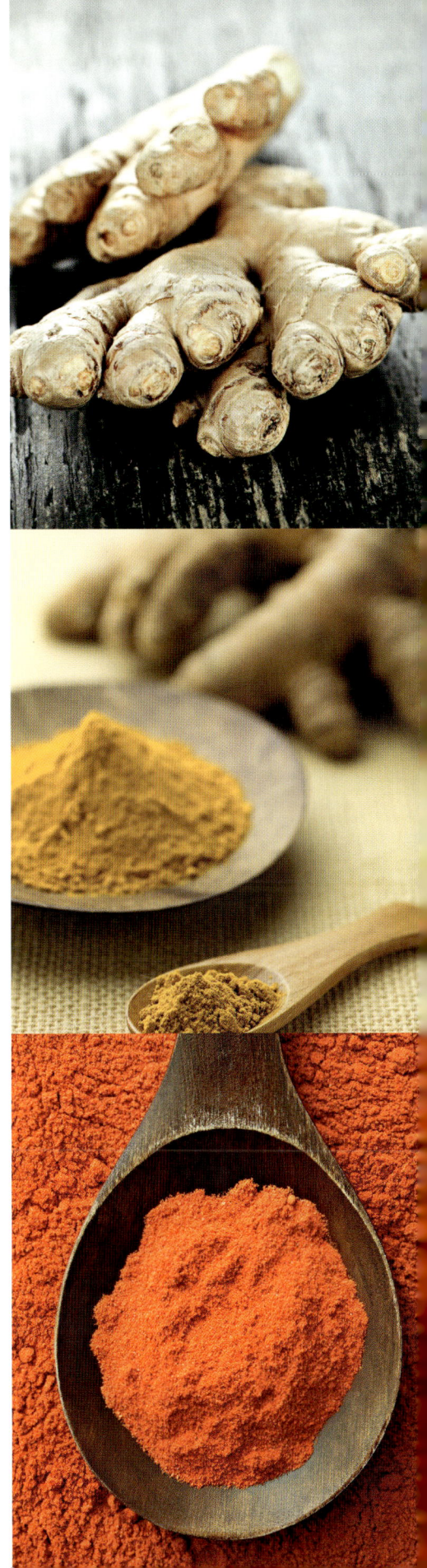

Ein paar simple Ernährungsregeln, die sich gesundheitlich auszahlen:

- Stellen Sie Ihre Mahlzeiten aus hochwertigen Produkten frisch zusammen.
- Garen Sie das Gemüse schonend und verzehren Sie es lieber gekocht als roh.
- Essen Sie vorzugsweise warme Speisen.
- Wählen Sie frisches, reifes Obst und erwärmen Sie es gegebenenfalls kurz.
- Verwenden Sie Fette und Öle nur in geringen Mengen, bevorzugen Sie Ghee.
- Nehmen Sie keine eiskalten Getränke zu sich.
- Verwenden Sie als Süßungsmittel keinen weißen Industriezucker, sondern Rohrzucker, Ahornsirup, Apfel- oder Birnendicksaft oder Honig.
- Verbannen Sie die Mikrowelle und tiefgefrorene Speisen aus der Küche.
- Die Hauptmahlzeit sollte mittags stattfinden.
- Abends nur leicht essen und möglichst nicht nach 19 Uhr.
- Halten Sie mehrstündige Pausen zwischen den Mahlzeiten ein.
- Zum Kochen und zum Essen bitte ausreichend Zeit nehmen!
- Wichtig: Essen Sie mit Achtsamkeit, Liebe und Dankbarkeit!

Geistige Grundqualitäten: die drei Gunas

Im Ayurveda gibt es noch drei zusätzliche geistige Grundqualitäten, die drei Gunas. Sie sind immer aktiv, auch wenn wir sie selbst nicht wahrnehmen. Auch die Gunas können durch unsere Ernährung wesentlich beeinflusst werden.

Sattva: Essenz, reine Geistigkeit, Licht, Klarheit, Wissen, Wonne
Rajas: Aktivität, Inspiration, energievolle Kraft, Schmerz, Zweifel
Tamas: Bindung, Trägheit, Dunkelheit, Starre, Schlaf

Alle drei geistigen Qualitäten haben ihren Platz in unserem Leben und ihr Gleichgewicht ist lebenswichtig. Am Morgen weckt uns Sattva und hilft uns, den Tag zu beginnen. Rajas unterstützt uns bei der Arbeit und unseren täglichen Pflichten über den Tag und am Abend schließlich ermöglicht Tamas das Entspannen für den Schlaf. Diese drei Gunas haben permanent Einfluss auf uns und wechseln sich dabei ab.
Was wir unbewusst anstreben, ist der Sattva-Zustand, ein Zustand des inneren Gleichgewichts, von Zufriedenheit und Harmonie. Zwischen Rajas und Tamas muss Ausgewogenheit herrschen, und zwar so, dass abends Tamas überwiegt, damit wir zur Ruhe

kommen können, und morgens Rajas, damit wir aus dem Bett kommen. Zu viel Rajas führt zur Verausgabung und Überforderung, zu viel Tamas zu Trägheit und Depression. Wenn wir den natürlichen Rhythmen in unserem Leben folgen, halten wir die Gunas im Gleichgewicht. Außerdem hilft die Ernährung, die drei Gunas zu unterstützen.

Sattva

Zu Sattva passen alle biologischen, frischen, leicht verdaulichen, nährstoffreichen, leicht öligen und süßen Nahrungsmittel. Auch frische Milch, Butter, Ghee, Sahne, Joghurt, alle süßen und reifen Obstsorten, frisches, junges Gemüse, Mungobohnen, gelbe Linsen, Sesam, Walnüsse und Pinienkerne. Außerdem Reis, Weizen, Dinkel, Quinoa, Hirse, Gerste, Amaranth sowie Honig und Rohrzucker.

Rajas

Rajas findet seine Entsprechung in salzigen, scharfen, bitteren, sauren, trockenen und heiß verarbeiteten Nahrungsmitteln, in gekochter Milch, saurer Sahne, Käse und Hüttenkäse, ebenso in unreifem Obst, Dosenobst, Dosengemüse, fermentierten Nahrungsmitteln sowie Saft in Flaschen. Außerdem in Eiern, Essig, Gewürzen allgemein, besonders in sehr scharfen Gewürzen wie roter Pfeffer oder Chilischoten und in Knoblauch. Und in roten Linsen, Erdnüssen, Oliven, Tomaten, Rettich, Rhabarber, sehr kalten Getränken und Speisen.

Tamas

Für Trägheit sorgen aufgewärmte oder zu lang gekochte Speisen, Schnellgerichte, Tiefkühl- und Mikrowellenprodukte, Konserven, Resteessen, tierische Produkte, alkoholische Getränke, Margarine, Milchpulver, Fisch, Muscheln und Zwiebeln.

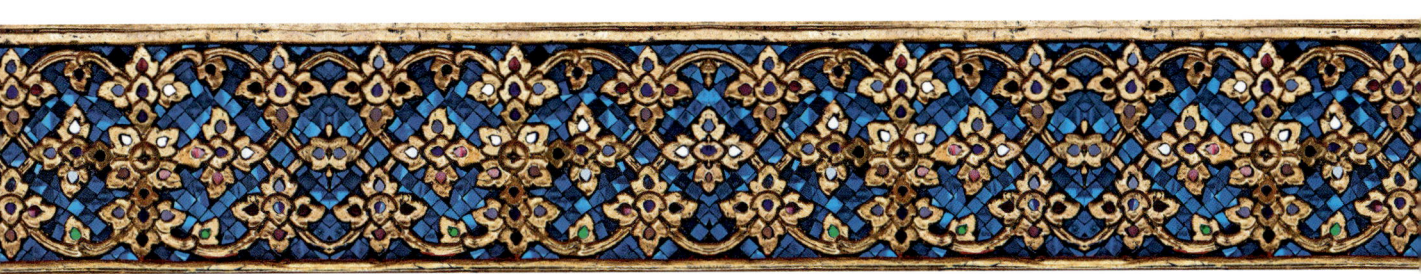

Den Speiseplan optimieren

Wenn Sie Ihren Konstitutionstyp kennen und wissen, welche Maßnahmen aus ayurvedischer Sicht Ihnen zuträglich sind, um Ihre Doshas auszubalancieren und Agni zu stärken, dann können Sie Ihren Speiseplan noch individuell optimieren. Dazu empfiehlt sich zunächst eine Selbstbetrachtung in Form eines Ernährungstagebuchs.

Notieren Sie dazu einmal eine Woche lang, was Sie den ganzen Tag über essen und trinken. Schreiben Sie auch auf, in welchem emotionalen Zustand Sie zum Essen greifen. Wenn Sie damit anfangen, alles, was Sie über den Tag zu sich nehmen, zu notieren, setzen Sie sich automatisch mit Ihren bisherigen Essgewohnheiten auseinander und Sie lernen gleichzeitig durch die ayurvedische Küche, welche Lebensmittel Ihnen dabei helfen abzunehmen. Gleichzeitig entwickeln Sie dank der kulinarischen Vielfalt der Rezepte ab Seite 155 neue Vorlieben und Lieblingsgerichte. Denn was im Ayurveda immer funktioniert, ist: Essen als reiner Genuss. Wenn Sie Ihr Ernährungstagebuch 10 bis 14 Tage lang führen, sind Sie in Sachen Selbstbetrachtung einen großen Schritt weiter. Vergessen Sie nicht, auch jede Zwischenmahlzeit und jedes Getränk zu notieren. Notieren Sie auch, ob und wann Sie an dem Tag meditiert oder eine Anti-Stress-Übung gemacht haben, ob Sie spazieren gegangen sind oder Yoga geübt haben. Auch Ihre Aufwach- und Schlafenszeiten sollten Sie notieren.

So geht's:

Notieren Sie pro Tag das Datum und immer auch Ihr Befinden nach dem Essen und den verschiedenen Tagesereignissen.

	Uhrzeit	Mahlzeit	Wie geht es mir?
Aufwachen			
Frühstück			
Mittagessen			
Abendessen			
Körperliche Aktivität			
Anti-Stress-Einheit			
Schlafen			

Nicht vergessen: Jede Zwischenmahlzeit und jedes Getränk.

Wenn Sie diese bewusste Beobachtungsphase auf Gewohnheiten und Bedürfnisse abgeschlossen haben, können Sie Verhaltensänderungen einleiten, die Ihr Leben vom ersten Moment an bereichern. Sie haben eventuelle Schwachpunkte in Ihrer Ernährung entdeckt und sind nun bereit, hier anzusetzen und aktiv etwas zu ändern. Auch haben Sie sich dabei zugesehen, ob Sie mit drei Mahlzeiten am Tag auskommen und wie leicht oder schwer es Ihnen fällt, die Essenspausen, die das Agni schonen, einzuhalten. Sie wissen, wie Sie mit Kaffee und Alkohol umgehen und wann und unter welchen Umständen Sie zu Süßigkeiten greifen.

Vielleicht haben Sie in den Tagen des Ernährungstagebuch-Schreibens bereits damit begonnen, die eine oder andere Änderung für sich umzusetzen. Das Gute daran: Die Regeln des Ayurveda stellen keinen Zwang dar, sondern sind einfach nur Empfehlungen – die auf jahrtausendealtem Wissen beruhen.

Aufgrund ihrer relativ rasch spürbaren positiven Effekte sind sie auch leicht zu beherzigen, ohne sich zu irgendetwas zwingen zu müssen. Die Selbstdisziplin, die eine Ernährungsumstellung normalerweise erfordert, wird durch das Genusserleben beim ayurvedischen Essen zur Selbstverständlichkeit. Da die Mahlzeiten alle ausgewogen und gut sättigend sind, kommt es auch kaum zu Heißhungerattacken zwischendurch. Darauf aufbauend beginnen Sie nun, immer weiter neue Lebensgewohnheiten in Ihren Alltag zu integrieren, eine Wohltat für Körper, Geist und Seele.

Die Gefühlsebene

Je nachdem, wie Ihre Doshas beschaffen sind, können Sie begleitend weitere, noch feiner abgestimmte Veränderungen in Ihre Ernährungsweise integrieren, um beispielsweise bestimmte körperliche Beschwerdesymptome oder Ungleichgewichte etwa des Verdauungstrakts (z. B. Reizdarm) oder der Haut (z. B. Dermatitis) abzubauen. Mit den körperlich wahrnehmbaren Symptomen, die Sie entweder spüren oder sehen können, gehen immer auch tiefer liegende Störungen auf der Gefühlsebene einher. Denn in der ganzheitlichen Sicht des Ayurveda manifestieren sich die Doshas immer in Körper und Seele. Es kann passieren bzw. gehört zum Entgiftungs- und Reinigungsprozess einfach dazu, dass Emotionen, die unter Umständen als unangenehm und belastend empfunden werden, plötzlich auftauchen. Dabei handelt es sich oft um verdrängte Erfahrungen, Unverarbeitetes, Trauer und Wut – Emotionen, die im Wortsinn nicht verdaut wurden.

Auch wenn es wehtut und mitunter traurig ist, diese Gefühle nunmehr zu durchleben, gestatten Sie es sich und erlauben Sie sich, sich durch nun geweinte Tränen zu reinigen und diese Emotionen, nachdem Sie sie sich angeschaut haben, loszulassen. Genauso wie Sie durch die Umstellung auf eine ayurvedische Lebensweise körperliche Gifte im Verdauungsfeuer verbrennen oder ausscheiden, um sich wieder leicht, gesund und schön zu fühlen, so dürfen Sie sich nunmehr von emotionalen Verletzungen, Ängsten, inneren Nöten, Scham und Wut befreien. So gelingt es Ihnen, nicht nur eine gesunde Beziehung zum Essen zu entwickeln, sondern auch zu sich selbst, und lernen einen achtsameren Umgang mit sich und der Außenwelt zu pflegen.

Unterstützung im Reinigungsprozess

Erfahrene Ayurveda-Therapeuten empfehlen für den seelisch-geistigen Entgiftungsprozess, zu dem es durch die Ernährungsumstellung kommt, professionelle Unterstützung. Natürlich benötigt diese nicht jeder. Doch wenn aufkommende Emotionen zu schwer zu ertragen sind oder man sich ohnmächtig und ausgeliefert fühlt, ist ein Gespräch mit einem Therapeuten anzuraten. Er kann Sie dabei unterstützen, diese Emotionen richtig einzuordnen, und sie verarbeiten helfen. Alle Menschen brauchen für eine ganzheitliche Ernährungsumstellung psychologische Begleitung. Auch meditative Übungen sind hilfreich, um mit sich ins Reine zu kommen.

Nahrungsmittel, die schmecken und Ihnen guttun

Süße Gemüsearten sind die Grundlage einer ausgleichenden Ernährung. Sie stellen das Säure-Basen-Gleichgewicht wieder her, wirken belebend und entlastend. Dazu gehören: Aubergine, Chinakohl, Fenchel, Frühlingszwiebel, Kürbis, Möhre, Paprikaschote, Pastinake, Lauch, Rote Bete, Spargel (grün), Steckrübe, Süßkartoffel, Weißkohl, Zucchini.
Bittere Gemüsearten wirken stoffwechselanregend und schenken einem das Gefühl von Unbeschwertheit, sie entsäuern und wirken ausleitend und entschwemmend. Dazu gehören: Artischocke, Gartengurke, Chicorée, Endiviensalat, Löwenzahn, Mangold, Radicchio, Rucola und Spinat.
Leichte Getreide wie Reis, Hirse, Gerste, Polenta, Quinoa, Kamut, Dinkel, Couscous oder Bulgur nähren den Körper und sind leicht verdaulich. Bei Übergewicht sind

diese nicht so stärkereichen Sorten eher zu empfehlen. Trotzdem sollten Sie auf einen maßvollen Verzehr achten.

Frische Früchte sind ideale Energiespender. Sie sollten am besten alleine verzehrt werden, also nicht in Kombination mit anderen Nahrungsmitteln. Besonders regenerativ wirken: Trauben, süße Äpfel, Melonen, Mangos, Papayas und Granatäpfel. Nach 16 Uhr sollten keine Früchte mehr gegessen werden, auch bei Übergewicht empfiehlt sich hier ein gesundes Maß.

Hülsenfrüchte wie Linsen, Erbsen und Bohnen sind hervorragende pflanzliche Eiweißquellen und wirken im Gegensatz zu Säurebildnern wie die tierischen Eiweißquellen Fleisch, Fisch, Eier und Co. basisch. So wird der Körper im Aufbau neuer Körpergewebe unterstützt. Wenn Sie abnehmen möchten, sollten Sie Hülsenfrüchte am besten mit Gemüse und nicht zusammen mit stärkereichen Produkten wie Reis, Kartoffeln, Brot oder Getreideerzeugnissen verzehren.

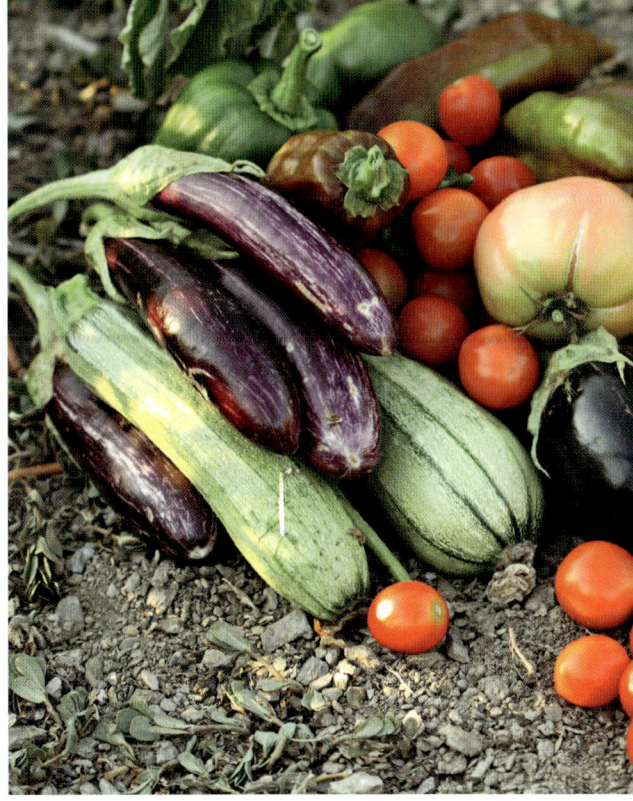

Nahrungsmittel, auf die Sie verzichten können

Brot ist sehr stärkereich, damit ein sehr guter Energiespender – allerdings auch ein Dickmacher. Aufgrund dessen sollten Sie es nur maßvoll zu sich nehmen, etwa zu einer Suppe oder mit einem Dip.

Rohmilchkäse blockiert die Srotas und kann einige Verdauungsbeschwerden mitverursachen. Weichkäsesorten wie Camembert oder Brie sowie Blauschimmelkäse sollten Sie daher so selten wie möglich zu sich nehmen. Besser verdaulich sind Ziegenkäse, Frischkäse und Parmesan.

Saure Früchte sind ebenfalls ungünstig aus Sicht des Ayurveda. Tomaten, Zitrusfrüchte, saure Beeren, saure Äpfel und Ananas blockieren die Srotas, wirken übersäuernd, fördern Wassereinlagerungen und wirken negativ auf den Regenerationsprozess sowie die Fortpflanzungsgewebe. Auch hier gilt: Weniger ist mehr.

Fleisch und Aufschnitt blockieren die Srotas, sind schwer und gelten als tamasische oder rajasische Nahrungsmittel, die Körper und Seele belasten. Als besonders ungünstig gelten Schweinefleisch, Rindfleisch und Wurstwaren. Geflügel (Hähnchen, Pute, Ente) kann – insbesondere im Rahmen einer Vata-reduzierenden Ernährung – in den Speiseplan aufgenommen werden.

Zucker stört in größeren Mengen die Hormonbalance im Körper und den Zellstoffwechsel. Zucker wirkt in allen Darreichungsformen säuernd, stärkt krank machende Faktoren im Körper und macht auf Dauer dick. Der Ayurveda setzt auf Honig (reduziert Kapha) sowie Süßstoffe pflanzlicher Herkunft wie Ahornsirup, Agavendicksaft und Rohrzucker. Doch auch hier sollten Sie insgesamt Maß halten und die Süßstoffe nur zur Mehrung des Genusserlebnisses einsetzen.

Fett aus Butter, Sahne oder Schmalz ist schwer verdaulich und sollte nur sparsam in der Küche eingesetzt werden. Die ayurvedische Küche setzt stattdessen auf Sesamöl und Ghee (Butterfett). Beide Fette stärken, maßvoll verzehrt, Agni und regen sogar den Fettverbrennungsprozess an. Für Vorspeisen, Salate und Dips ist auch Olivenöl zu empfehlen. Dieses stärkt durch seine gesunden Fettsäuren das Stoffwechselsystem, sollte aber nicht erhitzt werden.

Fast Food gibt es nicht nur im Schnellrestaurant, sondern auch beim Bäcker oder Metzger oder an der Tankstelle. Oft enthält es Geschmacksverstärker und unerwünschte Zusatzstoffe. Zudem vergiften die oft zu salzigen, süßen oder fettigen Speisen den Körper und fördern die Ansammlung von Ama. Das schadet wiederum auch dem seelisch-geistigen Gleichgewicht, da es die sattvischen Kräfte mindert. Grundsätzlich ist es immer besser, seine Mahlzeiten selbst zuzubereiten. So behalten Sie den Überblick über alle Inhaltsstoffe und entziehen sich dem industriellen Herstellungsprozess von Nahrung, der völlig denaturiert abläuft.

Der ayurvedische Speiseplan

Frühstück: Morgens ist der Biorhythmus auf Kapha eingestellt. Deshalb sollte die erste Mahlzeit des Tages dieses Dosha ausgleichen und warm, leicht und anregend sein. Mit einem Glas heißem Wasser, auch aromatisiert mit frischem Ingwer oder Ingwer, Zitrone und Honig, kurbeln Sie Ihren Stoffwechsel an und öffnen die Srotas. Danach schenkt ein leichtes, vitalisierendes Frühstück Energie für einen guten Start in den Tag.

Mittagessen: Mittags sollte immer die Hauptmahlzeit auf dem ayurvedischen Speiseplan stehen. Jetzt brennt das Verdauungsfeuer und man kann fast alle Speisenkombinationen gut und leicht verstoffwechseln. Wer gezwungen ist, jetzt auswärts zu essen, kann sich entweder von zu Hause etwas mitbringen oder bei der Auswahl der Speisen geschickt und im ayurvedischen Sinne vorgehen.

Wichtig ist eine ausgewogene Nährstoffkombination – wobei Sie mittags sogar zu kalten, ungegarten und auch etwas schwereren Mahlzeiten greifen dürfen – und eine angenehme Atmosphäre beim Essen. Nutzen Sie die Pause, um energiegeladen in die zweite Tageshälfte zu starten. Ein ayurvedisches Mittagessen sollte möglichst aus den folgenden Bausteinen bestehen:

- Salat und Gemüserohkost als Vitalstoff- und Ballaststoffquelle
- Gegartes Gemüse – als Hauptbestandteil des Essens
- Hülsenfrüchte – sind nicht nur für Vegetarier und Veganer optimal: Wer auf Fleisch, Fisch und Eier verzichtet, sollte 4- bis 5-mal pro Woche ein Linsen- und Bohnengericht, am besten kombiniert mit Kartoffeln oder Getreide (am besten mit Reis), verzehren, um den Körper mit dem wichtigen Baustoff Eiweiß zu versorgen. In dieser Kombination hat das pflanzliche Eiweiß die höchste Wertigkeit und kann optimal für alle Regenerationsprozesse verwendet werden. Nicht-Vegetarier können zum Gemüse auch Geflügel oder Fisch essen.
- Chutneys – in allen Geschmacksrichtungen und mit ausgewählten Gewürzen – verleihen jeder ayurvedischen Mahlzeit ihren besonderen Charme und wirken nebenbei noch balancierend auf die Doshas.

Abendessen: Abends brennt das Verdauungsfeuer nicht mehr so stark wie tagsüber, der Körper schaltet um auf Erholung und Regeneration. Idealerweise nimmt man die letzte Mahlzeit des Tages ab 17 Uhr und mindestens drei Stunden vor dem Schlafengehen ein. Um die Srotas jetzt zu schonen, sollten Sie auf alle Mahlzeiten verzichten, die schwer, kalt und schleimbildend sind. Käse, Joghurt, Wurst, Fleisch, Fisch, Sahne, Tomaten sowie Ama-fördernde Kombinationen sind jetzt tabu. Wer abnehmen möchte, sollte abends auf stärkehaltige Beilagen (Kartoffeln, Reis) verzichten und nur Gemüse und pflanzliche Eiweißträger essen.

Schwächen ausgleichen

Um Kapha-Störungen auszubalancieren, sind Zeitphasen zwischen 6 Uhr bis 10 Uhr und 18 Uhr bis 22 Uhr entscheidend. Wenn Sie die Ursachen für einige Pfunde zu viel oder zu viel Schleim im Körper beheben möchten, sollten Sie sich auf die Kapha-reduzierenden Empfehlungen zum Frühstück und Abendessen konzentrieren. So erreichen Sie rasch den gewünschten Effekte. Ideal sind nun kleine, genussreiche Mahlzeiten aus frischen vitalstoffreichen Nahrungsmitteln. Kauen Sie diese gut, essen Sie in aller Ruhe und gehen Sie so den sicheren Weg zu einem gesunden und schlanken Leben. Wohltuend und den Fettabbau anregend ist die Verwendung von Gewürzen und Kräutern wie Ingwer, Pfeffer, Chili, Ajwain, Basilikum, Petersilie, Rosmarin und Berberitze. Auch Fastentage im Frühjahr (z. B. einmal pro Woche) dienen dem Kapha-Ausgleich und beugen Beschwerden vor. Diese Pausentage zur Entlastung von Agni sollten ebenso zu Ihrem Alltag gehören wie ein aktiver Alltag.

Es muss nicht unbedingt Sport sein, aber achten Sie darauf, dass Sie sich so oft wie möglich Bewegung verschaffen. Dazu gehören die Klassiker wie Treppen steigen und so viele Schritte wie möglich pro Tag zu gehen ebenso wie körperlich anstrengende Haus- oder Gartenarbeit. Bringen Sie auf diese Weise im wahrsten Sinn des Wortes mehr Kapha-reduzierende Beweglichkeit in Ihr Leben. Da Kapha durch Langsamkeit geprägt ist, zeigt sich dies auch im Gewebestoffwechsel: Es kann durchaus einige Zeit dauern, bis sich die Erfolge der Ernährungs- und Lebensumstellung einstellen. Doch auch wenn der Körper langsam reagiert, befindet er sich bereits in einem Harmonisierungsprozess.

Zu starkes Pitta wirkt vor allem gegen Abend besonders ungünstig. Typische Symptome sind plötzlicher Heißhunger, Aufstoßen oder auch Gereiztheit. Beugen Sie dem vor, indem Sie sich ein ausgewogenes ayurvedisches Mittagessen gönnen. Wer unterwegs isst, kann durch die Restaurantauswahl ebenfalls bestimmen, wie gut er speist. Am besten wählen Sie ein indisches oder asiatisches Restaurant, auch bei einem guten Italiener können Sie sich verwöhnen lassen. Um Heißhungerattacken zu überbrücken und ein zu starkes Pitta zu vermeiden, sind alle kühlenden Getränke optimal, z. B. aus Trauben oder Melone. Die Gewürze Kurkuma, Koriander, Fenchel, Kardamom und Dill wirken ebenfalls Pitta-harmonisierend.

Da der typische Pitta-Mensch beim Essen und Trinken gerne einmal über die Stränge schlägt, hilft ihm vor allem eine ruhige Atmosphäre beim Essen, um zu sich zu kommen. Da der Pitta-Typ ansonsten von einem hohen Grad an Selbstdisziplin und Perfektionismus geprägt ist, lässt er nicht selten beim Essen alle Dämme brechen. So wird aus einem Glas Sekt eine ganze Flasche, nach dem Abendessen gibt es dann auch gerne noch ein Dessert und später abends zur Entspannung noch Chips und Nüsse. Ausgewogene Mahlzeiten in einem regelmäßigen Rhythmus, ausreichend Wasser, Essenspausen und der Verzicht auf „nervenberuhigende" Nahrungsmittel und Getränke sind optimal, um dieses Dosha auszubalancieren. Als Erstes steht allerdings Stressreduktion auf dem Plan, da der Heißhunger oft eine Folge ständiger Anspannung durch Überlastung ist. Auch dem Pitta-Typ tut körperliche Aktivität gut, bei ihm darf es auch ruhig etwas Schweißtreibendes sein. Günstig für ihn sind alle Aktivitäten, die er in einer Gruppe durchführen kann (z. B. Yoga).

Vata-Typen sind „Kurzzeit-Erhitzer". Es fällt ihnen leicht, immer wieder neue Dinge anzupacken und Altes stehen zu lassen. Das Problem: Auf diese Weise wird viel Energie verbraucht und es können keine wirklich nachhaltigen Veränderungen eingeleitet werden. Der Vata-Mensch kann von einer ayurvedischen Ernährungsumstellung enorm profitieren. Hier reizt auch das kreative Potenzial, bei dem keine Langeweile aufkommt. So kann er es schaffen, die nötige Disziplin zu entwickeln, sich wirklich etwas Gutes zu tun. Vata ist am Nachmittag am anfälligsten. Zwischen 14 Uhr und 18 Uhr führen die Tagesleistungen zu einem Energieabfall. Man fühlt sich jetzt vielleicht müde, erschöpft, bekommt leicht Hunger auf etwas Energiereiches und tut sich schwer mit der Konzentration. Wer jetzt – wie es typisch für einen Vata-Menschen ist – zu einem schnellen Stück Kuchen, Schokolade und einer Tasse starken Kaffee greift, um den Nachmittag zu überstehen, schwächt sich weiter.

Um das Nachmittagstief gar nicht erst entstehen lassen, ist die Mittagsmahlzeit essenziell, am besten mit einer anschließenden kurzen Ruhepause (nicht länger als 20 Minuten). Wer im Büro ist, kann die Tür schließen und sich für zehn Minuten in eine Meditation begeben. Bis 14 Uhr sind auch bitterstoffreiche Getränke (auch Kaffee oder Tee) in Ordnung. Danach sollten nur noch warme Speisen und Getränke verzehrt werden. Wenn nachmittags der Hunger naht, sind eine kleine Portion gedünstete Früchte, zwei bis drei eingeweichte Trockenfrüchte oder ein paar Mandeln ideal.

Wohltuend sind alle süßen und beruhigenden Gewürze wie Zimt, Anis, Gewürznelke, Vanille, Safran, Ingwer und Kardamom. Sie schmecken auch im Ayurveda-Tee, den Sie nachmittags genießen können. Je entspannter Sie dann noch den Nachmittag bis in den Abend hinein gestalten, desto intensiver kann der Entgiftungs- und Regenerationsprozess in der Nacht ablaufen.

Zu Hause entgiften

Mit einer einwöchigen Kur für zu Hause können Sie Stoffwechsel und Agni stärken und wirkungsvoll entgiften. Anschließend können Sie in der Aufbauphase Regenerations- und Erholungsprozesse einleiten – durch eine gezielte Ernährungsumstellung und äußere Anwendungen. Planen Sie Ihre Kur für zu Hause sorgfältig. Entscheidend ist dabei auch das richtige Timing, sowohl was die Jahreszeit anbelangt als auch Ihren Wochenablauf. Ideal sind das frühe Frühjahr und der Spätherbst, wenn es nicht mehr bzw. noch nicht zu kalt ist. Frauen sollten auch darauf achten, dass ihre Regel nicht in den Kurzeitraum fällt. Auch Panchakarma-Kuren in Ayurveda-Zentren werden dann nicht durchgeführt. Für die Frau sollte die Zeit der Menstruation auch immer eine Auszeit bedeuten, da das System durch die Blutungen nun geschwächt wird (auch wenn eine Frau das subjektiv nicht so empfindet). In dieser Zeit reicht es völlig, wenn Sie Ihre Ernährung ayurvedisch und doshagerecht gestalten und sehr darauf achten, dass Sie ausreichend trinken. Zwei bis drei Tage nach der Regelblutung kann dann aber nach Belieben gekurt werden. Stellen Sie sich auch innerlich auf eine Auszeit ein. Ideal wären ein paar Urlaubstage, um Stress und Termine zu umgehen, die dem Kurerfolg hinderlich sind. Sie können aber beispielsweise auch an einem Samstagmorgen beginnen, das Wochenende dient dann der Stabilisation. Wenn Sie die letzten Werktage einigermaßen ruhig gestalten können, umso besser.

Die sanften Therapieformen des Ayurveda (Samshamanam) können Sie ohne Besorgnis auch bei sich zu Hause und ohne ärztliche Anleitung durchführen. Ausleitung sowie gezielte Ernährungsmaßnahmen und äußere manuelle Anwendungen stehen hierbei auf dem Programm. So können Sie gezielt Ihre (vorher vom Arzt bestimmten) Doshas ausgleichen und behandeln, Agni stärken und entgiften.

Tag 1: Um Entgiftungs- und Ausleitungsprozesse anzuregen sowie Schlacken transportfähig zu machen, stehen während der erste Kurtage reichlich warme Getränke, scharfe Gewürze und anregende Kräuter auf dem Programm.

- Der ideale Helfer zur Öffnung aller Kanäle und Sammlung von Giftstoffen ist frischer Ingwer. Die gesunde Wurzel wirkt desinfizierend, entzündungshemmend, reinigend, Agni stärkend und die Srotas anregend. Wasser, das Sie mit frischem Ingwer aromatisieren, sollte Ihnen in den nächsten Tagen immer zur Seite stehen und die Entgiftungsphase einleiten.

- Verstärkt wird diese Wirkung noch durch ein ayurvedisches Nahrungsergänzungsmittel. Triphala (als Pulver oder Tabletten) besteht aus den drei Königsfrüchten des Ayurveda: Amalaki, Haritaki und Bibhitaki. Das Rasayana baut Ojas auf und wirkt wie ein Anti-Aging-Mittel. Es unterstützt die Srotas und damit alle Ausleitungsprozesse, und hilft auch bei Blähungen und Verstopfung, die Verdauung sanft anzuregen.

Der Start: Stehen Sie früh auf und trinken Sie ein Glas warmes Wasser. Reinigen Sie anschließend Ihre Zunge mit einem Schaber und führen Sie eine Ölspülung durch. Dazu bewegen Sie einen Esslöffel Sesamöl etwa 10 bis 20 Minuten langsam im Mund hin und her und ziehen das Öl zwischen den Zähnen durch. Das Öl bindet Schadstoffe. Anschließend ausspucken und gut mit warmem Wasser ausspülen. Mit einer aktivierenden Selbstmassage regen Sie Herz und Kreislauf an. Dazu verwenden Sie am besten einen Garshan-Handschuh aus Naturseide, beginnen am Nacken und bürsten nach und nach den Körper von oben nach unten ab. Nehmen Sie dann ein kleines doshagerechtes Frühstück ein. Danach tut ein langer Spaziergang an der frischen Luft gut. Ruhen Sie sich aus, sobald Sie müde sind. Vermeiden Sie aber einen Mittags- oder Tagesschlaf, um nicht Kapha zu erhöhen und Ausleitungsprozesse zu behindern.

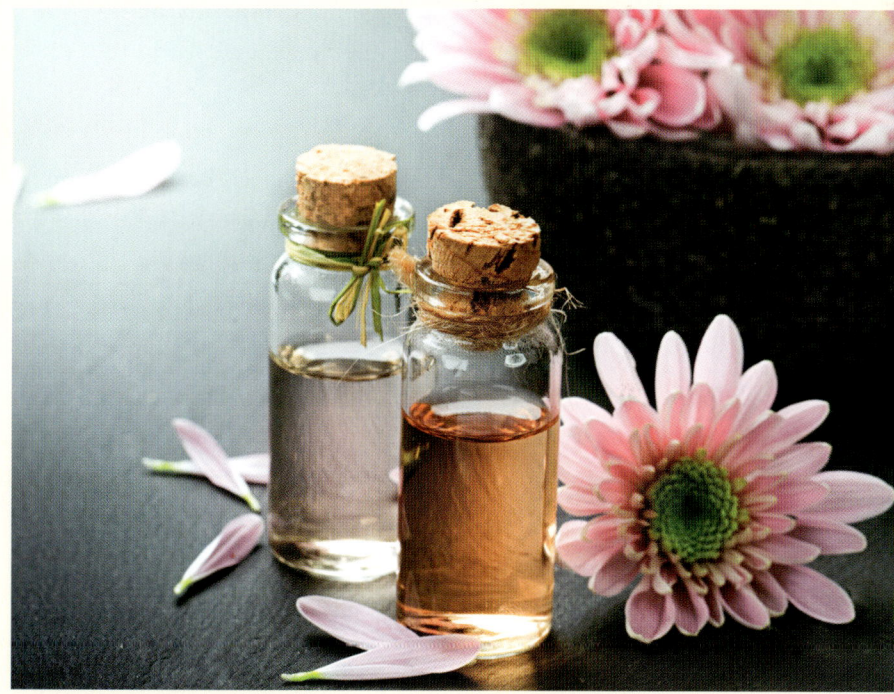

Trinken Sie reichlich Ingwerwasser, Kräutertee und heißes Wasser, um die Srotas durchzuspülen. Versuchen Sie schon vormittags etwa einen Liter zu trinken und anschließend noch zwei Liter am Nachmittag und Abend. Trinken Sie am besten jede halbe Stunde ein Glas in kleinen Schlucken aus.

Leichte Kost unterstützt jetzt die Stoffwechselprozesse. Stärken Sie Ihr Agni durch doshagerechte Mahlzeiten und achten Sie dabei auf die Portionsgrößen. Füllen Sie beim Frühstück, Mittag- und Abendessen maximal zwei Drittel des Magens mit etwa der

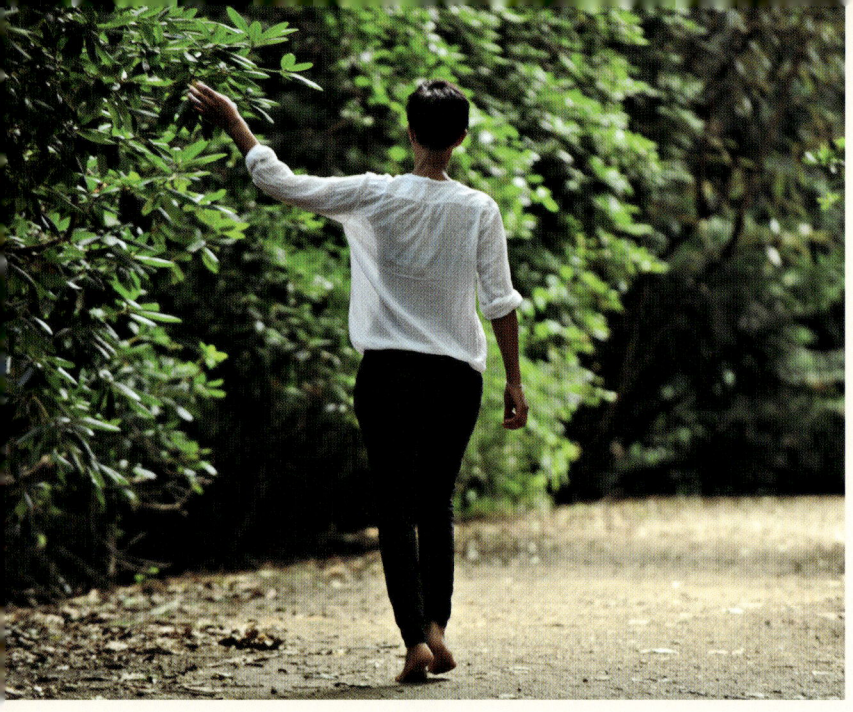

Menge, die in eine Handfläche passt. Ideal sind jetzt Suppen und Eintöpfe mit anregenden Gewürzen wie Ingwer und Chili zum Anregen von Agni und Öffnen der Srotas, Kreuzkümmel (Cumin) und Fenchel zur Unterstützung der Verdauung sowie gegen Blähungen und Kurkuma gegen Übersäuerung und Hautreizungen.

Neben dem richtigen Essen und Trinken sollten Sie immer auch auf die Balance von Entspannung und Bewegung achten, um die tief gehenden Prozesse während der Reinigungsphase zu unterstützen. Morgens und nachmittags sind Yogaübungen und Spaziergänge ideal. Achten Sie darauf, dass Sie dabei nicht außer Atem kommen, aber gut durchwärmt sind. Sie dürfen auch ruhig ins Schwitzen kommen. So feuern Sie Agni optimal an und Ihre Srotas haben sich über die Haut geöffnet. Ruhephasen sollten Sie nach dem Mittagessen und am frühen Abend einplanen. Lesen Sie dazu etwas oder hören Sie Musik. Nach dem Abendessen können Sie eine Meditation durchführen, um sich zu beruhigen und in einen tiefen Schlaf zu finden.

Tag 2 bis Tag 4: Im Ayurveda besteht eine Fastenphase aus drei Entgiftungstagen, in denen Sie viel trinken. Um die im Gewebe liegenden Schlacken herauszulösen und auszuleiten, muss Agni stark sein. Damit sich alle Kräfte zu diesem Zweck sammeln können, sollten Sie auch an diesen Tagen körperliche und geistige Anstrengungen sowie Stress meiden. Je nach aktueller Verfassung können Sie die Fastenkur individuell gestalten, entweder ganz ohne Essen oder mit leichten Mahlzeiten. Wenn Sie auf Essen verzichten möchten, trinken Sie jede halbe Stunde ein warmes Getränk in kleinen Schlucken. Dazu können Sie zu heißem Wasser greifen oder zu Ingwerwasser, zu heißem Wasser mit etwas Honig, gekochter Reisbrühe oder einer klaren Gemüsebrühe.

- Zum Vata-Ausgleich sollte Sie besonders darauf achten, nur warme Getränke und Brühen zu trinken. Wenn Sie sich zu schwach oder hungrig fühlen, können Sie auch ein bis zwei Esslöffel gekochten Reis in der Brühe verrühren und diesen dann essen.
- Pitta reinigt sich am besten mit Brühen aus ausgekochtem Wurzelgemüse (Möhre, Sellerie, Petersilienwurzel), gewürzt mit etwas Kurkuma.

- Zum Kapha-Aufbau sind anregende Getränke wie Ingwerwasser oder Wasser mit Zitrone ideal. Wie immer kann das Ingwerwasser heiß oder warm getrunken werden.

Neben dem Trinkprogramm sollten Sie die ayurvedischen Reinigungsrituale durchführen. Dazu gehören auch Ölmassagen. Während der Fastentage werden die Srotas ständig mit heißem Wasser und Ingwerwasser ausgespült, wodurch ein intensiver Reinigungsprozess stattfindet. Die festeren Schlacken werden durch Agni verbrannt. Dazu darf dem Verdauungsfeuer kein anderes Brennmaterial zur Verfügung stehen. Nur so kann die Ausscheidung von Ama ungehindert stattfinden. Wenn Sie also in diesen Tagen immer mal wieder ein Hungergefühl verspüren, heißt dies, dass Ihr Körper auf dem Weg ist zu entgiften. Agni brennt und hält den Entgiftungsprozess am Laufen. Lenken Sie sich ab durch Spaziergänge, leichte Wanderungen, Yoga, Lektüre und Musik. Schreiben Sie auf, was Sie alles loslassen möchten, und schenken Sie so auch seelisch-geistigem Ballast Ihr bewusstes Augenmerk.

Während der drei Fastentage sollte mindestens die Hälfte der täglichen Trinkmenge aus warmem Wasser oder Ingwerwasser bestehen. Die andere Hälfte kann aus Zitronaten, Reiswasser oder Gemüsebrühe bestehen. Trinken Sie diese im halbstündigen Wechsel und entscheiden Sie sich nach Belieben.

Wenn Sie sich während der Fastentage sehr schwach fühlen, können Sie auch am ersten oder zweiten Fastentag abbrechen und mit der Aufbauphase beginnen, die dann entsprechend verlängert ist.

Tag 5 bis Tag 7 (Aufbautage): Die Aufbautage entscheiden maßgeblich über den langfristigen Erfolg Ihrer Kur. Jetzt bekommt Ihr Körper gezielt alle Nährstoffe, die er zur Selbstheilung und Regeneration benötigt. Achten Sie darauf, Agni jetzt nicht zu überfordern und Ihren Gewebestoffwechsel verbessern.

- Am ersten Aufbautag ist maximal ein Viertel der gewohnten Nahrungsmenge erlaubt.
- Am zweiten Aufbautag können Sie zur Hälfte der normalen Nahrungsmenge greifen.
- Am dritten Tag sind drei Viertel der gewohnten Menge erlaubt. Ideal sind jetzt Suppen und Eintöpfe aus Reis, Mungobohnen und Gemüse.

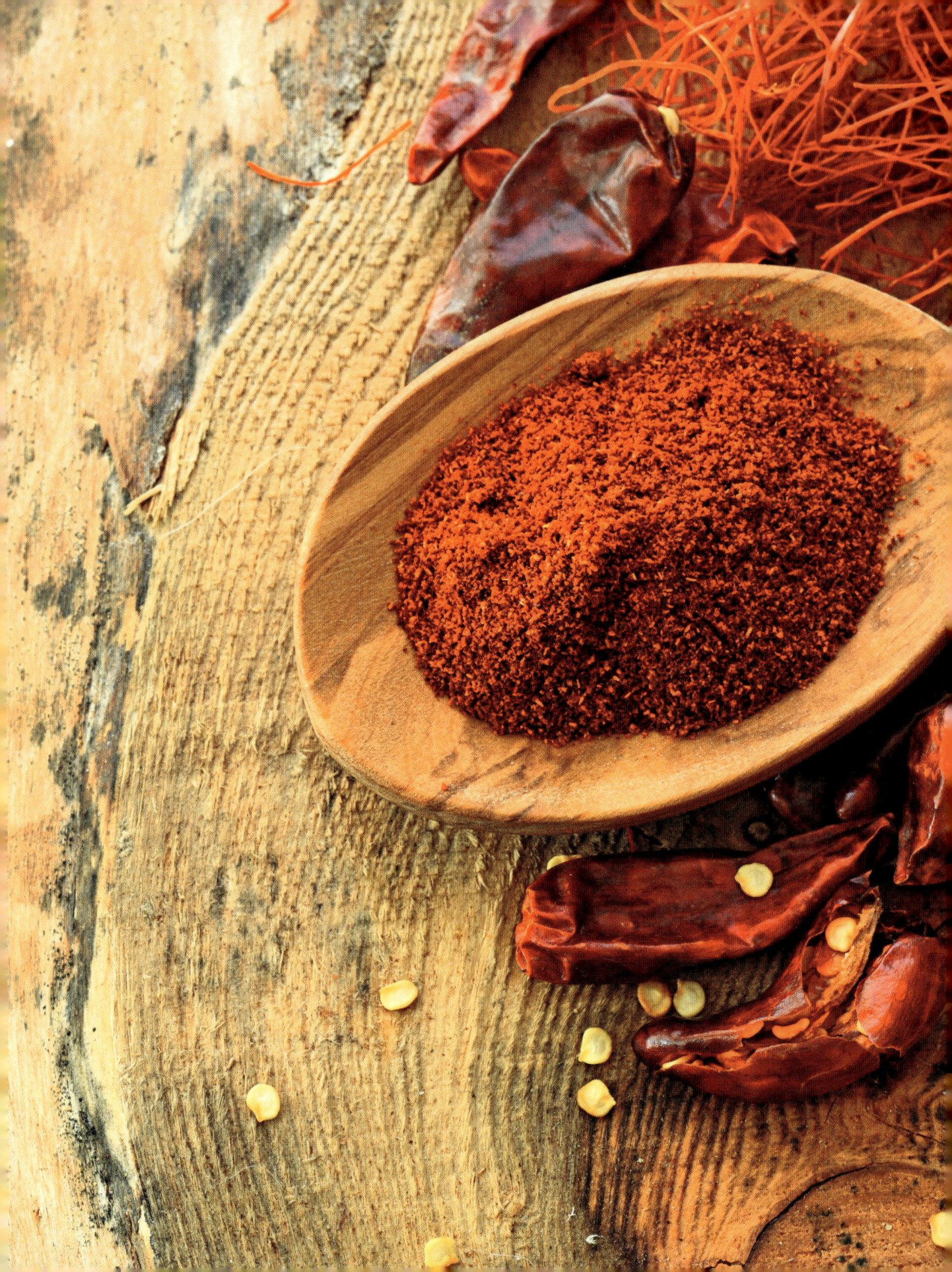

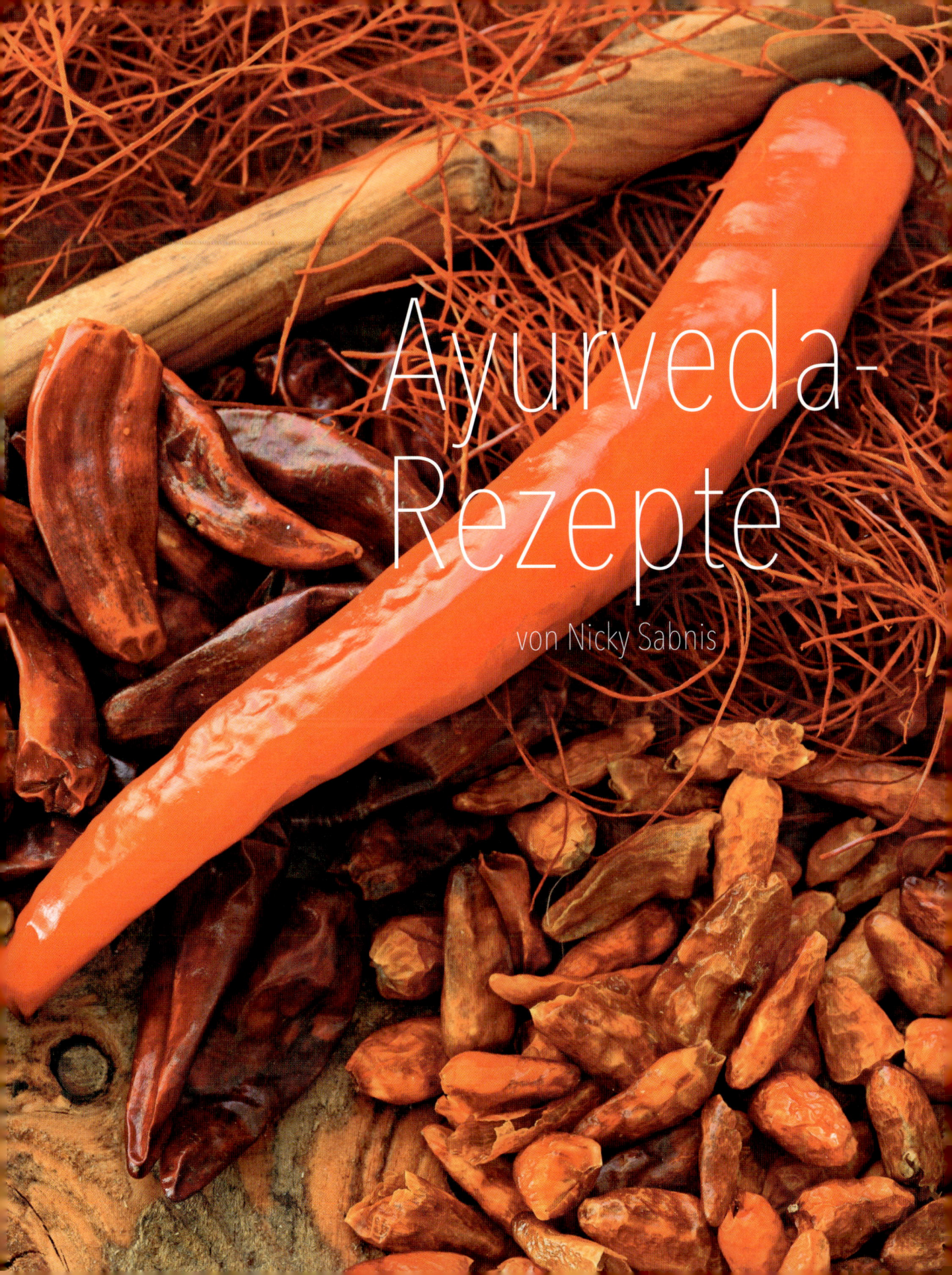

Ayurveda-Rezepte

von Nicky Sabnis

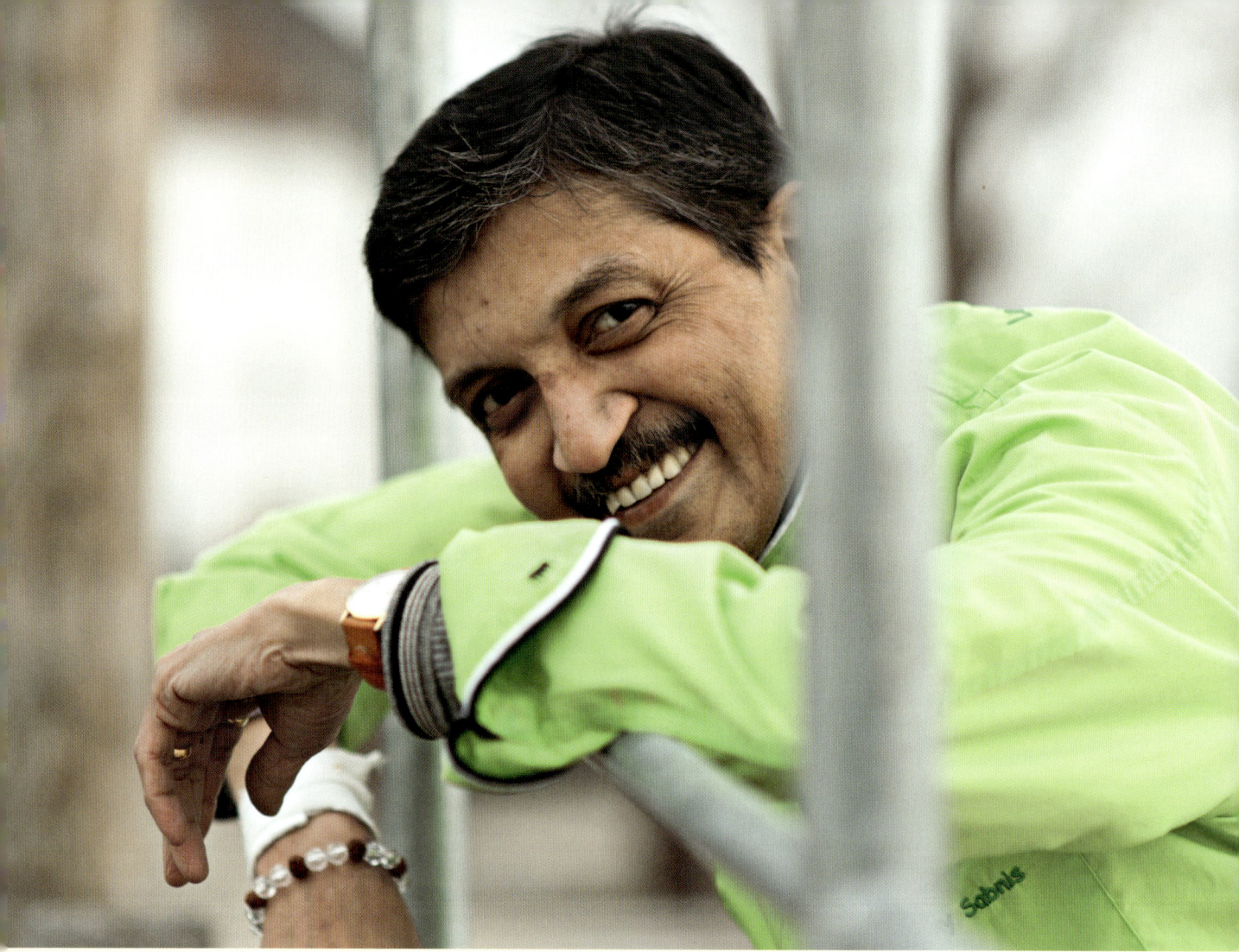

Kochen ist mehr als nur Zutaten mischen

Kochen ist sehr sinnlich, sehr persönlich und hat eine direkte Verbindung zu unserer Gesundheit. Es gibt bis heute kein anderes natürliches Mittel, das mehr zu unserer Gesundheit beiträgt. Daher schlage ich vor, die Tagesprioritäten etwas zu ändern und ein bisschen Zeit einzubauen, um „einfach zu kochen". Und das Gekochte zu genießen. Und nichts anderes dabei zu tun. Dein Körper wird dir sehr dankbar sein, weil du dadurch deine Seele ernährst.

Frühstück

Energie-Porridge

Zutaten für 4 Personen
750 ml Wasser
je 1 EL Rosinen und Sonnenblumenkerne
4–5 getrocknete Aprikosen
oder Datteln, klein geschnitten
150 g Haferflocken
100 ml Kokosmilch
je ¼ TL Amchur und Zimtpulver
2 EL Honig

1 Trockenfrüchte und Sonnenblumen-kerne in einen Topf geben und mit dem Wasser aufkochen lassen. Die Hafer-flocken zugeben und ohne weiteres Rühren quellen lassen.

2 Vor dem Servieren mit Kokosmilch, Amchur, Zimt und Honig verfeinern.

Zubereitungszeit: ca. 10 Minuten

Die verwendeten Gewürzmischun-gen sind auch im Handel und Inter-net erhältlich. Doch macht es im-mer Spaß, einmal im Monat die hier vorgestellten Masala und Karinam (siehe S. 162 ff) selber herzustellen. Die Eigenproduktion ist zudem viel günstiger als Handelsware.

Upma

Zutaten für 4 Personen
1 EL Ghee
100 g Polenta
oder Dinkelgrieß
300 ml kochendes Wasser
je 1 Karotte und
1 Paprika, fein gewürfelt
2 EL Kokosflocken
1 TL gelbes Karinam
1 EL frische Kräuter, fein gehackt

1 In einem Topf Ghee erwärmen, Polen-ta oder Dinkelgrieß dazugeben und 1 Minute leicht anrösten.

2 Kochendes Wasser und restliche Zuta-ten außer den Kräutern zufügen und mit einem Rührbesen unter ständigem Rühren ca. 2 Minuten garen.

3 Abschmecken und mit frischen Kräu-tern garnieren. Das Rezept kann auch dick- oder dünnflüssiger zubereitet wer-den. Dafür je nach Geschmack mehr oder weniger Wasser zufügen.

Zubereitungszeit: ca. 5–10 Minuten

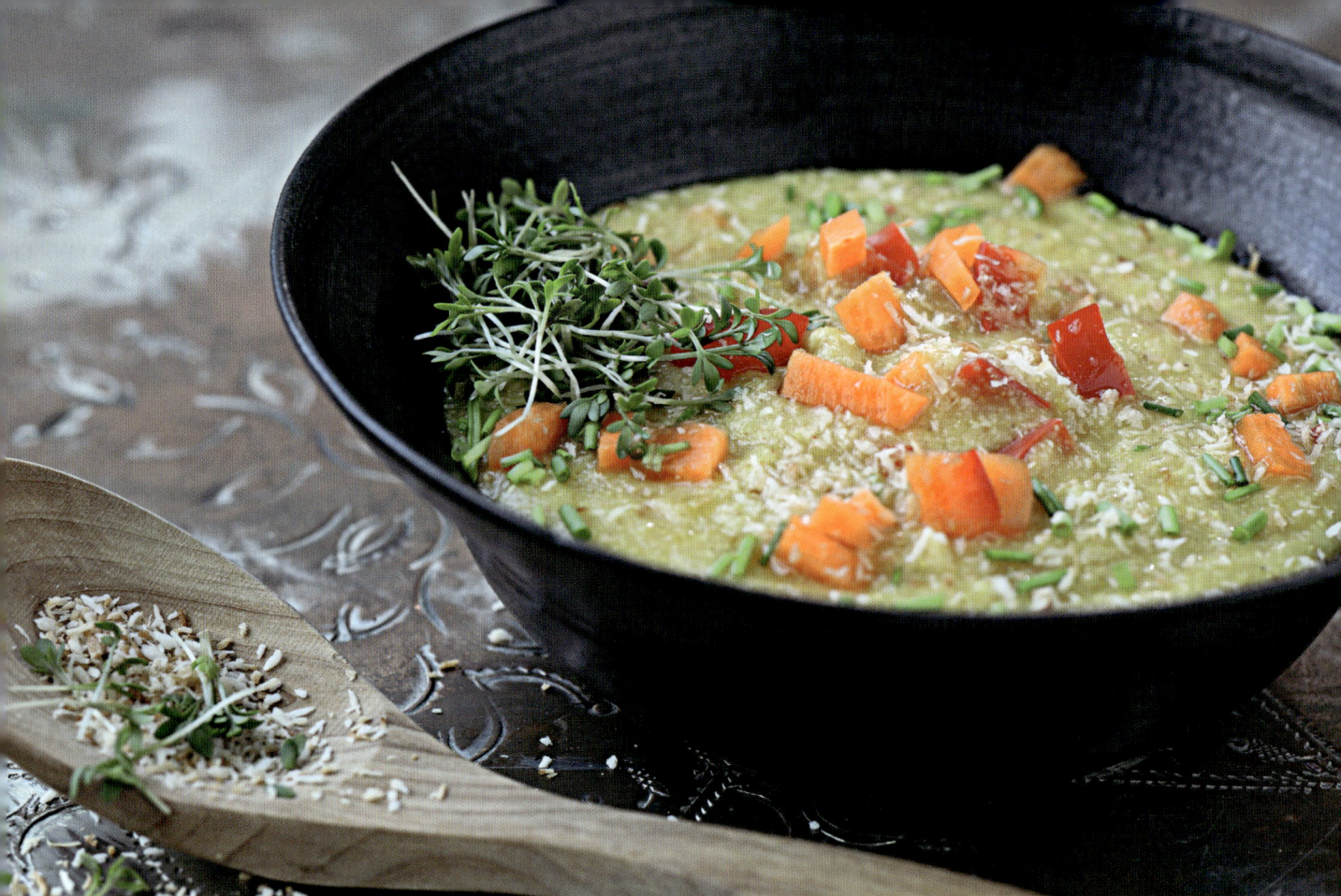

Brot-Pudding

Zutaten für 4 Personen
4–5 Brötchen- oder Brotscheiben
500 ml heißes Wasser
2 EL Rohrohrzucker
je ¼ TL geriebene Muskatnuss
und Zimtpulver
250 ml Hafermilch
50 g Pinienkerne

1 Den Backofen auf 180 Grad Celsius
(Umluft) vorheizen.
2 Heißes Wasser in eine Schüssel geben.
Brötchen- oder Brotscheiben, Zucker
und Gewürze dazugeben und mischen.
Ein paar Minuten stehen lassen, bis das
Wasser aufgesogen ist.

3 Die Brot-Mischung mit einem Löffel
oder einem Kartoffelstampfer gut zer-
drücken, in eine feuerfeste Auflaufform
füllen und die Hafermilch darüber-
gießen. Mit Pinienkernen bestreuen
und in 15 Minuten aufbacken.

Zubereitungszeit: ca. 20 Minuten

Sie können gut auch ein bis zwei Tage
altes Brot verwenden.

Mittagessen

Kokos-Kohlrabi mit Gojibeeren

Zutaten für 4 Personen
1 EL Ghee
je 1 TL Kreuzkümmel
und Bockshornkleeblätter
2 bis 3 mittelgroße Kohlrabi,
gewaschen, geschält und gewürfelt
750 ml Wasser
1 TL grünes Karinam
200 ml Kokosmilch
Salz
je 1 EL Gojibeeren
und gehackte Mandeln

1   Ghee in einem Topf erhitzen und darin Kreuzkümmel und Bockshornkleeblätter 5 Sekunden anrösten.

2   Kohlrabi zugeben, weitere 10 Sekunden anbraten und mit 750 ml Wasser ablöschen. Halb zugedeckt gar kochen und danach glatt pürieren.

3   Karinam und Kokosmilch zugeben, mit Salz abschmecken, einmal kurz aufkochen. Mit Mandeln und Gojibeeren garniert servieren.

Zubereitungszeit: ca. 20 Minuten

Karotten in Tomaten-Xacuti

Zutaten für 4 Personen
250 ml Wasser
750 g Karotten,
gewaschen, geschält
und in Scheiben geschnitten
4 Tomaten,
gewaschen und klein gewürfelt
2 TL Xacuti Masala
200 ml Kokosmilch
Salz
1 EL Ghee
1 EL frische Korianderblätter,
geschnitten

1   Wasser in einen Topf geben und erhitzen.

2   Karotten, Tomaten, Xacuti Masala und Kokosmilch in das heiße Wasser geben und aufkochen.

3   Mit Salz abschmecken und mit Ghee und Koriander garnieren.

Zubereitungszeit: ca. 15–20 Minuten

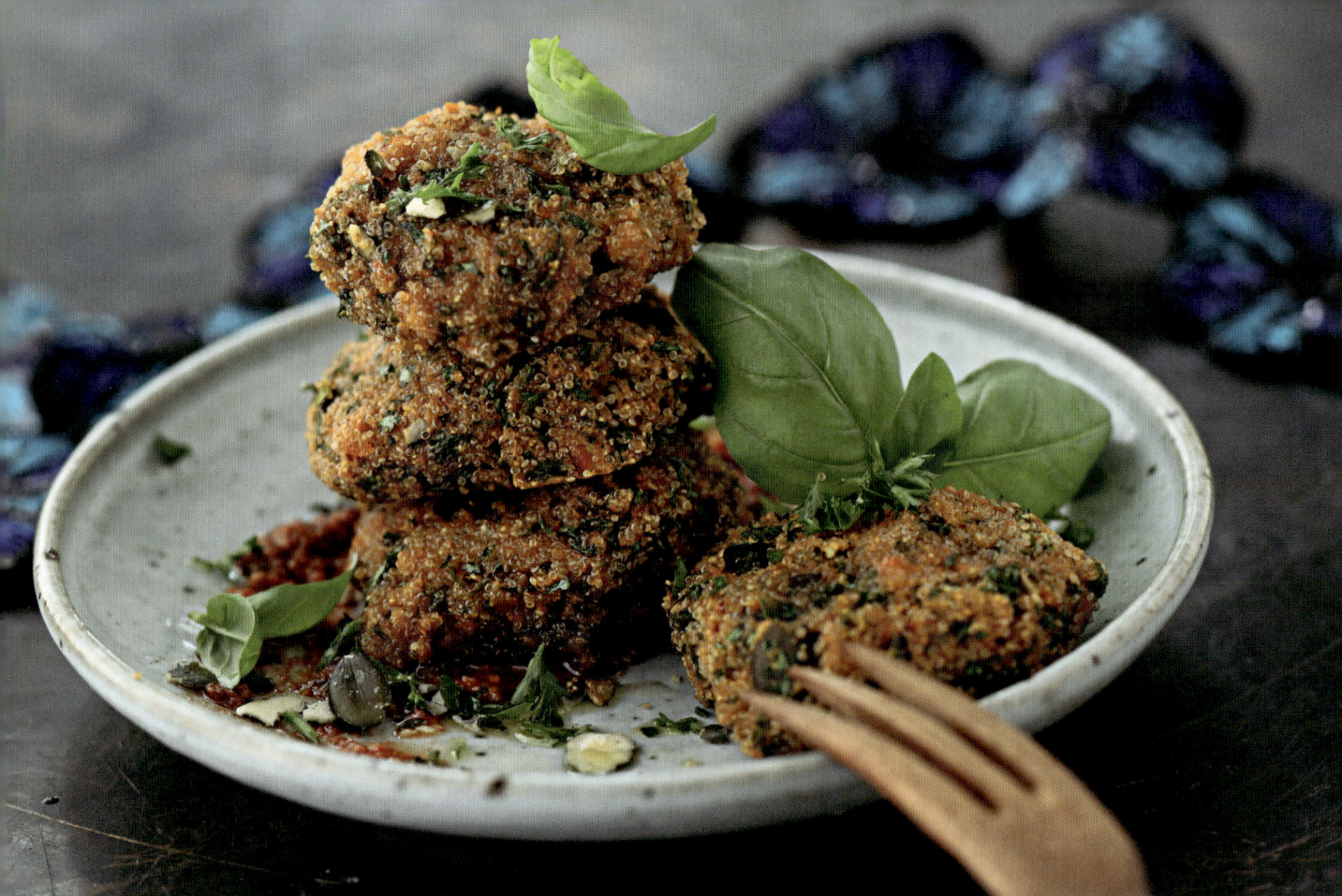

Amaranth-Kürbis-Pflanzerl

Zutaten für 4 Personen
1 Tasse Amaranth, gewaschen
2 Tassen Kürbis, fein geschnitten
3 Tassen Wasser
je 1 TL rotes Karinam,
Limettensaft und brauner Zucker
je 2 EL Kürbiskerne
und gehackte Petersilie
2 EL Kichererbsenmehl
Salz
2 EL Olivenöl
10 frische Basilikumblätter

1 Amaranth und Kürbis im Wasser weich kochen, restliches Wasser abgießen. Karinam, Limettensaft, Zucker, Kürbiskerne, Petersilie, Kichererbsenmehl und Salz zugeben und alles gut vermengen. Mit Salz abschmecken.

2 Den Backofen auf 180 Grad Celsius (Umluft) vorheizen, 1 bis 2 Backbleche mit Backpapier belegen.

3 Mit feuchten Händen aus der Masse Pflanzerl formen und 15 Minuten im Ofen backen. Anschließend mit Olivenöl bepinseln und mit Basilikum garniert servieren.

Zubereitungszeit: ca. 30 Minuten

Abendessen

Gelbe Linsen mit Gemüse

Zutaten für 4 Personen

120 g gelbe Linsen,
in 500 ml Wasser eingeweicht
600 ml Wasser
2 EL Olivenöl
4 getrocknete Tomaten,
fein geschnitten
1 Becher
gemischtes Gemüse
nach Geschmack, fein gewürfelt
je 1 TL gelbes Karinam
und Shanti Masala
Salz
1 EL Schnittlauch

1   Das Einweichwasser der Linsen abgießen und die Linsen in einem Topf mit 600 ml frischem Wasser zum Kochen bringen.

2   In der Zwischenzeit das Olivenöl in einem zweiten Topf erwärmen und darin die Tomatenstücke, Gemüse, Karinam und das Masala ein paar Sekunden lang anbraten.

3   Gemüse-Mischung unter die Linsen mengen und weiterkochen, bis die Linsen gar sind. Mit Salz abschmecken und mit Schnittlauch garnieren.

Zubereitungszeit: ca. 30 Minuten

Pflaumen-Aprikosen-Chutney

Zutaten für 4 Personen

200 ml Wasser
je 50 g getrocknete Pflaumen und Aprikosen, klein gewürfelt
je ¼ TL Zimt, Ingwerpulver, Chilipulver, Mangopulver (Amchur), Bockshornkleeblätter
1 TL gelbes Karinam
1 Prise Salz
½ TL Sesam zum Garnieren

1   Einen Topf mit dem Wasser füllen, alle Zutaten ins Wasser geben und auf mittlerer Hitze 15 Minuten ohne Deckel kochen.

2   Abkühlen lassen und mit Sesam garnieren.

Zubereitungszeit: ca. 20 Minuten

Gemüse-Burger

Zutaten für 4 Personen
4 Kartoffeln,
geschält und gewürfelt
250 g gemischtes Gemüse,
nach Wahl und Saison, gewürfelt
2 EL Dinkel- oder Reismehl
1 TL Amchur
Salz

1 Kartoffeln und Gemüse in einem Topf
   mit wenig Wasser gar kochen. Wasser abgießen. Backofen auf 180 Grad
   Celsius (Umluft) vorheizen und ein
   Backblech mit Backpapier belegen.

2 Restliche Zutaten außer Salz zugeben
   und mit einem Kartoffelstampfer
   nicht zu fein zerstampfen. Mit Salz
   abschmecken.

3 Die Gemüsemasse mit feuchten Händen zu Burgern formen, nebeneinander
   auf das Backblech legen und etwa
   10 Minuten im Ofen backen.

Zubereitungszeit: ca. 30 Minuten

Madras-Shrimps in Kokosmilch-Curry

Zutaten für 4 Personen
2 TL Sesamöl
je ½ TL Senfkörner
und Ajwain
500 g Shrimps,
küchenfertig
je ½ TL Kurkuma,
Chilipulver, Korianderpulver
und Kardamompulver
7 Curryblätter
1 Kartoffel, gekocht,
geschält und klein gewürfelt
500 ml Kokosmilch
2 TL rotes Karinam
Salz
½ TL frische
grüne Pfefferkörner

1 Öl in einer Pfanne erhitzen. Senf und
   Ajwain ein paar Sekunden anrösten.
   Shrimps zugeben und eine weitere
   Minute andünsten.

2 Restliche Zutaten außer Pfeffer und
   Salz geben und 2 Minuten köcheln. Mit
   Salz abschmecken und mit frischem
   Pfeffer garnieren.

Zubereitungszeit: ca. 15 Minuten

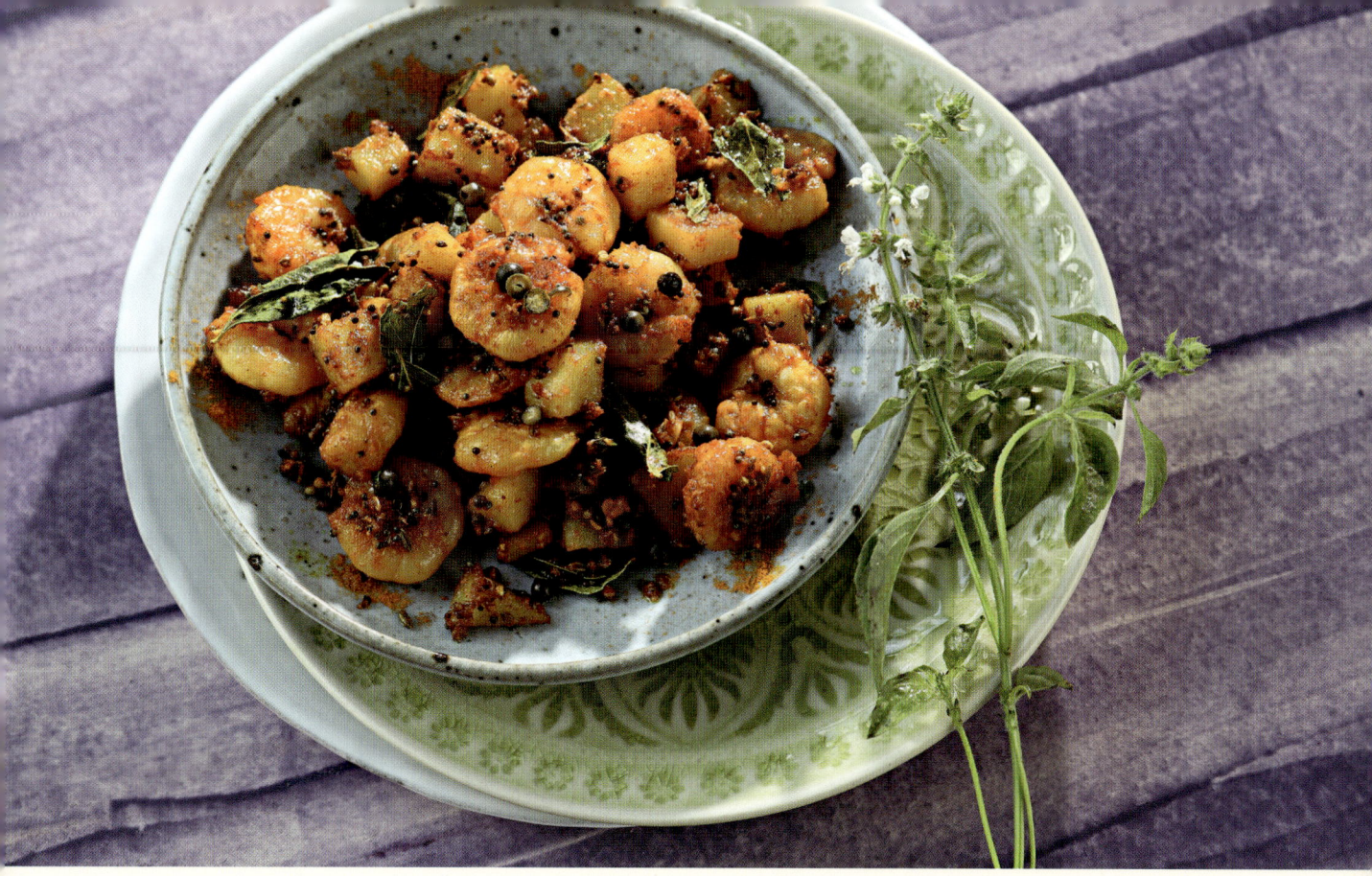

Blumenkohl auf Orangen-Couscous

Zutaten für 4 Personen
150 g Couscous
½ TL Kurkuma
1 Liter Wasser
Saft von 3 Orangen
1 TL gelbes Karinam
1 Prise Salz
2 TL Olivenöl
½ kleiner Blumenkohl-Kopf,
  in kleine Röschen geteilt
½ EL Sojasoße
Zesten einer Orange
2 TL Pinienkerne

1 In einem Topf Couscous zusammen mit dem Kurkuma in 1 Liter Wasser offen in 7 bis 10 Minuten bissfest kochen, abseihen und warm halten.

2 In einem hohen Gefäß Orangensaft mit Karinam und Salz verquirlen, kurz kochen und warm halten.

3 In einem weiteren Topf das Olivenöl stark erhitzen, Blumenkohl und Sojasoße zugeben, ein paar Sekunden unter starker Hitze schwenken, zur Seite stellen.

4 Couscous auf einer Platte anrichten oder in eine Schüssel füllen und mit dem Orangen-Mix beträufeln. Blumenkohl daraufgeben und mit Orangenzesten und Pinienkernen garnieren.

Zubereitungszeit: ca. 25–30 Minuten

Tamarinde-Jaggery-Chutney

Zutaten für 4 Personen
100 g Tamarinde
50 g Jaggery
½ Kreuzkümmelpulver
1 TL rotes Karinam
200 ml Wasser
1 Msp. Salz

Tamarinde ist eine braune, fleischige, sehr saure Frucht, die wie Johannisbrot aussieht. Jaggery ist ein reiner, natürlicher Zucker aus Palmen- oder Zuckerrohrsaft.

1   Alle Zutaten in einem Stand- oder mit einem Stabmixer glatt pürieren.

2   Im Kühlschrank gelagert ist dieses Chutney fünf Tage haltbar.

Zubereitungszeit: ca. 5 Minuten

Curry und Masalas

Das Sanskrit-Wort „Curry" bedeutet schlicht „Soße". Den Geschmack eines Currys kann man steuern und auch dessen Farbe. Und doch bleibt ein Curry (Kari) eine Soße bzw. ein Gericht mit Soße. Es gibt verschiedene Currys wie Gemüsecurry, Fisch- oder Lammcurry. Wenn also z. B. unsere harmlosen Pfifferlinge in Rahmsoße in einem indischen Restaurant auf der Speisekarte landen, heißen sie plötzlich „Mushroom Curry".

Eines aber ist Curry (zumindest in Indien) nicht: Es ist kein gelbes Pulver. Das bekannte gelbe „Currypulver" sowie viele andere Gewürzmischungen findet man in einem indischen Gewürzladen unter dem Sammelbegriff „Masala". Hier sind die Rezepte für drei typische Masalas, die in der ayurvedischen Küche häufig verwendet werden.

Tridosha Masala

je 1 EL Kreuzkümmel,
Fenchel, Koriandersamen,
getrocknete Chilischoten, Nelken,
Pfefferkörner
je 1 EL Kurkuma- und Ingwerpulver,
gemahlene Bockshornkleeblätter,
Amchur und Zimtpulver

1   Kreuzkümmel, Fenchel, Koriandersamen, getrocknete Chili, Nelken und Pfefferkörner 1 Minute in einer Pfanne langsam anrösten, dabei umrühren. Etwa 5 Minuten abkühlen lassen. Danach in einem Mörser oder in einer Kaffeemühle gut mahlen.

2   Anschließend Kurkuma, Ingwer, Bockshornkleeblätter, Amchur und Zimt daruntermischen.

3   In einem dunklen, gut verschließbaren Gefäß aufbewahren. Zum Kochen nimmt man ¼ bis ½ Teelöffel pro Person und Portion. Passt gut zu fast allen Speisen.

Zubereitungszeit: ca. 10 Minuten

Tridosha Harmony Masala

je 1 EL Ajwain, Anis,
Kardamomkapseln,
Koriandersamen, Nelken,
je 1 EL Amchur (Mangopulver),
Ingwerpulver,
Zimtpulver

1   Eine Pfanne erwärmen. Alle Gewürze außer Amchur, Ingwer und Zimt hineingeben und 1 Minute langsam und ohne Fett anrösten. Danach ein paar Minuten abkühlen lassen. In einem Mörser, Mixer oder in einer Kaffeemühle gut mahlen.

2   Anschließend Amchur, Ingwer und Zimt daruntermischen.

3   In einem dunklen, gut verschließbaren Glas oder Gefäß aufbewahren. Zum Kochen nimmt man etwa ¼ bis ½ Teelöffel pro Person und Portion.

Zubereitungszeit: ca. 10 Minuten

Xacuti Masala

je 1 EL Ajwain, Anis,
Bockshornkleesamen,
Kreuzkümmel, Nelken,
schwarze Pfefferkörner,
schwarze Senfkörner und
Wacholderbeeren
Je 1 EL Chilipulver, Ingwerpulver,
Kurkumapulver, scharfes Paprikapulver

1 Eine Pfanne erwärmen. Alle Gewürze
außer Chili, Ingwer, Kurkuma und
Paprikapulver hineingeben und 2 bis
3 Minuten langsam rösten. 5 Minuten
abkühlen lassen und anschließend die
Gewürze in einem Mörser oder Mixer
fein mahlen.

2 Danach Chili, Ingwer, Kurkuma und
Paprikapulver daruntermischen.

3 In einem gut verschließbaren Gefäß
dunkel und kühl lagern. Zur Verwendung beim Kochen nehmen Sie pro
Person und Portion ¼ bis ½ Teelöffel.

Zubereitungszeit: ca. 10 Minuten

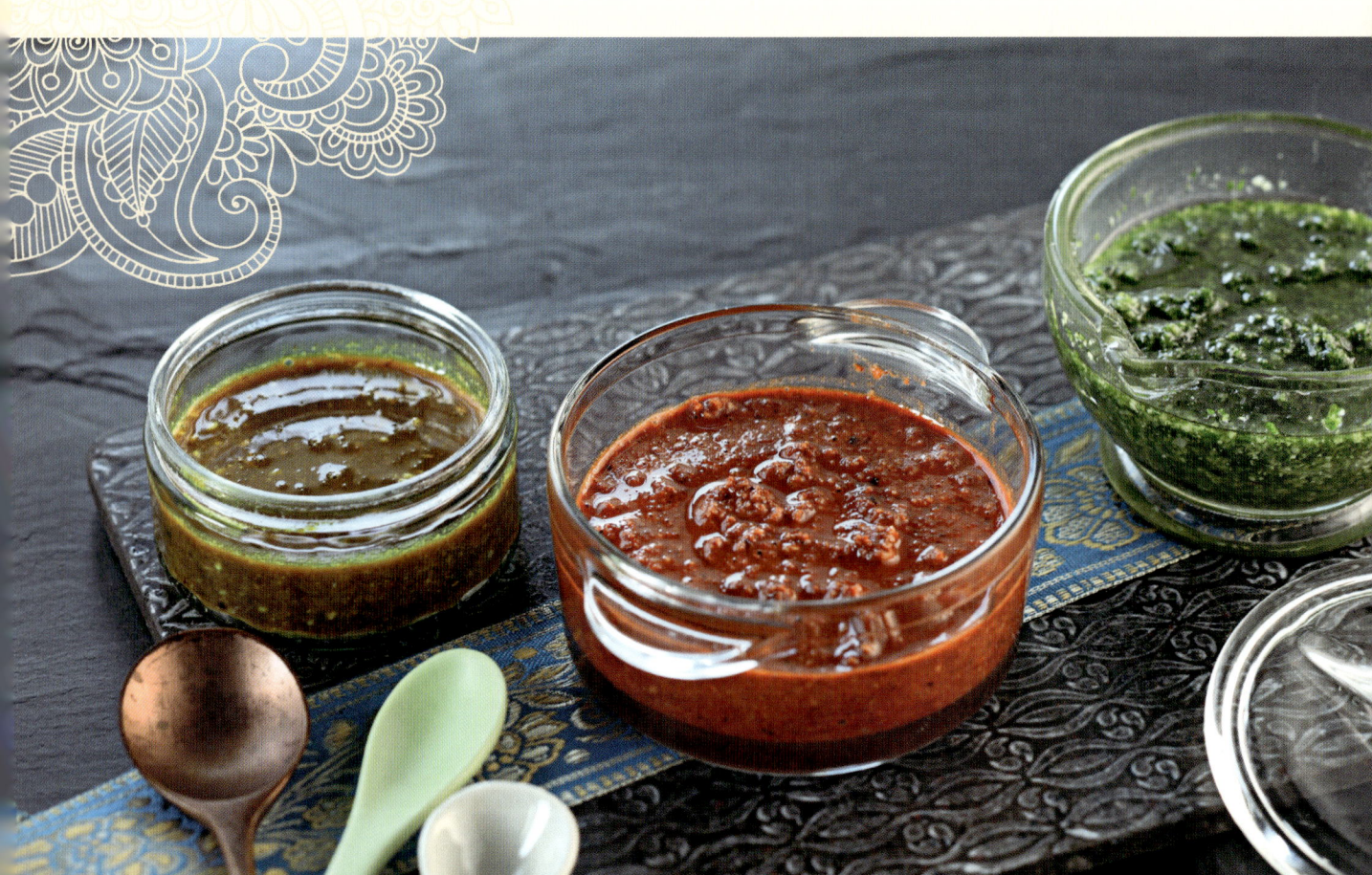

Karinam

Neben typischen Gewürzmischungen finden Sie in den Rezepten dieses Buches auch drei sogenannte Karinam. Das sind, vereinfacht gesagt, Würzpasten, die Ihnen das Kochen erleichtern sollen. Alle drei Karinam sind für alle Konstitutionen bzw. Doshas geeignet.

1 Die Zutaten für das jeweilige Karinam mit 250 Milliliter Öl in einem hohen Gefäß mischen und mit einem Pürierstab glatt mixen. In ein Schraubglas umfüllen. Das restliche Öl auf das Karinam geben.

2 Gefäß gut verschließen und im Kühlschrank aufbewahren. Bei häufiger Benutzung immer wieder Öl als deckende Schicht nachfüllen. Dadurch verlängert sich die Haltbarkeit. So gelagert ist das Karinam ca. sechs Wochen haltbar.

Zubereitungszeit: je ca. 5–10 Minuten

Rotes Karinam

50 g Kokosflocken
je 2 EL Tandoori Masala und mildes Paprikapulver
je 1 TL Amchur, Vollrohrzucker und Xacuti Masala
je 1 TL Chili, Ingwer und Zimtpulver
100 ml Sesamöl

Gelbes Karinam

75 g Sesampulver (Gomasio)
je 1 EL Kurkuma und Tridosha Masala
je 1 TL Amchur, Chilipulver und Vollrohrzucker
½ TL Asafoetida
100 ml Rapsöl

Grünes Karinam

100 g Mandelpulver
je 1 EL Bockshornkleeblätter und Kapern
je 2 frische grüne Chilischoten und Knoblauchzehen
1 EL frische Kräuter oder 1 TL getrocknete Kräuter der Provence
100 ml kalt gepresstes Olivenöl

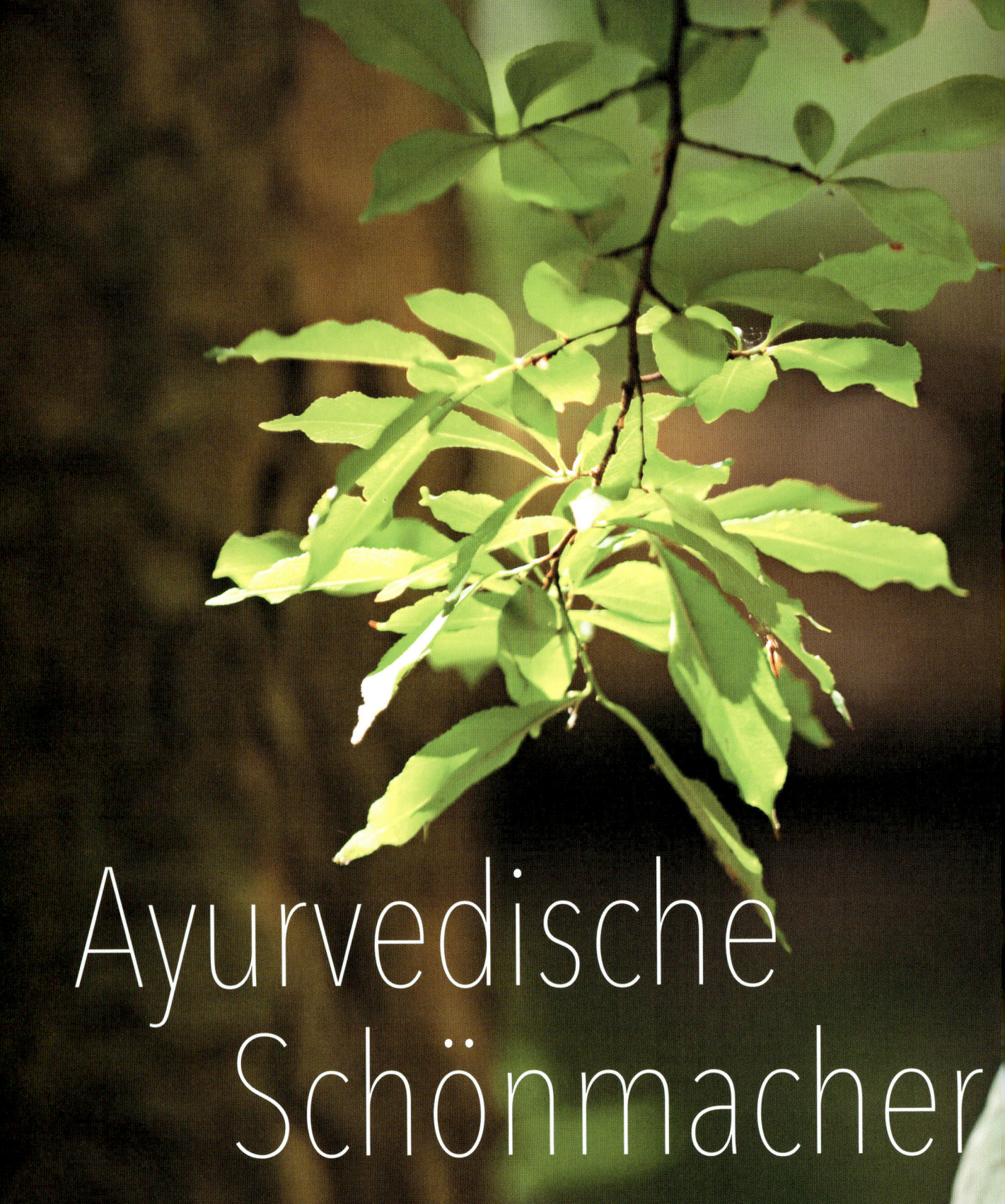

Ayurvedische Schönmacher

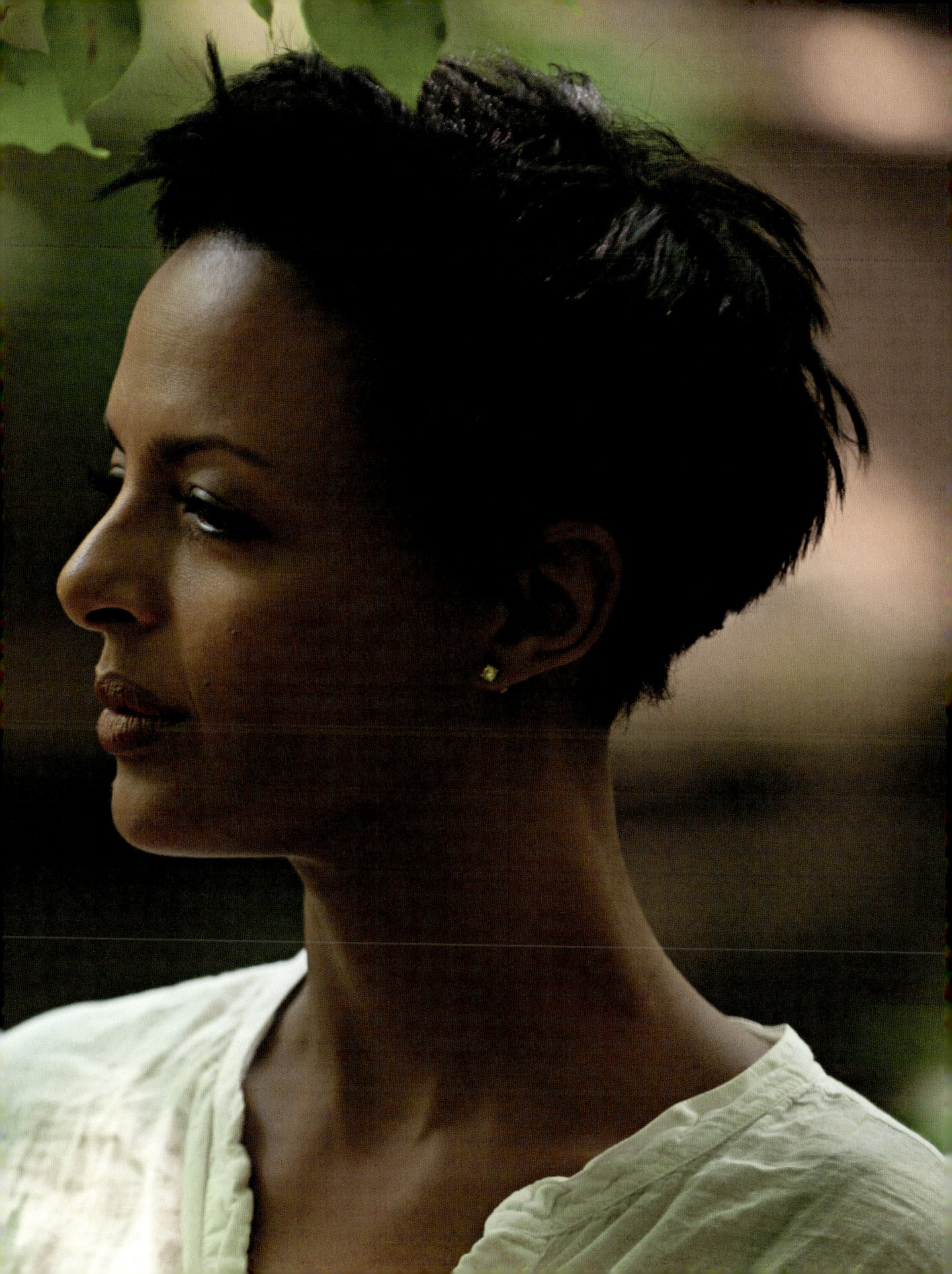

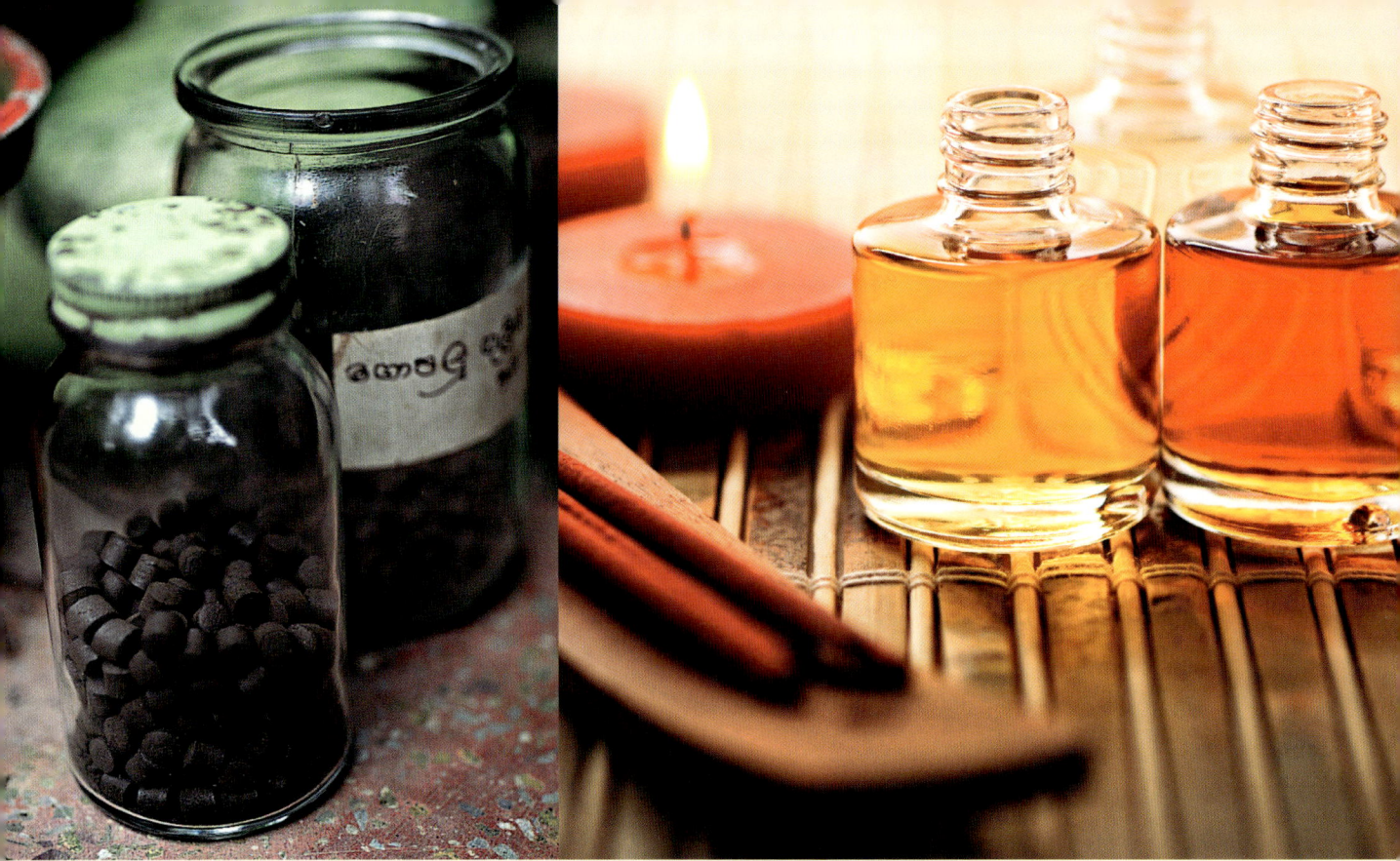

Wohlfühlkräuter und -öle für Ihre Schönheit

Das Heilpotenzial der ayurvedischen Maßnahmen zur Gesundheits- und Schönheitspflege beruht einerseits auf den natürlichen Rhythmen der Natur, deren Geschöpfe wir sind, und der Schätze, die die Natur uns zu bieten hat. Pflanzen und deren Ölextrakte, Gewürze und Heilkräuter können nicht nur aus einer Mahlzeit ein sinnlich-betörendes Genusserlebnis machen, sondern zugleich auch dessen Heil- und Harmonisierungspotenzial wirkungsvoll verstärken. So wie ein Ayurveda-Koch Kräuter und Gewürze gezielt zur Balance der Doshas und von Agni einsetzt, wird ein Ayurveda-Therapeut aus einer wohltuenden Massage eine Heilanwendung „zaubern".

Die ayurvedische Schönheitslehre Saundarya ist reich an Kräuterrezepturen für jegliche kosmetische Problemzone, zur Hautreinigung, Hautverjüngung und Gewebestraffung. Ebenso wie die im Ayurveda empfohlenen Lebensmittel bestimmte doshabalancierende Eigenschaften und Heilwirkungen haben, sind auch die Schönheitsrezepturen individuell auf die Bedürfnisse der jeweiligen Konstitution sowie gegebenenfalls auf vorliegende Störungen im Dosha-Gleichgewicht und deren Symptome abgestimmt.

Typgerechte Öle und Kräuter: Wie die Nahrung für unser Inneres, unsere Organe und Körperstrukturen, ist auch die Ernährung unseres Äußeren, also Haut und Haar, auf die Bedürfnisse der jeweiligen Konstitution abgestimmt. Pflegende Öle, Masken, Packungen, Bäder, Massageöle und Stärkungsmittel dienen dem Körper im Ayurveda ebenfalls als Nahrung, die über die Poren eindringt und so auch die äußere Hülle gesunden lässt und zum Strahlen bringt. Es gibt eine Vielzahl an jahrtausendealten Schönheitsrezepturen für Pulver, Kräutermischungen, Salben und Öle zur Pflege und Wiederherstellung von Gesundheit und Schönheit. Ob im klassischen Abhyanga wie auch bei Teilmassagen: das ayurvedische Öl (Thailam) verstärkt und erweitert die Wirkung der Behandlungen. Wenn Sie das für Sie passende Massageöl auswählen möchten, berücksichtigen Sie auch hier Ihren individuellen Konstitutionstyp. Sollten Sie beispielsweise ein Kapha-Pitta-Typ sein und derzeit unter einer großen Stressbelastung stehen (das bedeutet die Ansammlung von zu viel Vata), so greifen Sie zu einem Vata-reduzierenden Massageöl. Haben Sie eine sensible Haut, die leicht zu Rötungen und Ausschlägen neigt, nehmen Sie am besten ein Pitta-Öl. Wenn Sie morgens nach dem Duschen Ihren Kreislauf ankurbeln möchten, ist ein Kapha-Öl ideal.

Ayurvedische Öle: Mit der Kraft der Ayurveda-Öle können Sie den Entgiftungsprozess Ihres Körpers wirkungsvoll unterstützen. Die Reinigung erfolgt hier auf der Zellebene, Ama (Schlacken) werden abtransportiert. Zudem ist eine Ayurveda-Behandlung mit einem individuell ausgesuchten Kräuteröl ein wundervolles Erlebnis für die Sinne mit einer besonderen Tiefenwirkung auf allen Ebenen. Für die Durchführung einer ayurvedischen Selbstmassage verwenden Sie entweder ein naturreines Massageöl (z. B. Mandel-, Kokos- oder Sesamöl) oder ein medizinisches Kräuteröl (Thailam). Der Begriff „Thailam" stammt von dem Sanskrit-Wort „Tilam", dem Sesam. Er ist der häufigste Grundstoff für die medizinischen Öle. Die tradierten Kräuter-Öl-Mischungen sind teilweise sehr aufwendig in der Herstellung. Sie werden stundenlang erhitzt und gerührt, wodurch das Öl alle Zutaten aufnehmen kann und zu einer durchlässigen Trägersubstanz wird, die die Haut leicht aufnehmen kann. Hier sollten Sie auf Produkte aus dem Fachhandel zurückgreifen. Andere Rezepturen können Sie auch selbst herstellen. Auf den folgenden Seiten finden Sie eine Reihe erprobter Schönheitsrezepte.

Ayurvedische Schönheitsbäder: Eine der schönsten Entspannungs- und Regenerationsmaßnahmen sind die ayurvedischen Schönheitsbäder. Ein abendliches Bad in sinnlich-wohltuender Atmosphäre ist die ideale Anti-Stress-Maßnahme nach einem langen Tag. Die nachstehenden Rezepte stärken Ojas, regen die Regeneration der Haut an und beruhigen Geist und Seele. So können Sie wieder von innen heraus strahlen.

Ölbad: Ziehen Sie sich ins Badezimmer zurück und sorgen Sie dafür, dass Sie nicht gestört werden. Die entspannende Atmosphäre können Sie verstärken durch Kerzenlicht, Räucherstäbchen oder sanfte Musik. Geben Sie die für Sie passende Ölmischung in das ca. 38 Grad Celsius heiße Badewasser und verteilen Sie sie sanft mit der Hand. Besonders schön ist auch ein Salzbad, dem eine Ölmassage vorausgeht. Diese Anwendung wirkt besonders pflegend und ausleitend. So geht's:

- Wärmen Sie das Massageöl (z. B. ein ayurvedisches Dhanwantaram Thailam oder Johanniskrautöl)etwas an, verteilen Sie es zwischen den Handflächen und reiben Sie es sanft vom Kopf bis zu den Füßen ein.
- Lassen Sie das Öl kurz einwirken und füllen Sie in der Zwischenzeit eine Badewanne mit angenehm heißem Wasser. Geben Sie etwas Meersalz hinein. Legen Sie sich in das Wasser und spüren Sie dem Rhythmus Ihres Atems nach. Fühlen Sie, wie Ihr Körper in der Entspannung immer schwerer wird und die Muskelanspannung nachlässt.
- Nehmen Sie dann einen Garshan-Handschuh oder eine weiche Bürste und streifen Sie das Öl sanft und in kreisenden Bewegungen ab.
- Nach etwa 10 Minuten stehen Sie vorsichtig auf (Rutschgefahr!) und steigen aus der Wanne. Mit einem kleinen, etwas raueren Handtuch rubbeln Sie Ihren Körper nun ab und entfernen so Öl- und Salzreste.
- Gehen Sie danach am besten ins Bett. Dieses Bad ist die ideale Vorbereitung für einen tiefen, erholsamen Schlaf.

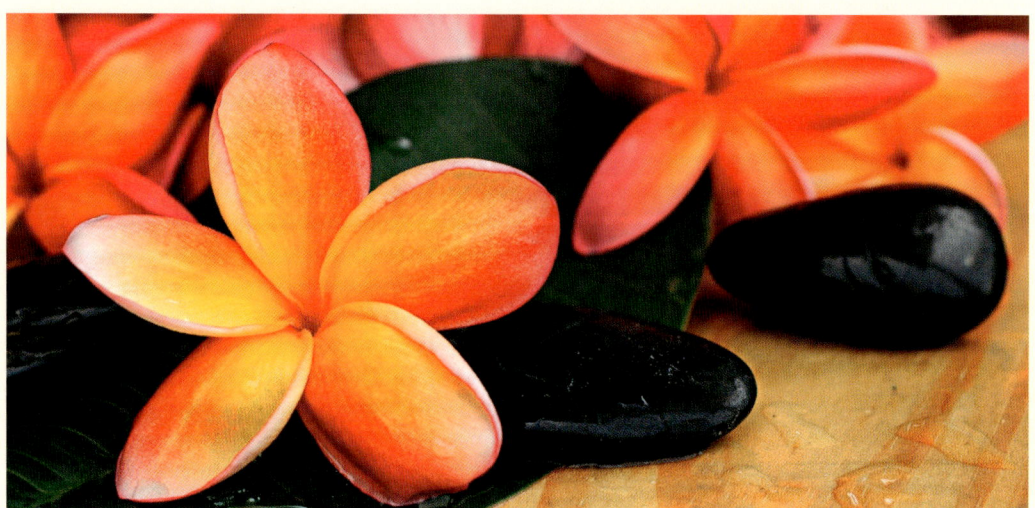

Körperpeeling ohne Seife: Die Körperwäsche ohne Seife empfiehlt Ayurveda besonders für die empfindliche und sehr trockene Haut, da so der natürliche Säureschutzmantel der Haut nicht beeinträchtigt wird.

- Verrühren Sie Seva-Reinigungspulver oder grünes Sojamehl mit etwas Wasser zu einer dünnflüssigen Paste, die sie für etwa 10 Minuten quellen lassen. In der Zwischenzeit ölen Sie Ihren Körper mit Sesam- oder einem anderen für Ihren Haut- und Konstitutionstyp passenden Öl ein.
- Lassen Sie das Öl etwas einziehen, reiben Sie sich dann von den Schultern bis zu den Füßen mit der Paste ein. Anschließend waschen oder duschen Sie sich mit warmem Wasser ab.

Honig-Milch-Bad (für den Vata-Typ): Milchbäder sind bei trockener Vata-Haut zu empfehlen. Sie reinigen auf schonende Weise und fördern die Durchblutung der Haut und entspannen herrlich.

- Geben Sie 1 Liter Vollmilch, 1 Tasse Honig und 1 bis 2 Tassen Salz in die Badewanne, und schäumen Sie diese mit dem Duschstrahl auf. Lassen Sie die Wanne mit Wasser volllaufen. Baden Sie nicht länger als 15 Minuten bei 38 Grad Celsius.
- Trocknen Sie sich danach nur leicht ab. Für ein einfaches Milchbad nehmen Sie nach Belieben 2 oder 3 Liter Vollmilch.

Buttermilchbad (für den Kapha- und Vata-Typ): Dieses Bad eignet sich für die normale Kapha-Haut ebenso wie für die trockene und empfindliche Vata-Haut. Geben Sie 3 Liter Buttermilch in die mit heißem Wasser gefüllte Wanne. Bleiben Sie höchstens 15 Minuten in dem Bad, trocknen Sie sich sorgfältig ab und ruhen Sie sich danach aus.

Weizenkleiebad (für den Pitta-Typ): Im Ayurveda empfohlen als sehr wirksames Mittel bei fettiger und unreiner, also von Pitta dominierter Haut.

- Füllen Sie 2 Handvoll Weizenkleie in einen Mullbeutel, den Sie unter den Wasserhahn hängen, sodass das heiße Wasser darüberlaufen kann. Den Beutel anschließend gut im Badewasser ausdrücken.
- Die Badedauer sollte 10 bis 15 Minuten nicht überschreiten. Danach duschen Sie, trocknen sich jedoch nicht ab, sondern warten im warmen Badezimmer, bis Ihre Haut trocken ist.

Ayurvedische Gesichtspflege

Hauttypen im Ayurveda

Kapha-Haut: feste und stabile Gewebe- und Hautsubstanz, ölig, kühl, weniger pigmentiert, blass, weiß und zart, junge Haut

Pitta-Haut: weich, ölig, warm, gut durchblutet, hell, gelblich, rötlich bei starker Sonneneinstrahlung, erwachsene Haut

Vata-Haut: trocken, rau, kühl, bräunlich (stärker pigmentiert), reifere Haut

Für alle Hauttypen

Rosengesichtswasser

20 ml Rosenwasser

60 ml Lavendel- oder Rosenblütenauszug

3 Tropfen reines Rosenöl

1 Tropfen Jasminöl

(alle Zutaten aus der Apotheke, aus gut sortierten Drogerien oder Naturkostläden)

- Verrühren Sie alle Zutaten bis auf Rosen- und Jasminöl in einer Schüssel.
- Geben Sie beide Öle zu, rühren Sie wieder gut durch und füllen Sie das Gesichtswasser in eine Flasche.
- Tränken sie einen Wattepad damit, betupfen Sie Gesicht, Hals und Dekolleté

Gurkensaft

- Schälen Sie eine Salatgurke und raspeln Sie sie auf einer Vierkantreibe klein. Diesen Gurkenbrei pressen Sie durch ein mit einem Mulltuch ausgelegtes Sieb oder Sie füllen ihn in ein Küchenhandtuch und drücken dieses fest zusammen, sodass der Saft herausläuft.
- Tränken Sie einen Wattepad mit dem Gurkensaft und betupfen Sie damit Gesicht, Hals und Dekolleté. Der Saft ist gut verschlossen bis zu 5 Tage im Kühlschrank haltbar.

Augenpflege

Ideal sind Rizinusöl, Kakaobutter, Sesamöl oder Kokosöl. Rizinusöl ist besonders geeignet für die Pflege von Wimpern und Augenbrauen.

- Tragen Sie nach der morgendlichen und abendlichen Reinigung das Öl sanft auf die oberen und unteren Augenlider auf und klopfen Sie es leicht ein. Achten Sie darauf, dass nichts in die Augen gerät.

Senföl-Muskat-Reinigung

- Mischen Sie 1 ET Senföl und 1 TL Muskat in einer Schüssel zu einer cremigen Masse.
- Tragen Sie diese auf das gesamte Gesicht auf und massieren Sie die Haut sanft, auch den Hals und das Dekolleté.
- Entfernen Sie die Öl-Muskat-Mischung mit warmem Wasser oder einem mit warmem Wasser getränkten Wattepad.
- Abschließend verteilen Sie mit einem Wattebausch ein mildes Gesichtswasser auf der Haut. Verzichten Sie auf diese Reinigung, wenn Sie stellenweise unter Entzündungen oder Unreinheiten leiden.

Amla-Maske (regenerierend und nährend)

- Verrühren Sie 2 ET Amla-Pulver und 1 TL Bienenhonig in einer Schüssel zu einer geschmeidigen Paste.
- Tragen Sie diese auf Gesicht, Hals und Dekolleté auf und klopfen Sie sie mit den Fingerspitzen ein.
- 10 Minuten einwirken lassen und mit einem in warmes Wasser getauchten Wattepad abnehmen.

Heilerdepackung

- Reinigen Sie Ihr Gesicht gründlich.
- Verrühren Sie 3 ET Heilerde mit etwas Rosenwasser zu einem Brei und tragen ihn auf Gesicht, Hals und Dekolleté auf, mit den Fingerspitzen sanft einklopfen.
- Nach 10 Minuten Einwirkzeit nehmen Sie die Maske mit warmem Wasser ab. Anschließend tragen Sie ein Gesichtsöl auf.

Unreine Haut

Unreine Haut (d. h. vor allem Pitta-Haut) sollte möglichst an jedem Morgen gereinigt werden, um den über Nacht produzierten Talg und die im Schlaf entstandenen Schlackenstoffe auf und in der Haut zu entfernen. Tragen Sie nach der Reinigung Rosenwasser auf, denn es verkleinert die Poren.

Ideale Pflegemittel

- Ghee
- Milch
- Mandelöl
- Grünes Sojamehl
- Rosenwasser
- Gurkensaft

Reinigungsmaske

Diese Maske trägt das überschüssige Hautfett schonend ab und reinigt tief gehend. Zugleich wird die Haut gepflegt und genährt.

- Verrühren Sie 2 EL grünes Sojamehl, 1 EL Süßholzpulver und 1 EL Rosenwasser zu einem Brei und tragen diesen auf Gesicht, Hals und Dekolleté auf.
- Lassen Sie die Maske 10 Minuten einwirken und nehmen Sie sie mit warmem Wasser ab.
- Gönnen Sie Ihrer Haut anschließend noch eine feuchtwarme Kompresse, die Sie für 10 Minuten leicht auf Ihr Gesicht drücken. Die Wärme entspannt die Haut und regt die Durchblutung an.

Für die trockene Haut – Vata

Ideale Pflegemittel für die trockene Haut:

- Sesamöl
- Weizenkeimöl
- Avocadoöl
- Schlagrahm
- Kichererbsenmehl
- Mandelöl
- Aprikosenöl
- Saure Sahne und Joghurt

Für die empfindliche Haut – Vata und Pitta

Ideale Pflegemittel für die empfindliche Haut:

- Hafermehl
- Mandelöl
- Avocadoöl
- Kamillenöl
- Sesamöl
- Aloe-vera-Öl
- Johanniskrautöl
- Milch und Schlagrahm

Für die Mischhaut – Kapha, Pitta und Vata

Ideale Pflegemittel für die Mischhaut:

- Kamille
- Honig
- Sesamöl
- Milch
- Milchprodukte
- Hefe
- Hamameliswasser
- Mandelöl

Für die reifere Haut – Vata

Ideale Pflegemittel für die reifere Haut:

- Sesamöl
- Mandelöl
- Milch
- Milchprodukte
- Weizenkeimöl
- Avocadoöl

Meine ganz persönlichen Tipps

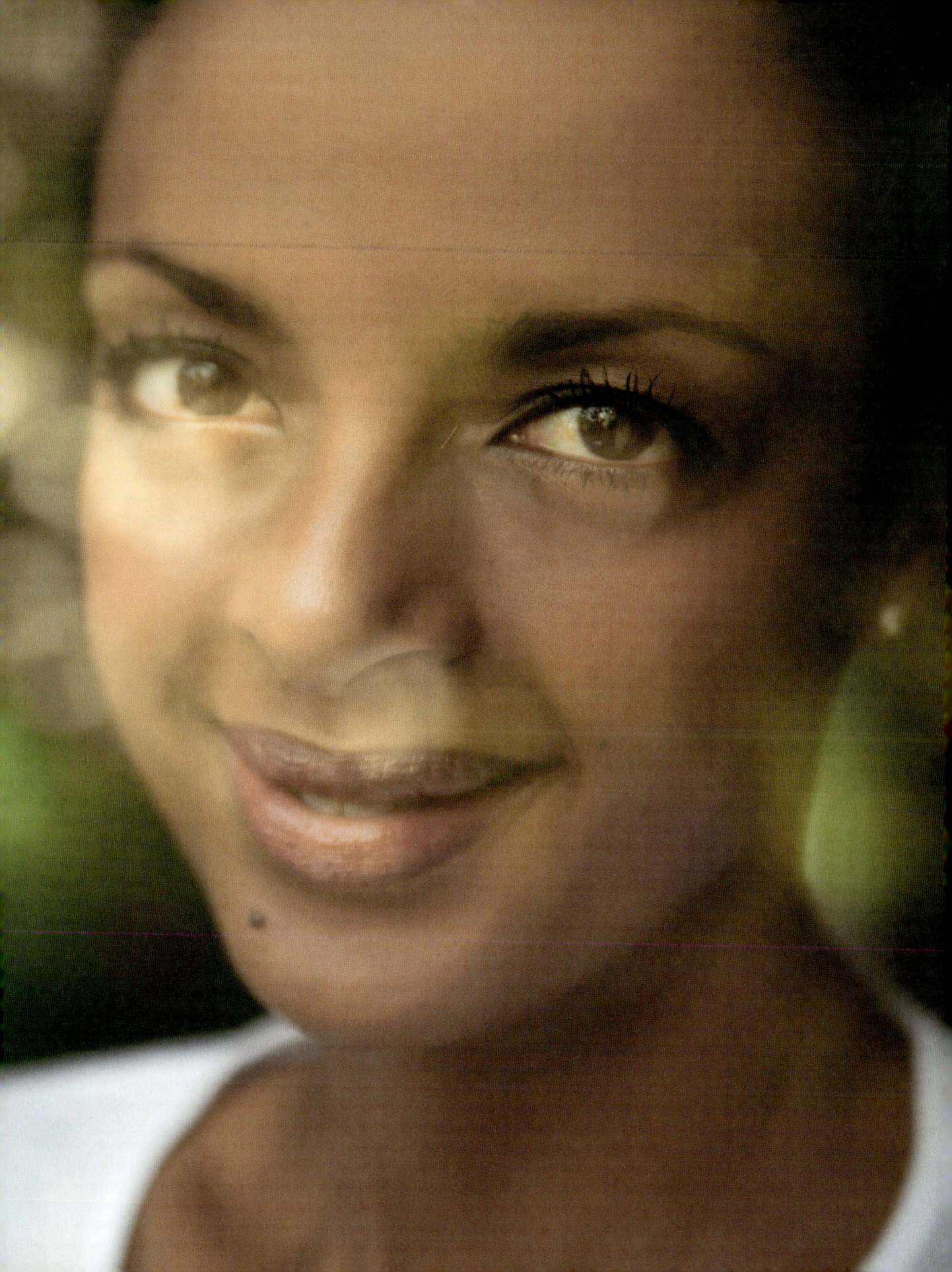

Was ist der Grund für meine Kur, wie viel Zeit habe ich?

Es gibt verschiedene Arten von Kuren: reine Wellnesskuren zum Entspannen, klassische Entgiftungskuren (Panchakarma) und spezielle medizinische Kuren z. B. gegen Rheuma oder Osteoporose. Auch wenn immer wieder der Eindruck vermittelt wird, dass es bei Ayurveda um den exotischen Wellnesscharakter geht, sei vor solchen Vereinfachungen gewarnt: Ayurvedische Entgiftungskuren sind kein Spaziergang. Es gibt angenehme 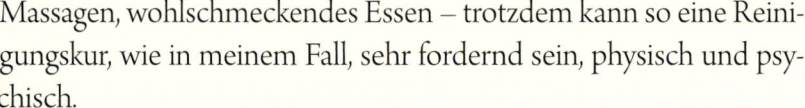 Massagen, wohlschmeckendes Essen – trotzdem kann so eine Reinigungskur, wie in meinem Fall, sehr fordernd sein, physisch und psychisch.

Fragen Sie sich im Vorfeld, was der hauptsächliche Beweggrund für die Ayurveda-Kur ist, sonst kann es zu Enttäuschungen kommen. Eine wirklich authentische, medizinische Ayurveda-Kur in Indien für Inder kann bis zu acht Wochen dauern. Um langfristige Erfolge zu erzielen, sollte eine Kur in den folgenden Jahren wiederholt werden. Anhand dieses „idealen" Zeitbudgets wird aber schon deutlich, wie viel Zeit der Körper wirklich braucht, um angemessen zu regenerieren. Natürlich geht es auch eine Nummer kleiner, jedoch zwei bis drei Wochen sollten es auf alle Fälle sein. Inzwischen gibt es auch Kurzangebote mit einer Länge von einer Woche oder zehn Tagen, aber bitte bedenken: Je kürzer der Behandlungszeitraum ist, desto schwieriger ist es, spürbare Erfolge zu erzielen. Auf Knopfdruck geht in der Ayurveda-Therapie leider gar nichts, Erfolge über Nacht gibt es nicht!

Wo soll die Kur stattfinden, in welchem Klima?

Um es gleich zu sagen: Das ist vor allem eine Geschmacksfrage. Es gibt in Mitteleuropa – so auch in Deutschland – tolle Ayurveda-Angebote. Überlegen Sie, ob Sie im vertrauten Umfeld wirklich komplett abschalten können, Sie sich eine echte Auszeit nehmen können. Es gibt es gute Gründe für eine Kur in Indien oder in Sri Lanka. Es ist authentisch: Menschen, Kultur, Klima. Die Kosten vor Ort sind geringer und man bekommt hier das gute Gefühl, auch wirklich weg zu sein. Auf der anderen Seite hat man die höheren Reisekosten, die Reisezeiten und eventuell ein Anpassungsproblem beim Klima oder auch hinsichtlich der Zeitzone oder einer fremden Sprache.

Diese Einschränkungen entfallen bei einem Kuraufenthalt in der Nähe des eigenen Lebensumfelds. Auch lassen sich manche spezifisch „westlichen" Probleme konkreter angehen bzw. die Therapeuten können bei Anwendungen gezielter auf „westliche" Bedürfnisse eingehen.

Qualität hat ihren Preis

Ayurveda ist zeit- und personalaufwendig. Weil die Personalkosten in den Ursprungsländern günstiger als die westlichen sind, ist Ayurveda dort natürlich wesentlich günstiger als hier im Westen.

Auch die Anzahl der Behandlungen spielt eine maßgebliche Rolle: Wie viele Behandlungen werden für den Zeitraum des Aufenthaltes angeboten? Aber vorsichtig! Hier verschieben sich die Maßstäbe während eines Aufenthalts. Was mir anfangs mengenmäßig vielleicht sehr wenig erschien, hat sich schnell als völlig ausreichend erwiesen. Ruhe ist einer der wichtigsten Aspekte während einer solchen Kur.

Vorher nachfragen

Was sich auf dem Papier oder im Internet meist nicht beurteilen lässt: die Qualität der Behandlungen, der Ärzte und Therapeuten, ebenso wenig die der eingesetzten Öle und Präparate. Am besten fragen Sie vorher ganz konkret den Anbieter der Kur. Oder das Hotel ist Mitglied im Deutschen Ayurveda-Verband. Also bitte klären, ob es ein reines Ayurveda-Haus ist oder ein Hotel mit Ayurveda-Bereich. Während einer Kur brauchen Sie viel Ruhe. Je mehr sich ein Haus auf dieses Bedürfnis einstellen kann, umso besser. Wie groß ist das Haus, wie viele Zimmer hat es? Werden Yoga und Meditation angeboten? Vielleicht möchten Sie den Arzt jeden Tag sehen, anderen reicht es, wenn das alle zwei bis drei Tage der Fall ist. Die sprachliche Verständigung ist wichtig. Für Asien gilt: Wenn Ihr Englisch nicht so gut ist, nachfragen, ob es einen Übersetzer gibt.

Sicherlich ist die Ausbildung der Therapeuten ein wichtiger Faktor. Entscheidend ist aber auch, mit wie viel „Herz und Seele" behandelt wird. Das können Sie leider erst vor Ort feststellen. Nicht alle Kuren, die angeboten werden, werden unter Anleitung eines Arztes oder Heilpraktikers durchgeführt. Im Falle von Ayurveda-Wellness- und Beauty-Kuren ist das nicht zwingend notwendig. Wenn es sich um Ayurveda-Kuren mit medizinischem Anspruch handelt, muss medizinisch qualifiziertes und autorisiertes Personal vor Ort sein. Idealerweise informiert der Veranstalter, ob der behandelnde Arzt ein reiner Ayurveda-Arzt ist oder er bzw. sie auch eine westliche Medizinausbildung hat. Damit der

Beginn der Kur nicht zu hart ist, empfiehlt es sich, bereits vor Antritt der Kur ein paar Ernährungsprinzipien für die Entgiftungstage einzuhalten. Lassen Sie sich hierzu vom Arzt oder Veranstalter ein paar Tipps geben. Auch über die Details der Behandlung. Je mehr Sie im Vorfeld über die bevorstehenden Behandlungen erfahren, desto besser können Sie sich darauf einstellen. Dasselbe betrifft die ayurvedische Küche.

„Ayurveda-Arzt" – kein geschützter Begriff

Wie die Bezeichnung „Ayurveda" ist auch „Ayurveda-Arzt" kein geschützter Begriff. Die Beurteilung ärztlicher Qualitäten ist nicht ganz einfach. Wie viele Jahre Erfahrung in Ayurveda kann der Arzt vorweisen, wie und wo hat er bereits gearbeitet? Nicht selten hilft Mund-zu-Mund-Propaganda oder auch der Rat des eigenen Arztes. Mit Blick auf Ayurveda gibt es keine geschützten Begriffe oder vereinheitlichte Ausbildungsprogramme. Beim Begriff „Ayurveda-Arzt" kann man folgende Ausbildungswege unterscheiden:

Schulmediziner mit ayurvedischer Zusatzausbildung: Diese Zusatzausbildung ist nicht standardisiert, d. h., ein Schulmediziner mit anerkanntem Abschluss in westlicher Medizin kann vom Gesetzgeber her ayurvedisch-medizinisch tätig werden, unabhängig von der Stundenzahl seiner ayurvedischen Ausbildung.
Bachelor of Ayurvedic Medicine & Surgery (B. A. M. S.): Der Arzt hat ein fünfeinhalbjähriges Studium der Ayurveda-Medizin in Indien absolviert, der Abschluss wird in Europa nicht anerkannt.
Medical Doctor (M. D.): Der Arzt hat ein dreijähriges Zusatzstudium absolviert, das auf den B. A. M. S. aufbaut. Auch dieser Abschluss ist in Europa nicht anerkannt.
Ayurveda-Vaidya: Wer diesen Titel trägt, ist ein Heilkundiger, der einer langen, zum Teil jahrhundertealten Lehrer-Schüler-Tradition entstammt, meist innerhalb von Familien weitergegeben.

Den Kopf nicht im Wartezimmer abgeben!

Wichtig ist, dass Sie wissen, welche Art von Kur Sie anstreben: reines Verwöhnprogramm oder doch eine tief greifende Entgiftung und Reinigung des Körpers. Daher sollten Sie sich vorher darüber bewusst werden, welches die eigenen gesundheitlichen Schwachstellen sind, damit Sie Ihrem Ärzt genau Auskunft geben können, wo es hakt, wo Sie sich Verbesserungen wünschen. Natürlich sind die Ayurveda-Ärzte sehr kompetent, aber ich finde, man sollte auch immer noch seinen eigenen Verstand gebrauchen. Niemand kennt mich so gut wie ich mich selbst. Und diese gezielten Informationen helfen dem Arzt sehr, eine individuelle Kur zusammenzustellen. Es geht um die Grundlagen, etwa, ob man ein sportlicher Typ ist, was man gerne oder meistens isst, aber auch welche ganz speziellen individuellen Probleme man hat. Es ist wichtig, dass man den eigenen Kopf in der Arztpraxis nicht an der Garderobe abgibt. Schließlich geht es um eine gute Zusammenarbeit mit dem Arzt.

Nicht nur Wellness

In allen Zeitungen wird der Begriff „Ayurveda" benutzt, jedes Hotel, jede Wellnessanlage bietet es an. Es ist aber nicht immer das drin, was draufsteht. Ich empfehle nicht, in ein gemischtes Hotel zu gehen, in dem Wellnessgäste zusammen mit Ayurveda-Gästen untergebracht sind. Es ist nicht schön, wenn am Nebentisch die Lammkeule und der Rotwein vorbeigetragen werden und man selbst angehalten ist, karge Gesundheitskost zu sich zu nehmen. Bitte prüfen Sie, ob das Hotel oder Resort einem Ayurveda-Verband angehört. Damit ist sichergestellt, dass ayurvedische Ärzte und Fachpersonal beschäftigt werden.

Exkursionen gegen Einsamkeit und Langeweile?

Viele Teilnehmer klagen über Abgeschiedenheit oder Langeweile. Ayurveda-Resorts liegen oft abgelegen, so abgelegen, dass man ein Auto braucht, um in die nächste Stadt zu kommen. Das heißt, man hängt dort fest, was aber durchaus Sinn und Zweck der Therapie ist. Es macht keinen Sinn, ein Ayurveda-Zentrum am Ballermann-Strand aufzusuchen. Egal, in welchem Land man die Kur macht, man sollte sich vorher zumindest Fotos anschauen, ob der Ort für einen persönlich passt, ob man glaubt, dort loslassen zu und Ruhe finden zu können. Meine Erfahrungen mit den angebotenen Exkursionen sind so, dass ich Ausflüge nicht gut verkraftet habe. In der zweiten, dritten Woche gibt es oft die Möglichkeit, sich die Umgebung näher anzugucken, das Resort zu verlassen. Ich bin nach Ausflügen so aufgewühlt zurückgekehrt, dass ich gemerkt habe, dass das

Tempo, welches draußen stattfindet, und die vielfältigen Sinneseindrücke mich komplett überfordern. In der Folge habe ich solche Ausflüge also nicht mehr gemacht.

Please no Mobile!

Laptop und Handy sollte man am besten in dieser Zeit ausstellen und Arbeit zu Hause lassen. Gäste kommen oft mit Burn-out-Symptomen, wollen eine Auszeit, und dann suchen sie den halben Tag nach Handyempfang. Kompletter Unsinn!

Einfach mal chillen

„Ich bin so müde, dabei habe ich so viel geschlafen", beklagte sich bei einer meiner Kuren jemand. Hey, na und? Besser geht's doch nicht. Nach der Behandlung, jeden Tag, RUHEN, das gehört dazu! Nicht gleich rumrennen. Diese sanfte Erschöpfung, diese Trägheit gehören zur Behandlung. Bekommen Sie kein schlechtes Gewissen, wenn Sie den halben Tag im Liegestuhl verbringen. Die Zimmer sind oft spartanisch eingerichtet: kein Telefon, kein TV, keine Klimaanlage. Nicht, weil dafür kein Geld da ist, sondern weil es darum geht, sich nicht abzulenken, und der Körper soll nicht auskühlen.

Ganz viel Zeit für ganz wenig

Richtige Ayurveda-Behandlungen brauchen Zeit. Natürlich gibt es einwöchige Angebote, auch ich habe das schon gemacht, aberr nur, weil es terminlich nicht anders möglich war. Eine richtige Kur dauert mindestens zwei bis vier Wochen. Sie können nicht einen Rucksack voll körperlicher Beschwerden haben und nur sieben Tage Zeit. Wenn Sie wirklich etwas bewirken wollen, nehmen Sie sich Zeit und seien Sie konsequent.

Gewöhnungsbedürftig

Die Medizin schmeckt nicht immer gut, sie besteht aus Kräutern. Anwendungen wie Nasyam (Nasen- und Nebenhöhlenreinigung) können unangenehm sein. Es riecht nicht nach Kosmetik und Lavendel, sondern nach herben Kräutern. Herrlich! Es wird Öl ins Haar geschmiert, das nicht ausgewaschen werden soll, auch das ist gewöhnungsbedürftig, aber hocheffizient für Kopf und Haar. Ich liebe das.

Ich bin auf Kur, aber mir geht's nicht gut

Es kann an den ersten Tagen auch zu einer Verschlechterung des allgemeinen Befindens kommen. Für leidenschaftliche Kaffeetrinker können die ersten Tage von Kopfschmerzen geprägt sein. Seien Sie bitte geduldig mit sich, wenn Sie durch das koffeinfreie Tal gehen. Der Körper darf auch mal schlappmachen. Das Schöne auf einer Kur ist, dass Sie nichts müssen. Keine Termine, keine Arbeit. Also ruhig mal durchhängen lassen! Es können emotionalen Downs auftreten. Auch hier gelassen bleiben! Gewiss ist: Sie kommen da auch wieder raus! Ganz sicher! Und das sage ich nicht einfach so, ich habe diese Erfahrung bereits gemacht. Und … überstanden!

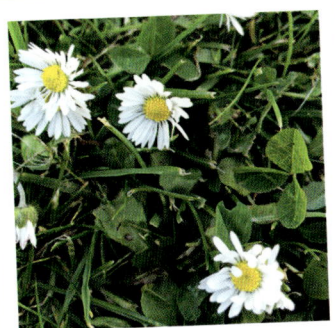

Mitnehmen oder zu Hause lassen

All die Sachen, die ich mir zur Unterhaltung mitgenommen haben – Bücher, Filme, Malsachen –, sind weitgehend ungenutzt geblieben, weil ich abends immer sehr früh ins Bett gehe und komplett erledigt bin. Also keine Arbeit und höchstens leichte Lektüre mitnehmen, man kommt sowieso kaum dazu.

Ansonsten empfehle ich leichte, legere Kleidung, auch einen wärmenden Pulli. Aber nichts, woran man zu sehr hängt. Denn wenn das Öl auf die geliebte teure Kleidung kommt, ärgert man sich. Flip-Flops sind eine wichtige Sache wegen des Öls an den Füßen. Für Kontaktlinsenträger: keinesfalls die Brille vergessen. Und für abends: leichte Gesellschaftsspiele, z. B. Karten oder was Meditatives wie Strickzeug einpacken.

Kein Steak, keine Pasta, kein Alkohol

Die Resorts, in denen ich war, sind authentisch geführt, das heißt: es ist meist ein Ayurveda-Koch aus Indien oder Sri Lanka dort. Also kein Steak und keine Pasta. Eher leichte Kost, aber alles ganz sicher sehr lecker. Alkohol ist natürlich tabu, heißes Wasser ist doch auch mal was. Kaffee kann man natürlich ebenso vergessen. Wenn es geht, lassen Sie den Kaffee, den Alkohol bereits ein paar Tage vor Antritt der Kur weg, umso weniger Entzugserscheinungen werden auftreten. Das Gleiche gilt für Zigaretten.

Aktive Pausen!

Wenn Sie ein starkes Pitta- oder Vata-Dosha besitzen, neigen Sie vielleicht dazu, sich ohne Pause zu belasten, um alles zu schaffen, was Sie sich für den Tag vorgenommen haben: Planen Sie deshalb gezielt zwei- oder dreimal am Tag Fünf-Minuten-Pausen ein. Lassen Sie sich dazu von Ihrem Smartphone „wecken". In den Pausen trinken Sie gemütlich eine Tasse Tee – vielleicht passend zu Ihrem Konstitutionstyp –, entspannen sich kurz im Liegen oder gehen die Treppen ein paarmal rauf und wieder runter. Oder besser: zehn Minuten spazieren gehen. Je nachdem, wonach Ihnen gerade ist. Wenn Sie zu Hause sind, gönnen Sie sich einen Durchgang Yoga.

Freude, Dankbarkeit, Liebe

Nehmen Sie immer wieder bewusst Gefühle wie Freude, Dankbarkeit und Liebe wahr und führen Sie solche Gedanken auch bewusst herbei, indem Sie sogenannte Anker finden. Das kann ein Bild aus dem letzten Urlaub sein oder von einem Menschen, den Sie lieben. Ein Fundstück, an dem Ihr Herz hängt, oder ein tägliches Ritual, das Ihnen das Gefühl von Geborgenheit vermittelt.

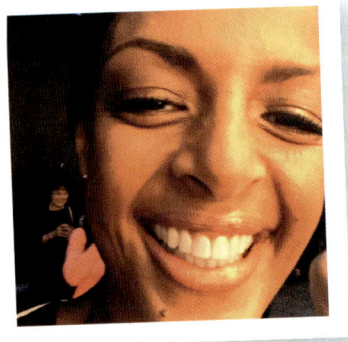

Lachen, lachen, lachen

Echtes Lachen, das von innen kommt, hat eine nachweislich ungemein entspannende Wirkung und setzt Glückshormone frei. Ein aufgesetztes, erzwungenes Lachen bleibt ohne weitere Wirkung auf Körper und Geist. Das echte, von innen kommende Lachen befreit!

Positives Denken trainieren

Jede Herausforderung beinhaltet die Chance zu lernen und zu wachsen. Üben Sie bewusst, Chancen, Möglichkeiten und das Gute im Schlechten zu sehen. Formulieren Sie persönliche und positive Glaubenssätze, wie etwa: Ich bin ganz ruhig und der Situation gewachsen.

Lassen Sie sich helfen!

Bei der ersten Konsultation sollten Sie dem Arzt nichts an Beschwerden oder Medikamenteneinnahme verschweigen, egal wie viele und was für Wehwehchen Sie haben. Der Arzt – wenn er gut ist – wird es sowieso bemerken. Von Ihrem Gesundheitszustand hängt die komplette Behandlung ab. Klären Sie ab, ob Sie mit dem Arzt Deutsch sprechen können, wenn Sie kein ausreichendes Englisch sprechen, fragen Sie, ob es einen Übersetzer gibt. Lassen Sie sich fallen, alles hat seinen Grund, jede Anwendung, die angeordnet wird. Denn sie wissen, was sie tun. Hören Sie auf die Empfehlungen!

Ayurveda und Schulmedizin – passt das zusammen?

Jetzt habe ich so von Ayurveda geschwärmt … Was nicht heißen soll, dass ich die Schulmedizin total kritisch sehe. Im Gegenteil. Ich stehe beiden Systemen und deren Auffassungen von Gesundheit positiv gegenüber und glaube, dass sie sich gut ergänzen. Generell würde ja heute niemand mehr die Wirksamkeit alternativer Heilmethoden bestreiten. Andererseits kann man nicht auf klassische Laborbefunde (Bluttests, Cholesterin, Urinprobe etc.) verzichten, um diese mit dem Ayurveda-Arzt diskutieren. Wenn Ayurveda-Ärzte etwas merkwürdig finden bzw. ein besonders schwerwiegendes Gesundheitsproblem feststellen, schicken sie ihre Klienten in der Regel zu einem Schulmediziner. Ich persönlich glaube, dass man als Patient in schwerwiegenden Fällen den Rat eines Schulmediziners unbedingt hinzuziehen sollte.

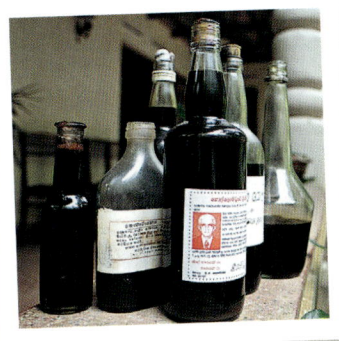

Stress, Bluthochdruck, chronische Erschöpfung sind die klassischen Begleiterscheinungen des modernen Alltags, für die Ayurveda gute Lösungen bietet. Immer mehr Menschen hoffen auf Entspannung durch die Heillehre Ayurveda und wollen sich nicht nur auf die moderne Schulmedizin verlassen. Das gibt es jedoch nicht umsonst. Man muss einen nicht unbeträchtlichen Anteil selbst leisten, um die heilende Wirkung zu erfahren. Von nix kommt nix. Einfach eine Ayurveda-Kur buchen und sich von Wellnessangeboten verwöhnen lassen, funktioniert nicht, zumindest nicht, wenn man ernsthaft seinen Gesundheitszustand verbessern möchte.

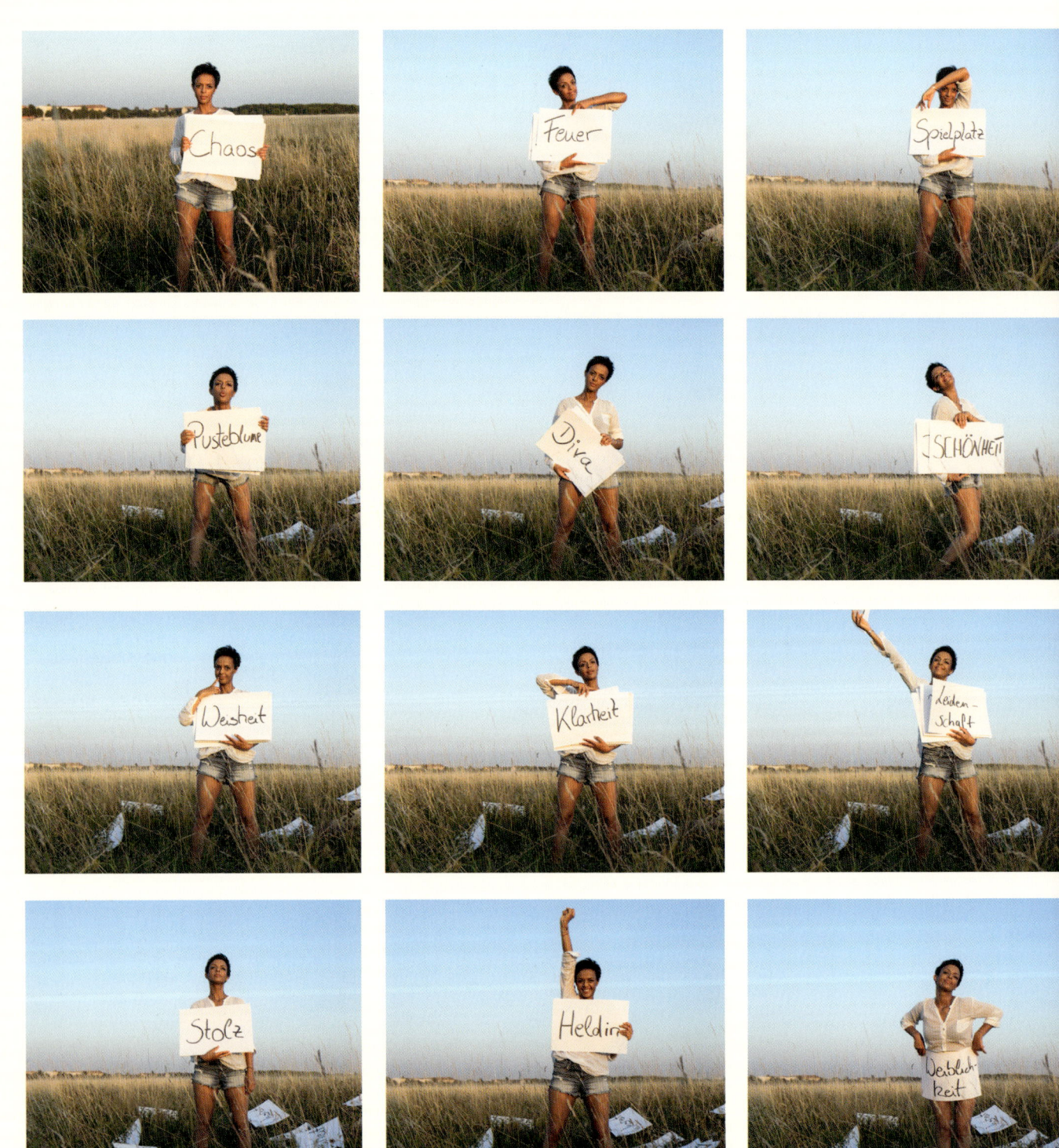

Das Leben ist schön

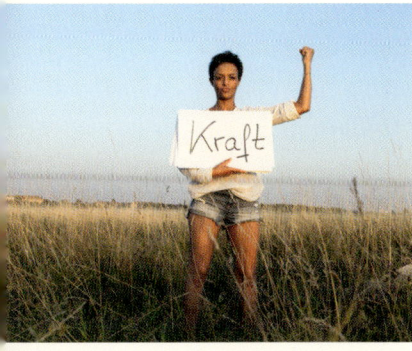

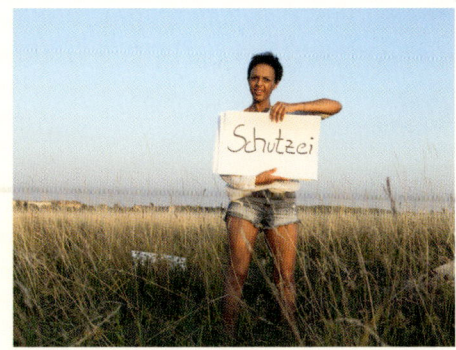

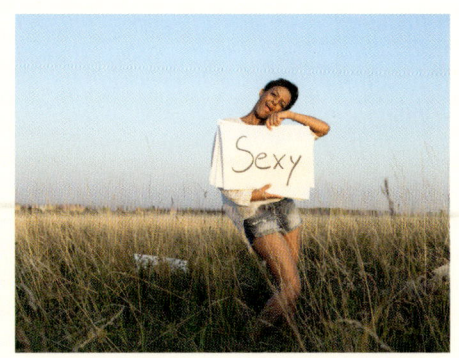

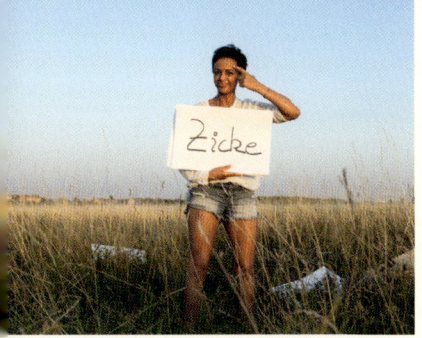

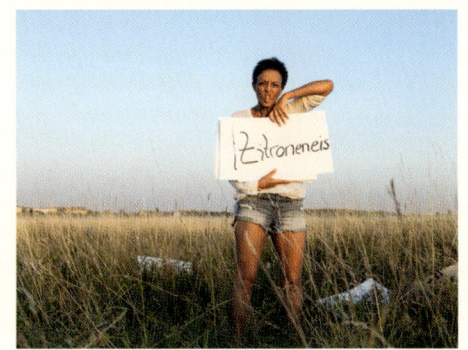

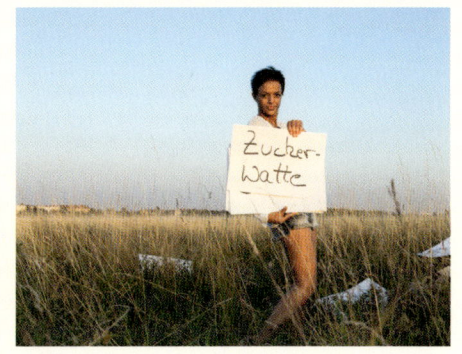

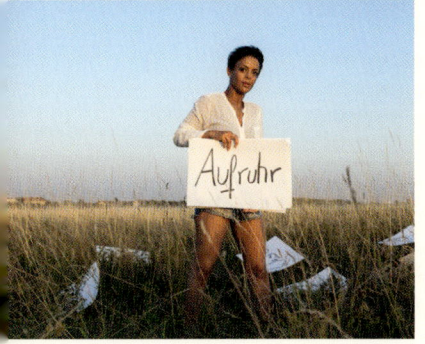

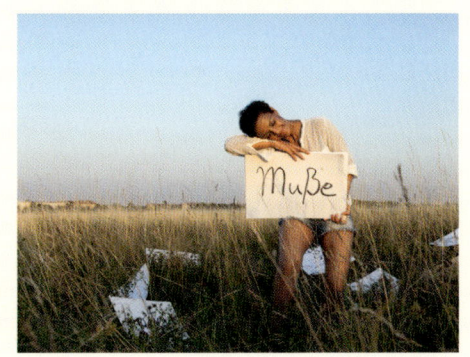

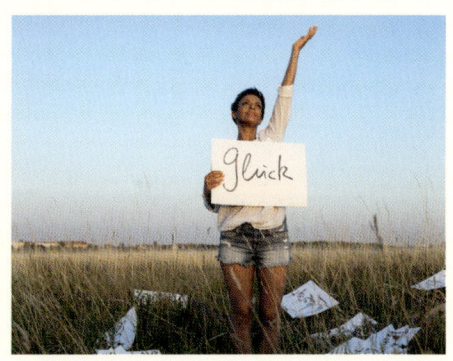

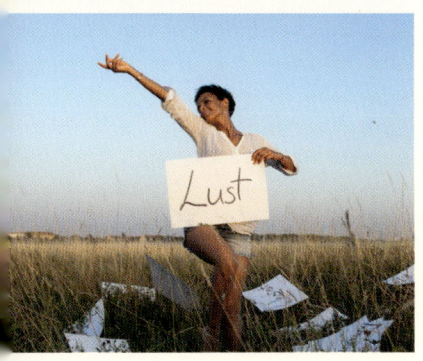

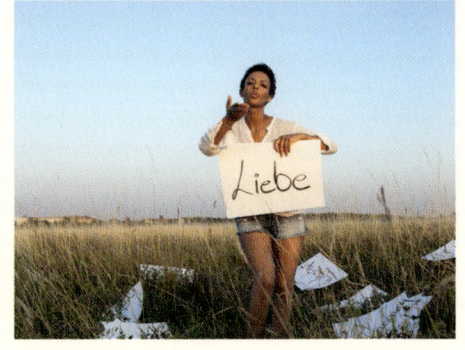

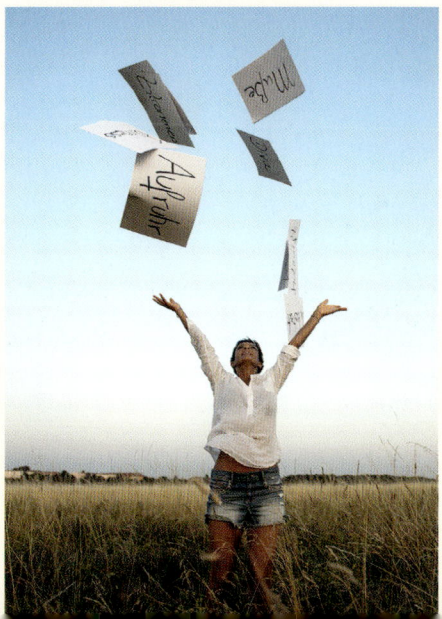

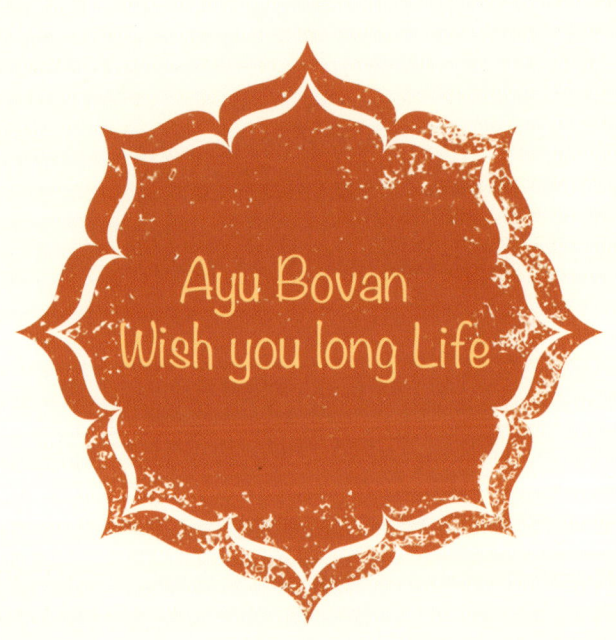

Ayu Bovan
Wish you long Life

Danke

Zuallererst danke ich Carlo, dem Mann meines Lebens. Danke für Deine Liebe, Deine Geduld und Deinen unerschöpflichen Glauben an mich.

Meinen Geschwistern, Coco, Michi, und Familie Mel, Darvin sowie Patricia, Mischa und Victor. Ihr wisst, ich bin ein Familienmensch und brauche Euch.

Miss Josie, Danke für Deinen unermüdlichen Einsatz und Deine Loyalität, Du bist mir eine echte Komplizin geworden!!

Christina Gattys, meiner Buch-Agentin, Merci!, und Dr. Harald Kämmerer, oder „Kein-Stress-Harry", danke Dir für Deine Ermutigungen, Deine totale Unterstützung und Deinen Humor. Du bist ein echter MENSCH und der beste Redakteur, den ich mir wünschen konnte!

Christian Weiß, danke für die tollen Fotos! Das war ein Spaß!

Danke an Anna Cavelius, Dr. med Ulrich Bauhofer und Nicky Sitaram Sabnis für den kreativen Input rund ums Thema Ayurveda.

Weiterhin danke ich insbesondere Achim Gralke und Karin Gritzmann, Reinhard Soll, Daniela Völker sowie dem ganzen Südwest Verlag für die Unterstützung, dass das Buch so geworden ist wie es ist. Es gibt keinen besseren Ort für mein Debüt!

Barbarella Entertainment, allen voran Heike, schön, dass wir uns wiedergefunden haben. Danke für Deine Gedanken und Deinen Input.

Außerdem möchte ich allen meinen Weggefährten danken, Sie alle haben mich auf die eine oder andere Weise geprägt: Frau Voigtel, Ingrid Lutz, Irmgard Hülsmann, Bea Laß, Irma Schröder, Dr. C. Barkow und Dr. A. Barkow (mein Rettungsring), und Jens Roth, danke für den Rückenwind …

Heinrich und Karina, dass ich bei Euch immer wieder auftanken darf.

Auntie Zeleka, you have always believed in me! I love you.

Dr. Annand, aus dem „Ayurveda Thapovan Beach Resort",

Dr. Susil, Dirk, Astrid und Bärbel und dem ganzen Team vom „Ayurveda Mallorca": danke, dass Ihr Euer Wissen jederzeit mit mir geteilt habt.

Und Michaela Stahl vom „Ayurveda Studio Seefeld", für die Unterstützung in allen ayurvedischen Fragen und die großartigen Ajapa-Produkte.

Last but not least, Herzlichen Dank: Anna Cavelius, Dr. med. Ulrich Bauhofer und Nicky Sabnis für die Beiträge in meinem Buch.

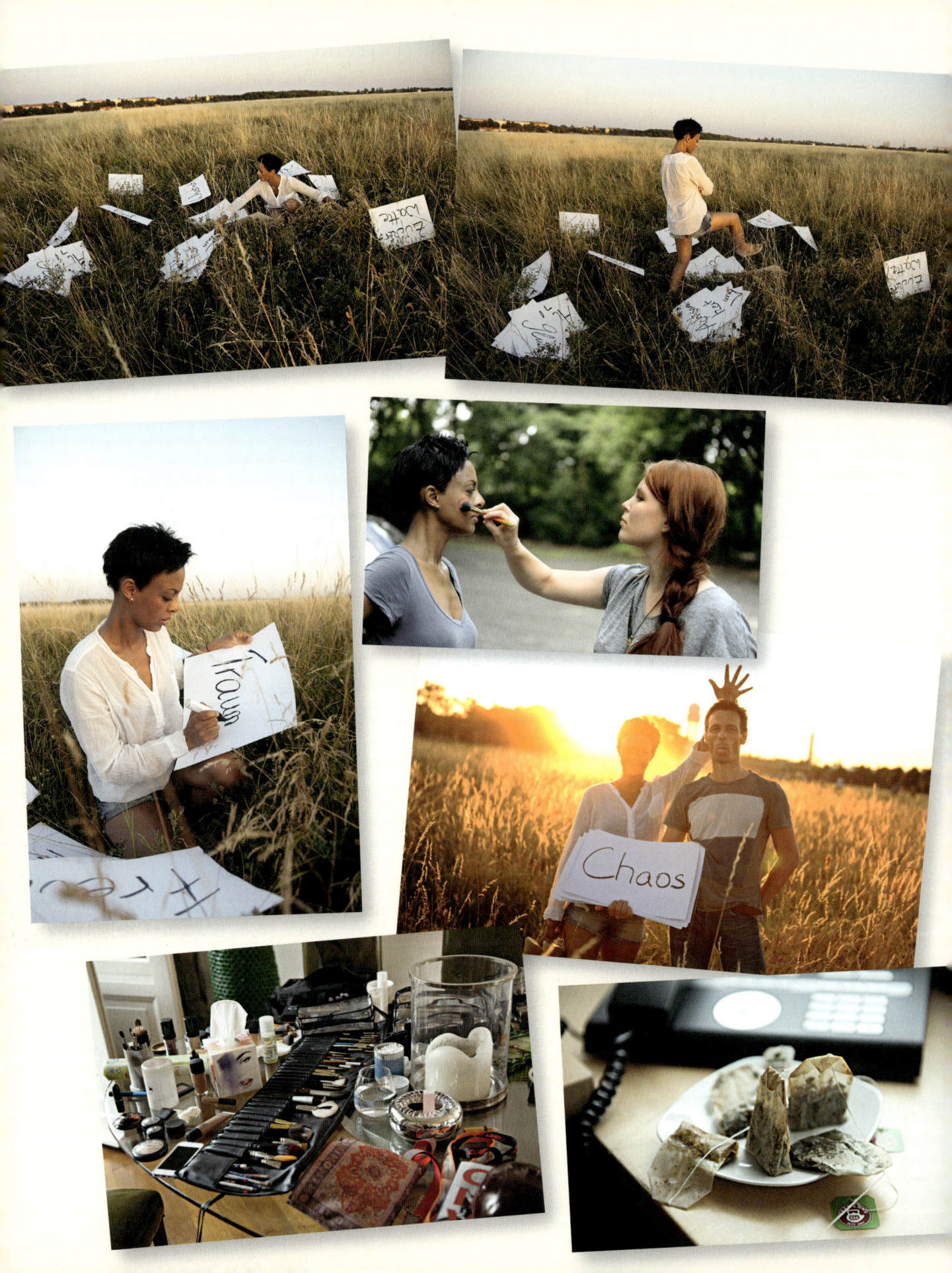

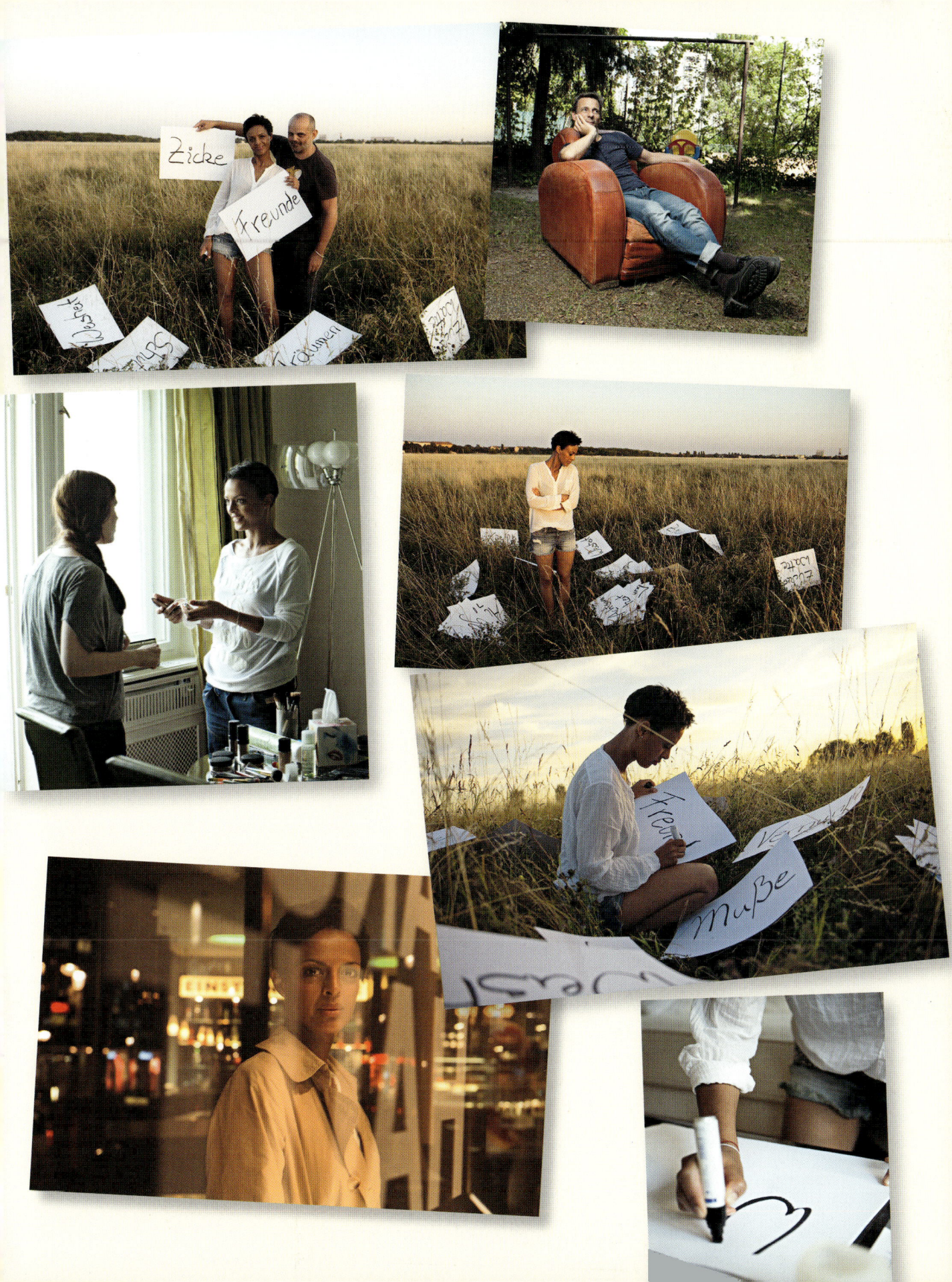

Impressum

1. Auflage 2014; © 2014 by Südwest Verlag, einem Unternehmen der Verlagsgruppe Random House GmbH, 81637 München.

Textbeiträge
Anna Cavelius ist erfolgreiche Ratgeber- und Sachbuchautorin. Mit ihrem Mann und zwei Söhnen lebt die studierte Philosophin unweit von München am Ammersee.
Dr. med. Ulrich Bauhofer gilt als einer der führenden Ayurveda-Spezialisten außerhalb Indiens. Dr. Bauhofer konzipierte und leitete über 10 Jahre die größte Ayurveda-Klinik in Deutschland. Derzeit betreibt er eine ayurvedische Praxis in München, berät Unternehmen in Fragen des Gesundheitsmanagements, hält Vorträge und Seminare. Er ist Vorsitzender der Deutschen Gesellschaft für Ayurveda. www.drbauhofer.de
Nicky Sitaram Sabnis kam 1959 in Kampur (Indien) zur Welt. Er arbeitet seit 1978 als Ayurveda-Koch. Seit 1993 lebt er in Deutschland, wo er seit 1998 die Ayurveda-Seminarküche in der Abtei Frauenwörth auf der Fraueninsel im Chiemsee leitet.

Umschlaggestaltung: *zeichenpool, München,
unter Verwendung von Fotos von Christian M. Weiß
Gesamtproducing, Layout, Fotoproduktion: Christian M. Weiß, München
Make-Up: Katharina Armleder
Projektleitung: Dr. Harald Kämmerer
Redaktion: Anna Cavelius, Susanne Schneider
Lithografie: JournalMedia, München
Bildredaktion: Tanja Zielezniak

Bildnachweis: Alle Fotos stammen von Christian M. Weiß mit Ausnahme von: Agency People Image: 90 (Michael Tinnefeld); Ayurveda Mallorca: 114; Gettyimages: 135 (Asia Images); Istockphoto: 4 re., 32/33 (Anatoli Styf), 6 m., 116/117 (Jasmina), 38 b (Will Selarep), 45 (Olga Miltsova), 92 (Herianus), 116/117 (Jasmina), 121 (Bartosz Hadyniak), 137 o. (Elenathewise), 137 m. (morningarage), 137 u. (FotografiaBasica), 143 (Ilias Strachinis), 181 (sidsnapper); Panthermedia: 52 li. (Markus Hoetzel); Privatarchiv Dennenesch Zoudé: 5 li, 58/59, 82, 83, 84, 86, 100, 101, 102, 103, 104, 105, 106, 108, 109, 110, 111, 113, 128, 1893, 184, 186, 191, 195; RF: 38 c (Photodisc/Gettyimages/Don Farrall), 53 li. (Dynamic Graphics/Scenic Backgrounds), 54 (Corbis/Fancy), 57 (Photodisc); Shutterstock: 5 re., 94 (Halfpoint), 6 re., 152/153 (Elena Schweitzer), 22 (Matka Wariatka), 38 a (Mr. Lightman), 38 d (Epic Stock Media), 38 e (Kesu), 41 o. (Martin Hesko), 41 Mi. (amrishaw), 41 u. (Renee Vititoe), 52 re. (Wang Song), 53 re. (Kati Molin), 119 (Kapu), 120 (keko64), 124 (Faraways), 138 (vichie81), 149 (Anna Subbotina, 168 re. (Quayside), 170 (mypokcik), 192 (Nanka, Kucherenko Olena); Südwest Verlag: 25, 27, 29, 37, 56, 131, 134, 162, 185 (Michael Holz), 156, 158, 161, 164 (Manfred Jahreiß), 168 li. (Michael Holz).

Druck und Bindung: Tesinska tiskarna a.s., Cesky Tesin
Printed in the Czech Republic

Ebenfalls bei Random House erhältlich:

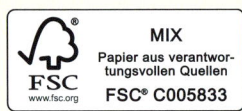

MIX
Papier aus verantwortungsvollen Quellen
FSC® C005833

Verlagsgruppe Random House FSC® N001967
Das für dieses Buch verwendete FSC®-zertifizierte Papier
Profimatt liefert Sappi, Ehingen.

ISBN 978-3-517-09315-4

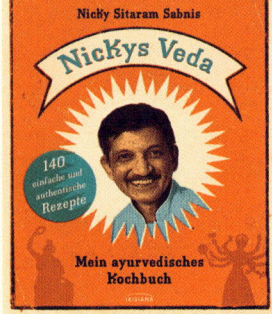

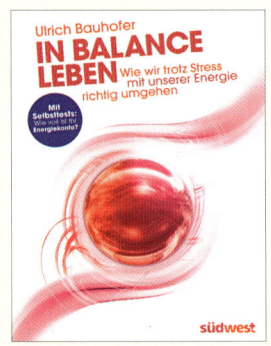